作 者 简 介

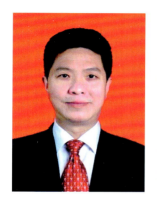

　　吴绪平，男，三级教授、主任医师，硕士研究生导师。现任中国针灸学会微创针刀专业委员会秘书长、世界中医药学会联合会针刀专业委员会学术顾问、湖北省针灸学会常务理事、湖北省针灸学会针刀专业委员会主任委员、湖北中医药大学针刀医学教研室主任、湖北中医药大学《针刀医学》重点学科带头人、国家自然科学基金评审专家。已收录《针刀医学传承家谱》中华针刀传承脉络第一代传承人。先后指导海内外硕士研究生 60 余名，2002 年 12 月赴韩国讲学，分别于 2003 年 3 月和 2011 年 5 月赴香港讲学。2013 年 11 月赴澳大利亚参加第八届世界针灸学术大会，并做学术报告。

　　40 年来，一直在湖北中医药大学从事针灸与针刀教学、临床及科研工作。主讲《经络腧穴学》《针刀医学》及《针刀医学临床研究》。研究方向：①针刀治疗脊柱相关疾病的临床研究；②针灸治疗心、脑血管疾病的临床与实验研究。先后发表学术论文 80 余篇，主编针灸、针刀专著 60 余部。获省级以上科研成果奖 6 项。主持的教学课题"针灸专业大学生最佳能力培养的探讨"，于 1993 年获湖北省人民政府颁发优秀教学成果三等奖。参加国家自然科学基金项目"电针对家兔缺血心肌细胞动作电位的影响及其机理探讨"，其成果达到国际先进水平，于 1998 年荣获湖北省人民政府颁发科学技术进步三等奖。参加的国家自然科学基金课题"电针对家兔缺血心肌细胞动作电位影响的中枢通路研究"达到国际先进水平，2007 年获湖北省科学技术进步三等奖。2005 年 10 月荣获湖北中医药大学"教书育人，十佳教师"的光荣称号。先后主编新世纪全国高等中医药院校规划教材《针刀治疗学》和《针刀医学护理学》，全国中医药行业高等教育"十二五"规划教材《针刀医学》《针刀影像诊断学》和《针刀治疗学》，新世纪全国高等中医药院校研究生教材《针刀医学临床研究》，全国高等中医药院校"十三五"规划教材《针刀医学》；主编《针刀临床治疗学》《分部疾病针刀治疗丛书》（1 套 9 部）及《专科专病针刀治疗与康复丛书》（1 套 16 部）、《针刀医学临床诊疗与操作规范》《中华内热针临床诊断与治疗》《中华内热针大型系列临床教学视听教材（12 集）》；总主编《分部疾病针刀临床诊断与治疗丛书》（1 套 10 部）；编著大型系列视听教材《中国针刀医学（20 集）》；独著出版《中国针刀治疗学》；主持研制的行业标准《针刀基本技术操作规范》于 2014 年 5 月 31 日由中国针灸学会发布，2014 年 12 月 31 日实施。

　　主要临床专长：擅长运用针刀整体松解术治疗各种类型颈椎病、肩周炎、肱骨外上髁炎、腰椎间盘突出症、腰椎管狭窄症、强直性脊柱炎、类风湿关节炎、膝关节骨性关节炎、神经卡压综合征、腱鞘炎、跟骨骨刺及各种软组织损伤疼痛等症。

作 者 简 介

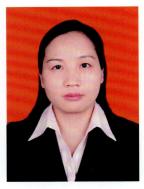

　　李海萍，女，1975 年 8 月生，大学本科，1999 年毕业于湖北中医药大学。一直在十堰市武当山旅游经济特区医院康复科工作，历任康复科医师、主治医师、副主任医师、康复科副主任，十堰市康复医学会脑血管病康复专业委员会委员，十堰康复医学会理事。主要从事针灸、针刀、银质针治疗慢性疼痛性疾病及中风偏瘫的康复治疗。在临床工作中，积极开拓进取，2004 年参与完成了九龙降糖汤结合针刺治疗 2 型糖尿病临床研究，获得湖北省重大科学技术成果，并获得科技进步三等奖；对临床疼痛性疾病有较深见解及临床经验，于 2008 年撰写了《小针刀配合关节腔内玻璃酸钠注射治疗肩周炎》，发表在《实用中医药杂志》。对疼痛治疗后的功能康复训练积累了丰富经验，并于 2013～2014 年先后撰写了《手法整复治疗颈肩综合征》《推拿手法配合核心肌群训练治疗椎间盘源性下腰痛》等论文。以第一作者在国内发表医学论文 17 篇，曾参编了《武当山药用植物学》及吴绪平教授主编的《针刀治疗髋部疾病》。

　　主要临床专长：针刀治疗颈椎病、肩周炎、腰椎间盘突出症、腰椎管狭窄症、类风湿关节炎、强直性脊柱炎、骨关节炎、各种慢性软组织损伤性疾病，中风偏瘫的康复治疗，失眠、眩晕的中医辨证治疗。

专科专病针刀整体松解治疗与康复丛书

总主编　吴绪平

腰椎间盘突出症针刀整体松解治疗与康复

主编　吴绪平　李海萍

中国医药科技出版社

内 容 提 要

　　本书共分十一章，第一章介绍腰骶尾部临床应用解剖；第二章介绍腰骶部生物力学；第三章介绍骨与软组织的力学系统——人体弓弦力学系统；第四章介绍腰椎间盘突出症的病因病理学理论；第五章介绍腰椎间盘突出症的诊断；第六章介绍针刀操作技术；第七章介绍腰椎间盘突出症的针刀治疗；第八章介绍腰椎间盘突出症针刀术后康复治疗与护理；第九章介绍临证医案精选；第十章介绍腰椎间盘突出症针刀临床研究进展；第十一章介绍腰椎间盘突出症针刀术后康复保健操。

　　全书内容丰富，资料翔实，图文并茂，言简意赅，实用性强。适用于广大针刀临床医师，全国高等中医药院校针灸、骨伤、针刀及中医学专业大学生、研究生阅读参考。

图书在版编目（CIP）数据

腰椎间盘突出症针刀整体松解治疗与康复 / 吴绪平，李海萍主编. —北京：中国医药科技出版社，2017.6（2024.7重印）

（专科专病针刀整体松解治疗与康复丛书）

ISBN 978-7-5067-9343-8

Ⅰ. ①腰… Ⅱ. ①吴… ②李… Ⅲ. ①腰椎–椎间盘突出–针刀疗法 Ⅳ. ①R245.31

中国版本图书馆 CIP 数据核字（2017）第 119555 号

美术编辑　陈君杞
版式设计　张　璐

出版　中国医药科技出版社
地址　北京市海淀区文慧园北路甲 22 号
邮编　100082
电话　发行：010-62227427　邮购：010-62236938
网址　www.cmstp.com
规格　787×1092mm 　 $\frac{1}{16}$
印张　13 $\frac{1}{4}$
字数　281 千字
版次　2017 年 6 月第 1 版
印次　2024 年 7 月第 2 次印刷
印刷　北京印刷集团有限责任公司
经销　全国各地新华书店
书号　ISBN 978-7-5067-9343-8
定价　**35.00** 元

序

　　针刀医学发展至今，已具备较完整的理论体系，治疗范围也已由慢性软组织损伤和骨质增生类疾病扩展到内、妇、儿、五官、皮肤、美容与整形等临床各科疾病。针刀医学事业要不断发展壮大，需确立个人的研究方向，做到专科、专家、专病、专技。把针刀治疗的优势病种分化为多个专病或专科。从事针刀医学的各位中青年人才，应该走先"专而精"，后"博而广"的道路，这样才能为针刀医学的繁荣发展打下坚实的基础，才能为针刀医学走出国门、面向世界，"让针刀医学为全世界珍爱健康的人民服务"成为现实。

　　得阅由湖北中医药大学吴绪平教授总主编的《专科专病针刀整体松解治疗与康复丛书》，甚感欣慰。该套丛书提出了人体弓弦力学系统和慢性软组织损伤病理构架——网眼理论的新概念，进一步阐明了慢性软组织损伤和骨质增生类疾病的病因病理过程及针刀治疗的作用机理，将针刀的诊疗思路发展到综合运用立体解剖学、人体生物力学等知识来指导操作的高度上来，将针刀治疗从"以痛为腧"的病变点松解提升到对疾病病理构架进行整体松解的高度上来，发展和完善了针刀医学的基础理论，从不同的角度诠释了针刀医学的创新，这将极大地提高针刀治疗的愈显率，让简、便、廉、验的针刀医学更加深入人心。

　　该套丛书按专病和专科分为 16 个分册，每分册详细地介绍了相关疾病的病因、临床表现以及针刀整体松解治疗的全过程，将每一种疾病每一支针刀的具体操作方法淋漓尽致地展现给读者，做到理论与实践紧密结合，提高临床医师学习效率。该丛书是一套不可多得的针刀临床与教学专著，将对针刀医学的推广应用起到重要作用。故乐为之序。

中　国　工　程　院　院　士
天津中医药大学教授
国　医　大　师
2017 年 3 月 10 日

前　　言

　　《专科专病针刀治疗与康复丛书》（一套 16 本）由中国医药科技出版社于 2010 年出版以来，深受广大针刀临床医师和全国高等中医药院校本专科大学生的青睐，该套丛书发行量大，社会反响强烈。在 7 年多的临床实践中，针刀治疗的理念不断更新、诊断技术不断完善、治疗方法不断改进，有必要将上述优秀成果吸收到本套丛书中来。应广大读者的要求，我们组织全国针刀临床专家编写了《专科专病针刀整体松解治疗与康复丛书》。本套丛书是在《专科专病针刀治疗与康复丛书》的基础上，对针刀基础理论、针刀治疗方法进行了修改与补充，增加了针刀影像诊断、针刀术后康复及针刀临床研究进展的内容，以适应针刀医学的快速发展和广大读者的需求。

　　《专科专病针刀整体松解治疗与康复丛书》包括《颈椎病针刀整体松解治疗与康复》《腰椎间盘突出症针刀整体松解治疗与康复》《强直性脊柱炎针刀整体松解治疗与康复》《脊柱侧弯针刀整体松解治疗与康复》《痉挛性脑瘫针刀整体松解治疗与康复》《股骨头坏死针刀整体松解治疗与康复》《肩关节疾病针刀整体松解治疗与康复》《膝关节疾病针刀整体松解治疗与康复》《类风湿关节炎针刀整体松解治疗与康复》《关节强直针刀整体松解治疗与康复》《常见运动损伤疾病针刀整体松解治疗与康复》《神经卡压综合征针刀整体松解治疗与康复》《常见内科疾病针刀整体松解治疗与康复》《常见妇儿科疾病针刀整体松解治疗与康复》《常见五官科疾病针刀整体松解治疗与康复》《常见美容减肥与整形外科疾病针刀整体松解治疗与康复》。各分册分别介绍了针刀临床应用解剖、生物力学、骨与软组织的力学系统——人体弓弦力学系统、慢性软组织损伤的病因病理学理论及骨质增生的病理构架、疾病的诊断与分型、针刀操作技术、针刀整体松解治疗、针刀术后康复治疗与护理、针刀临证医案精选、针刀治疗的临床研究进展及针刀术后康复保健操等内容。

　　本套丛书以人体弓弦力学系统和慢性软组织损伤的病理构架理论为基础，从点、线、面的立体病理构架分析疾病的发生发展规律。介绍临床常见病的针刀基础术式，如"T"形针刀整体松解术治疗颈椎病，"C"形针刀整体松解术治疗肩周炎，"回"字形针刀整体松解术治疗腰椎间盘突出症及"五指定位法"治疗膝关节骨性关节炎等。将针刀治疗从"以痛为腧"病变点的治疗提升到对疾病的病理构架进行整体治疗的高度上来，提高了针刀治疗的临床疗效。同时，以人体解剖结构的力学改变为依据，着重介绍了针刀闭合性手术的术式设计、体位、针刀定位、麻醉方法、针刀具体操作方法及其疗程，并按照局部解剖学层次，描述每一支针刀操作的全过程，将针刀医学精细解剖学和立体解剖学的相关知识充分应用到针刀的临床实践中，提出了针刀术后整体康复的重要性和必要性，制定了针刀术后的康复措施及具体操作方法。

　　本套《专科专病针刀整体松解治疗与康复丛书》共计 300 余万字，插图约 3000 余幅，图文并茂，可操作性强。成稿后，经丛书编委会及各分册主编多次修改审定后召开编委会定稿，突出了影像诊断在针刀治疗中的指导作用，达到了针刀基础理论与针刀治疗相联系、针刀治疗原理与针刀术式相结合、针刀操作过程与局部解剖相结合的目的，强调了针刀术后护理及康复治疗的重要性，反映了本时期针刀临床研究的成果。由于书中针刀治疗原则、术式设计及操作步骤全过程均来源于作者第一手临床资料，可使读者直接受益。本丛书适用于广大针刀临床医师，全国高等中医药院校的针灸推拿学、针刀、骨伤及中医学专业大学生和研究生阅读参考。

  丛书编委会非常荣幸地邀请到中国工程院院士、国医大师、天津中医药大学石学敏教授为本套丛书作序，在此表示诚挚的谢意！

  尽管我们做出了很大努力，力求本套丛书全面、新颖、实用，但由于针刀医学是一门新兴的医学学科，我们的认识和实践水平有限，疏漏之处在所难免，希望广大中西医同仁及针刀界有识之士多提宝贵意见。

丛书编委会

2017 年 6 月

编写说明

　　《腰椎间盘突出症针刀治疗与康复》于 2010 年 1 月出版发行以来，至今已经 7 年了，该书指导临床医师应用针刀治疗腰椎间盘突出症，对提高针刀诊疗技术与术后康复起到重要作用，深受广大读者青睐，社会反响强烈。随着社会的飞速发展，临床诊疗技术日新月异，针刀整体松解治疗疾病的思路不断拓展。经本书编委会反复酝酿、讨论，对该书进行了认真修订。与《腰椎间盘突出症针刀治疗与康复》一书相比，我们在本书的编写中充实了如下内容：①详细介绍了 X 线、CT、MRI 的阅片技巧，突出针刀影像在腰椎间盘突出症诊断中的重要作用；②明确了针刀整体松解术治疗腰椎间盘突出症的新理念和具体操作方法，将原来的分次治疗重新做了调整，更贴于实际，有助于提高临床疗效；③强化了现代康复疗法，重视针刀治疗与术后康复相结合。我们在重新修订时，强调针刀整体松解治疗疾病是提高治愈率、减少复发率的关键，故将书名改为《腰椎间盘突出症针刀整体松解治疗与康复》。

　　本书共分十一章，第一章介绍腰骶尾部临床应用解剖；第二章介绍腰骶部生物力学；第三章介绍骨与软组织的力学系统——人体弓弦力学系统；第四章介绍腰椎间盘突出症的病因病理学理论；第五章介绍腰椎间盘突出症的诊断；第六章介绍针刀操作技术；第七章介绍腰椎间盘突出症的针刀治疗；第八章介绍腰椎间盘突出症针刀术后康复治疗与护理；第九章介绍临证医案精选；第十章介绍腰椎间盘突出症针刀临床研究进展；第十一章介绍腰椎间盘突出症针刀术后康复保健操。

　　本书的特色在于，以人体弓弦力学系统和慢性软组织损伤的病理构架网眼理论为基础，从点、线、面的立体病理构架分析疾病的发生发展规律，详细阐述了腰椎间盘突出症的力学病因、发病机制，论述了腰椎间盘突出症立体网络状病理构架与临床表现的联系，针对广大基层针刀医生解剖知识不足的特点，设计了"回"字形针刀整体松解术式，解决了临床针刀医生普遍存在的定点难、定位不准的问题。突出了针刀应用解剖与针刀整体松解治疗的密切联系，将每一支针刀操作过程真实地展现出来，利于读者学习。并重视针刀术后的整体康复措施对针刀疗效的影响，收集整理了多种针刀术后康复方法供临床医师使用。全书内容丰富，图文并茂，通俗易懂，易于操作，便于临床推广与应用。

本书编委会

2017 年 6 月

目　　录

第一章
腰骶尾部临床应用解剖

第一节　腰骶尾部体表标志与体表投影

一、境界与分区

（一）境界

腰骶（尾）部上界为背部的下界，即 T_{12} 棘突、第十二肋下缘、第十一肋前份的连线，下界以髂嵴后份、髂后上棘、尾骨尖的连线与下肢分界，侧面以腋后线与腹前外侧部分界。

（二）分区

腰骶尾部通常以两侧髂后上棘的连线为界，分为上方的腰区和下方的骶尾区（图1-1）。根据该部解剖特点及临床应用的需要，现将其划分为：T_{12}～L_3 为上腰部，L_3～L_5 为下腰部，平 L_3 为中腰部，L_4～S_2 为腰骶部，S_3 以下为骶尾部。

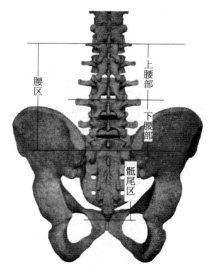

图 1-1　腰骶尾部分区

二、体表标志

1. 腰椎棘突（图1-2）　在后正中线上，可以摸到腰椎棘突，其棘突呈水平位，第四腰椎棘突平两侧髂嵴最高点。其上有背阔肌、竖脊肌、横突棘肌、棘上韧带、棘间韧带、腰背筋膜等附着。

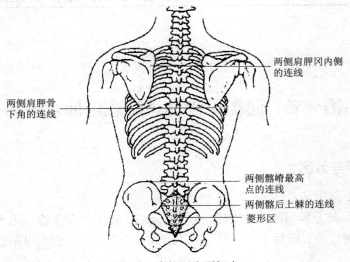

图 1-2　脊柱区表面标志

2. 骶正中嵴（图1-3）　骶骨背面后正中线上，有一列纵行隆起，即骶正中嵴，由骶椎棘突融合而成。骶正中嵴上有 3～4 个后结节，以第二、三最显著，其附着结构同腰椎棘突。

3. 骶中间嵴（图1-3）　在骶正中嵴外侧，有一列不明显的粗线，为关节突愈合的遗迹。有竖脊肌、骶髂后韧带等附着。

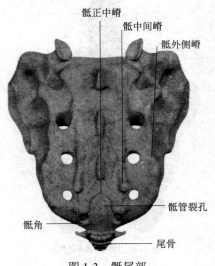

图 1-3　骶尾部

4. 骶外侧嵴（图 1-3） 为横突愈合的遗迹，在骶中间嵴稍外侧，4 个隆起形成一断续的粗线，即骶外侧嵴，其内侧一拇指宽处为骶后孔。其上有腰背筋膜、骶髂后韧带、骶结节韧带等附着。

5. 骶管裂孔（图 1-3） 沿骶正中嵴向下，由第四、五腰椎背面的切迹与尾骨围成的孔称为骶管裂孔，是椎管的下口。

6. 骶角（图 1-3） 为骶管裂孔两侧向下的突起，是骶管麻醉进针的标志。

7. 尾骨（图 1-3） 由 4 块退化的尾椎融合而成，位于骶骨的下方。肛门后方，有肛尾韧带附着。

8. 髂嵴（图 1-4） 为髂骨翼的上缘，是计数椎骨的标志，两侧髂嵴最高点的连线平对 L_4 棘突。

9. 髂后上棘（图 1-4） 是髂嵴后端的突起，两侧髂后上棘的连线平 S_2 棘突，其上有骶结节韧带、骶髂后长韧带及多裂肌附着。

10. L_3 横突（图 1-4） 较粗大，在腰部易触及。其上有竖脊肌，腹内、外斜肌及腰方肌等附着。

11. 脊肋角 为竖脊肌外侧缘与第十二肋的交角，肾脏位于该角深部。在肾脏疾患时，是肾囊封闭常用的进针部位。

12. 米氏凹（图 1-4） 是左右髂后上棘与 L_5 棘突和尾骨尖的连线，凹陷的两侧为髂后上棘，上端平 L_5 棘突下方，下端为两侧髂后上棘至尾骨尖的连线，称为米氏凹。当腰椎或骶尾椎骨折或骨盆骨折时，米氏凹可变形。

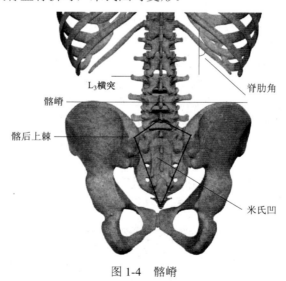

图 1-4 髂嵴

第二节 腰骶尾部的骨骼

腰骶尾部包括 5 块腰椎、5 块骶椎和 4～5 块尾椎。至成年，5 块骶椎愈合成 1 块骶骨，4～5 块尾椎愈合成 1 块尾骨。

一、腰椎

（一）椎体（图1-5）

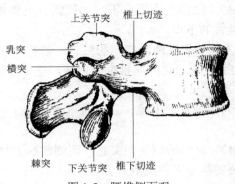

图1-5　腰椎侧面观

腰椎椎体因为负重关系在所有脊椎椎骨中，体积最大，$L_1 \sim L_2$椎体的横断面呈肾形，L_3椎体或L_4椎体过度为椭圆形，L_5椎体则成橄榄形。

腰椎椎体从侧面观呈楔形，椎体前缘高度自L_1至L_5逐渐递增，而后缘高度则逐渐递减，以适应腰段脊柱前凸。椎体由纵向及横向略呈弧形的骨小梁构成，交织成网，以抵抗压应力及拉应力。随着年龄增长，骨质逐渐疏松，单位体积骨量减少，横行骨小梁变细，有的甚至消失，纵行骨小梁增粗，周围皮质变薄。椎体由于长期负荷，可逐渐压缩变扁，呈楔形。髓核也可经软骨板突向椎体，而形成施莫结节；椎间盘退变后，椎体边缘会出现骨质增生。

腰椎椎体横径及矢径自L_1向L_4逐渐增大，与椎体负重自上向下逐渐增加一致，但重力到达L_5下部时，部分经腰骶椎间关节传递至骶髂关节，L_5椎体下部负重小于上部，其下部横、矢径与L_4椎体相应部位也相应变小。每个腰椎的上、下横径及矢径均大于中横矢径；每个腰椎椎体的下横径（除女性L_5外）均大于上横径，每个椎体下矢径（除L_5外）均大于上矢径。各椎体矢径均较横径为小，L_5更小。

（二）椎弓板

腰椎椎弓板较厚，并略向后下倾斜，椎孔在下部比上部大；两侧椎弓板会合成椎弓板夹角，夹角变小可影响椎管的狭窄程度（图1-6）。

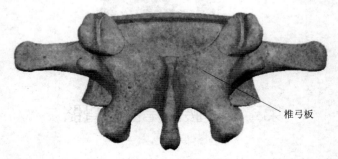

图1-6　腰椎后面观

（三）椎弓根

　　腰椎的椎弓根伸向后外，外形呈弧形，与椎板、椎体、关节突融合在一起（图1-7）。其厚度自上而下逐渐递增，L_5约为L_1～L_2的一倍。其横断面呈卵圆形，上方有一较浅的椎弓根上切迹，切迹较小，自L_1向下矢径下降，构成椎间孔的下壁，下方有一较深的椎弓根下切迹，切迹较深，椎下切迹较大，上下区别不大，构成椎间孔的上壁。腰椎侧位X线片上，根据椎上切迹矢径的大小，可大致估计侧隐窝的宽窄。

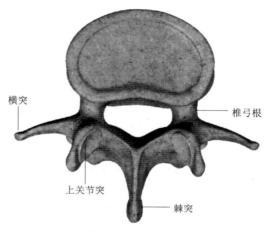

图1-7　腰椎上面观

（四）关节突

　　位于椎管的后外方，椎间孔后方，上关节突由椎弓根发出，向内与上1节腰椎的下关节突相接，下关节突由椎弓板发出，向外由此椎间关节的方向呈矢状位，以利于腰椎的屈伸动作，但向下逐渐呈斜位，至于L_5几乎呈冠状位（图1-8）。腰椎关节突间部又称峡部，其前外侧和后内侧皮质骨之间只有少量骨小梁，较坚固。当身体前屈时发生的剪力，作用于腰骶部的关节突间部时，由于关节突的方向与作用力垂直，相邻2个关节被挤压很紧；如果关节突间部长期承受这种压力，可能发生峡部不连，甚至滑脱，是引起腰痛的原因之一。

（五）横突

　　横突起源于椎弓根的后部，由椎弓根与椎弓板会合处向外突出。前部代表肋部。腰椎横突较薄，呈带状，与腹壁外形相适应。在上关节突的后缘有一卵圆形隆起，称乳突，横突根部的后下侧有一小结节，为副突，乳突与副突之间可形成浅沟、切迹、孔或管。腰神经后内侧支则由此骨孔或管穿行，骨质增生则可压迫相应神经。

　　L_3横突最长，其次为L_2和L_4横突，L_5横突

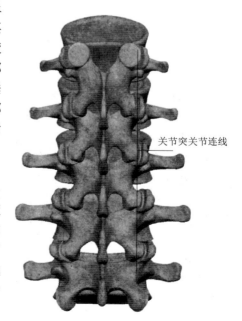

图1-8　L_1～L_5椎体后面观

关节突关节连线

最短，并向后方倾斜，L$_3$横突弯度大，活动多，所以受到的杠杆作用最大，受到的拉应力也最大。其上附着的筋膜、韧带、肌肉承受的拉力也较大，损伤机会也相对较多。

腰椎的横突有众多大小不等的肌肉附着，在相邻横突之间有横突间肌，横突尖端与棘突之间有横突棘肌，横突前侧有腰大肌及腰方肌，L$_2$横突前尚有膈肌，横突的背侧有竖脊肌，还有腹内、外斜肌和腹横肌，借助腰背筋膜起于L$_1$~L$_4$横突。腰神经后支自椎间孔发出后，其外侧支穿横突间韧带骨纤维孔后，沿横突的背面和上面走行，并穿过起于横突的肌肉至其背侧。

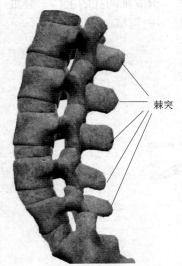

棘突

图1-9　L$_1$~L$_5$椎体侧面观

（六）棘突

腰椎的棘突由两侧椎板在中线处汇合而成，呈长方形骨板，腰椎的棘突宽并且水平向后（图1-9）。其末端膨大，下方如梨状为多裂肌肌腱附着处。腰椎的棘突有众多肌肉、韧带附着其上，更增加了脊柱的稳定性。相邻棘突间空隙较大，适于穿刺，L$_3$~L$_5$棘突间是腰椎穿刺或麻醉的常用进针部位。

（七）腰段椎管

各腰椎椎孔连成椎管。L$_1$~L$_2$呈卵圆形，L$_3$呈三角形，L$_5$呈三叶形，其余可呈橄榄形（图1-10）。

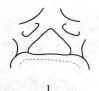

Ⅰ　　　　　Ⅱ　　　　　Ⅲ

图1-10　椎孔形状

Ⅰ.三角形；Ⅱ.卵圆形；Ⅲ.三叶形

1. 中央椎管　腰椎中央椎管前界为椎体、椎间盘纤维环后面及后纵韧带；后界为椎弓板、棘突基底及黄韧带；两侧为椎弓根；后外侧为关节突。腰椎椎管自L$_1$~L$_2$间隙以下包含马尾神经根，其被硬脊膜包围的部分形成硬膜囊，各神经根自硬膜鞘袖发出后在椎管内行程的一段骨性结构称为神经根管，以后分别自相应椎间孔穿出。

腰椎椎管的矢径为自椎体后缘中点至棘突基底，后者在L$_1$~L$_3$相当于上、下关节突尖部的连线，在L$_4$为此连线向后1mm，在L$_5$为棘突透明影的前缘向前1mm。腰椎椎管矢径平均为17mm（14~20mm），正常最低值为13~15mm。横径为两侧椎弓根内面连线，平均为24mm（19~29mm），在L$_2$、L$_4$最窄。男性椎管横径平均值较女性大1.12mm。

腰椎椎管矢、横径的增减关系与椎体大致平行，但矢径基本相等，L$_5$的矢、横径相差约10mm，其矢径与横行之比约为0.62:1。

2. 腰神经通道　腰神经根自离开硬膜囊后，直至从椎间孔外口穿出，经过一条较窄的骨纤维性管道，统称腰神经通道。此通道既有骨性管壁，又有软组织结构，可分为 2 段，第 1 段为神经根管，从硬膜囊穿出点至椎间管内口；第 2 段为椎间管。此通道的任何部分及其内容发生病变，均可产生腰痛。腰神经根自离开硬膜囊后，前、后 2 根共用一鞘，或各居于固有的根鞘内。神经根管内宽外窄，前后略扁，如同外为小口的漏斗。神经根斜向前下外、自 L_1 至 L_5 斜度逐渐增加。第五腰神经的通道约为第一腰神经的 2 倍。$L_1 \sim L_5$ 腰神经根在神经根管与在椎间管内长度的比值，由 0.7 下降至 0.5。

神经根管于神经根走行过程中存在几个间隙，可使神经根受卡压。

（1）盘黄间隙　即椎间盘与黄韧带之间的间隙，测量数值 L_1 为 4.7mm、L_2 为 3.4mm、L_3 为 2.57mm、L_4 为 1.9mm、L_5 为 2.5mm。盘黄间隙在椎间管内口较小。在下位腰椎尤为显著，几乎将内口下部封闭。椎间盘有退变时，椎间盘自椎体后方向四周膨出，若同时有黄韧带增厚，向前突出，将使盘黄间隙进一步狭窄。

（2）椎孔　由椎体后方和椎弓围绕而成，椎孔的形状一般分为卵圆形、三角形和三叶形。一般 $L_1 \sim L_2$ 多呈卵圆形，L_3 多呈三角形，L_5 多呈三叶形，其他尚可呈钟形或橄榄形。

（3）侧隐窝（图 1-11）　又称为侧椎管，是神经根通过的管道。其前界为椎体的后缘，后面为上关节突前面与椎弓板和椎弓根连结处，外面为椎弓根的内面，内侧入口相当于上关节突前线平面，向下外续于椎间孔。侧隐窝狭窄可引起神经根受压，由于 L_5 椎孔呈三叶形，侧隐窝尤为明显，L_5 最易引起侧隐窝狭窄。

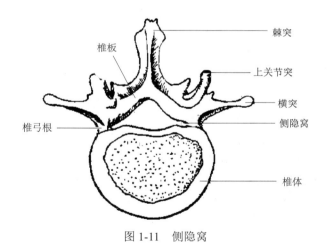

图 1-11　侧隐窝

①上关节突旁沟　腰神经向外经上关节突小面内缘所形成的沟。上关节突小面如呈球形增大，并有内聚，其与椎体后面之间的距离变窄，可使神经根遭受压迫。

②椎弓根　下沟椎间盘明显退变缩窄时，可使上一椎体连同椎弓根下降，后者与椎间盘侧方膨出形成一沟，可使通过的神经根发生扭曲。在椎间盘退变萎陷两侧不对称时，容易发生。

（4）椎间孔　即腰神经根出椎管处（图 1-12），实际为一管道。其上、下界为椎弓根，前界为椎体和椎间盘的后外侧面；后界为椎间关节的关节囊，部分为黄韧带外侧缘。

椎间孔自上而下逐渐变小。椎间孔是节段性脊神经出椎管及供应椎管内软组织和骨结构血运的血管及神经分支进入的通道。椎间孔要比通过它的所有的结构宽大，剩余空隙被疏松的结缔组织和脂肪填充，来适应这些通过结构的轻度相对运动。

下部腰椎由于椎弓根增宽更为明显。椎间管分内、外2口。内口多呈卵圆形，少数呈肾形、三角形或钥匙眼形；外口多呈钥匙眼形，少数呈角形。腰神经通过椎间管，由内口斜向外口，愈向下愈倾斜，因此腰神经根在椎间管内的长度比椎间管要长。椎间管向前为椎体后面及椎间盘，后为黄韧带及椎间关节，上下分别为椎上、下切迹。上述结构发生病变，如椎间盘退变致使椎间隙变窄，椎间关节位置发生紊乱，以及黄韧带增厚均可使椎间管发生狭窄。

腰神经的前、后2根在脊神经节远侧会合，一般位于椎间孔水平。腰神经根由3层脊膜包裹，并由蛛网膜形成根袖，硬脊膜包裹第四、五腰神经及第一骶神经根，延伸距离分别为 6.7mm、7.8mm 和 8.0mm。

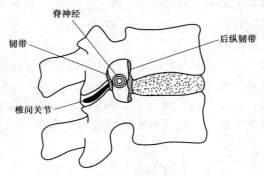

图 1-12　椎间孔与脊神经根的关系

椎间管内不仅通过神经根，而且通过静脉丛、窦椎神经、淋巴管及小动脉。椎间管内常有纤维隔，连于椎间盘纤维环与椎间关节之间，将椎间管分为上、下2管，上管通过腰神经根、腰动脉椎管内支及椎间静脉上支，而下管通过椎间静脉下支。椎间管外口中上部另有一纤维隔，连于椎间盘纤维环及横突与横突间韧带，将外口分为上、下2孔，腰神经经下孔通过，在高位腰椎外口，纤维隔位置高且薄，但在低位腰椎，位置低而坚厚，呈膜状，将外口中部大部分封闭，纤维隔作用为分隔脊神经与血管，对管壁较薄的椎间静脉起到保护作用，又不至于压迫神经根。如有外侧型椎间盘突出、骨质增生或转移性肿瘤时，可因纤维隔的存在而加重神经根受压，是脊神经受压的潜在因素。

椎间管外口与神经根的面积相差悬殊，第一腰神经根只为同序数椎间管的 1/12，即使第四、五腰神经根较粗，亦只为同序数椎间管的 1/5～1/4，似有较大活动空间。实际上椎间管内、外口下半只留有缝隙，有效空间很小，特别在内口，盘黄间隙较窄者更是如此。另外，由于椎间管内存在纤维隔，神经根被支持固定在一个比较窄小的管道内，且同时有动脉、静脉通过，有效空间更为减少。

下部腰神经根受卡压的因素应有以下2个方面：

（1）第四、五腰神经根具有下述特点：①较粗；②行程长，斜行；③脊神经节偏内侧，靠近椎间管内口；④神经根与椎间管的面积比值大，而神经根实际活动余地甚小（图1-13）。

（2）第四、五腰神经通道也存在一些致病的潜在因素：①椎管矢、横径均较小，椎管容积最小；②侧隐窝明显，矢径最小；③L_1及L_5～S_1椎间盘最厚，正常即向后有一定程度膨出；④黄韧带较厚；⑤盘黄间隙减小；⑥椎间管较长，管内及外口的纤维隔均较薄，支持作用较弱，如神经根坠入椎间管下部，更易遭受卡压。

一个神经根可在不同部位遭受卡压，相邻2个神经根受卡压的机制可不同，了解某一神经根的确切受累部位，在治疗上可有针对性地进行减压，使椎弓板切除缩小至最小范围，避免不必要的切除关节突或打开椎间管，防止造成腰椎不稳。

引起椎管狭窄的原因很多，主要有以下几个方面：

（1）骨性椎管由于发育障碍而狭窄。表现为横径和矢径变小、侧隐窝狭窄、椎弓板增厚、椎弓板间角度小等。

（2）腰椎退行性脊柱炎。表现为椎间盘退行性变，向后膨出。椎体后缘，椎弓板上、下缘骨质增生，特别是关节突增大并靠近中线，从前方、后方及后外方突向椎管，引起三叶状椎管，有可能使腰神经根遭受压迫。

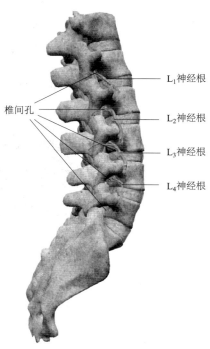

图1-13　腰骶部椎间孔与神经根的关系

（图中标注：L_1神经根、L_2神经根、L_3神经根、L_4神经根、椎间孔）

（3）黄韧带及后纵韧带亦可增厚、钙化、发生皱褶，椎弓板间隙减小，使椎管容积进一步减少。

（4）某些病理改变，如腰椎滑脱、外伤及椎弓板融合术后亦可引起椎管狭窄。

在发育性狭窄，脊髓造影显示椎管矢径平均为10mm（5～14mm）。而在退行性狭窄中，其矢径平均为9.8mm（4～18mm）。此外，长期应用激素，引起过多脂肪组织充满椎管某一节段，也可致使脊髓或神经根受压。

正常椎管，硬脊膜周围有相当空间允许其与神经鞘活动，而在椎管狭窄时，硬脊膜及其内含马尾神经根被紧紧包裹，一旦椎管容积稍有减少，腰椎从屈曲位至伸展位运动时即受到障碍，站立及行止时，腰椎前凸增加，更防止其移动，神经受到牵扯，必然影响微循环，延迟神经传导，临床上常出现间歇性跛行，行走稍多即疼痛难忍。坐位及蹲位时，腰椎转为轻度后凸，椎管容积稍有增加，血供增加而症状也有所缓解。

二、骶骨

骶骨呈扁平的三角形，其底向上，尖向下，向后下方弯曲，由5个骶椎愈合而成。两侧与髋骨相关节。可分为骶骨底、侧部、背侧面、骨盆面及尖端。

（一）骶骨底

骶骨底（图1-14）向上方，由S_1的上部构成。中央有一平坦而粗糙的卵圆形关节面，与L_5构成腰骶关节，其前缘向前突出，称为岬，为女性骨盆内测量的重要标志。底的后方，有一个三角形大孔，称为骶管上口，相当于S_1孔，孔的外上侧，有突向上方的上关节突，中央有一凹陷的后关节面，一般呈斜位，与L_5的下关节突相关节。在上关节突的后外侧，有一粗糙面，相当于腰椎的乳突。由S_1伸向两侧的部分，称为骶翼，此部向下移行于骶骨的外侧部。

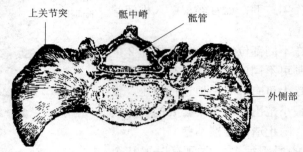

图1-14 骶骨上面观

（二）侧部

侧部为骶前、后孔外侧的部分，由横突与肋突愈合而成（图1-15）。上部宽而肥厚，下部薄而狭窄，上部有耳状的关节面，称为耳状面，与髂骨相关节。耳状面的后方，骨面粗糙不平，称为骶粗隆，为骶髂骨间韧带及骶髂后韧带的附着部。耳状面下方的骶骨外侧缘粗糙，有骶棘韧带及骶结节韧带附着，其末端形成突起，称为骶骨下外侧角。角的下方有一切迹，由第一尾椎的横突及骶尾外侧韧带围成一孔，有第五骶神经的前支通过。

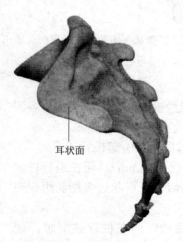

图1-15 骶骨侧面观

（三）背侧面

背侧面向后上方，粗糙而凸隆。在正中线上，有3～4个结节连结而成的纵形隆起，称为骶正中嵴，为棘突融合的遗迹（图1-16）。骶正中嵴两侧的骨板略为凹陷，由椎弓板相互融合而成。其外侧，有一列不太明显的粗线，称为骶中间嵴，为关节突愈合的遗迹嵴的下端突出，称为骶角，相当于S_5的下关节突，与尾骨角相关节。骶骨背面上、下部，各有一缺损，名腰骶间隙和骶尾间隙，腰骶间隙高1cm，宽2cm。骶尾间隙成"∧"形，居两骶角之间，这个间隙亦叫骶管裂孔或骶管裂隙，为骶管的下口。骶关节嵴的外侧，有4个大孔称为骶后孔，与骶前孔相对，但比后者略小，亦借椎间孔与骶管相通，有骶神经的后支及血管通过，临床上常用来行骶神经的阻滞麻醉。

通常第一骶后孔与正中线相距3cm，第一至二及第二至三之间均为2.5cm，第三至四之间为2cm。由第四骶后孔至骶骨下缘的距离为2cm。骶后孔两外侧，有4个隆起形成一断续的粗线，称为骶外侧嵴，为横突愈合的遗迹，有肌及韧带附着。

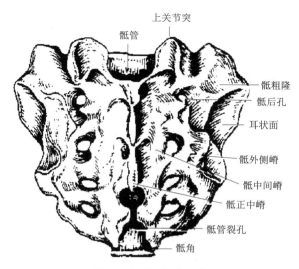

图 1-16　骶骨后面观

（四）骨盆面

骨盆面（图 1-17）斜向前下方，平滑而凹陷，而于 S_2 则略为突出，中部有 4 条横线，为 5 个骶椎愈合的痕迹。各线的两端均有一孔，称为骶前孔，借椎间孔与骶管相通，有骶神经的前支及血管通过。

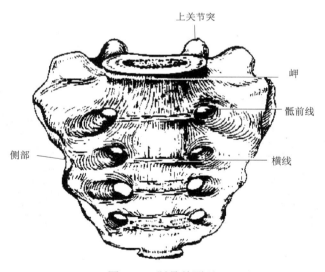

图 1-17　骶骨前面观

（五）尖端

由 S_5 椎体的下部构成，狭小，垂直向下。下面有一横卵圆形的关节面，与尾骨相接，骶管（图 1-18）为椎管下端的延续部分，由各骶椎的椎孔连合而成，纵贯骶骨全长，长度为 $64\sim66.8mm$。有上、下 2 口，上口的矢状径为 $13.4\sim14mm$，横径为 $31mm$，下口（骶管裂孔尖端）的矢状径平均为 $5mm$。骶管骶后的侧壁，有 4 个椎间孔，骶管借此孔与骶前、后孔相通蛛网膜下隙至 S_1 即终了。骶管容积为 $25\sim28ml$。骶管内软组织主要有硬脊膜囊、椎内静脉丛和小动脉、骶神经根和骶神经节、脂肪组织和疏松结缔组织等。

男女骶骨是有差异的：通常男性者横径较小，纵径较长，弯曲度较大，耳状面较长。女性骶骨短而宽，横径较大，弯曲度较小，向后倾斜 S_1 椎体较小，耳状面略短。

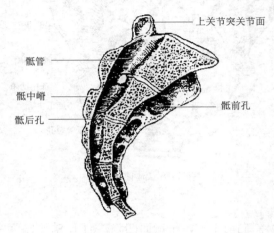

图 1-18　骶管侧面观

三、尾骨

尾骨（图 1-19、图 1-20）为三角形的小骨块，通常是由 4 个尾椎愈合而成。向前下方，上宽下窄。幼年时，尾椎彼此分离，成年后相互愈合。

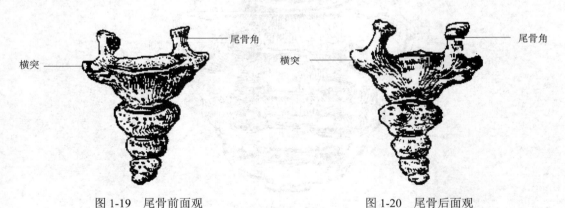

图 1-19　尾骨前面观　　　　　　　　图 1-20　尾骨后面观

第一尾椎最大，有椎体、横突及退化的椎弓。椎体的上面构成尾骨的底部，有一卵圆形关节面，与骶骨尖相关节，其间有纤维软骨盘。关节面的后外侧，有 2 个向上的突起，称为尾骨角，相当于腰椎的椎弓根及上关节突，与骶骨角之间由韧带围成裂孔，相当于最末一对椎间孔，有骶神经通过。横突发育不全，自椎体两侧伸向外下方，与骶骨的下外侧角之间也由韧带围成一孔，有骶神经的前支通过。

第二尾椎比第一尾椎小，有椎体及横突的遗迹，两侧及后面有微小的结节，为退化的椎弓。第三及第四尾椎则退化成结节状的小骨块。尾骨上有重要肌肉及韧带附着，后有臀大肌、肛门括约肌附着于尾骨尖端的前方，肛提肌附着于尾骨尖端的后方；骶尾韧带环绕骶尾关节，骶尾前韧带及直肠的一部分附着于尾骨前面。尾骨的两侧有尾骨肌、骶结节韧带及骶棘韧带附着。其尖部有肛门外括约肌腱附着。

第三节　腰骶尾部的连结

腰骶尾部连结有不动关节的韧带连结，多与颈、胸部韧带相延续，以及关节连结、椎体间椎间盘连结 3 种形式。

一、韧带连结

（一）前纵韧带

在椎体前面，位于椎体和椎间盘前方，上端起于底部和第一颈椎前结节，向下经寰椎前结节及各椎体的前面，止于骶椎的上部（图 1-21）。韧带的宽窄与厚薄都不相同，于胸椎部及各椎体前面的部分均较窄而略厚。于颈腰两部和椎间盘前面的部分则相反。前纵韧带由 3 层并列的致密的弹性纵行纤维构成，浅层纤维可跨越 4～5 个椎体；中层纤维跨越 2～3 个椎体；而深层纤维仅连结相邻的 2 个椎体。前纵韧带与椎间盘及椎体的上、下缘紧密相连，但与椎体之间则连结疏松。前纵韧带有限制脊柱过度后伸的作用，能帮助防止因体重作用而增加腰部弯曲的趋势。前纵韧带还有防止椎间盘向前突出的作用。

（二）后纵韧带

后纵韧带（图 1-22）在椎管内椎体后方，细长而坚韧，起自 C_2 向下沿各椎体的后

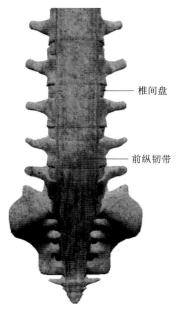

椎间盘

前纵韧带

图 1-21　腰椎前面观

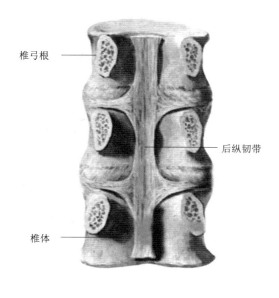

椎弓根

后纵韧带

椎体

图 1-22　后纵韧带

面至骶管，与骶尾后深韧带相移行。韧带的宽窄与厚薄各部也不同，于颈椎、上部胸椎及椎间盘的部分较宽；而下部胸椎、腰椎和各椎体的部分则相反。在较宽处，韧带的中部较厚而向两侧延展部较薄，故椎间盘向两侧突出者较多。后纵韧带含浅、深 2 层纤维，其浅层纤维可跨越 3～4 个椎体，深层呈"八"字形跨越一个椎间盘连于相邻的两椎体，"八"字弧形边缘部分紧靠椎弓根部，有椎体的静脉通过，后纵韧带有限制脊柱过度前屈的作用。

（三）黄韧带

黄韧带（图 1-23）又名弓间韧带，呈膜状，走行于相邻两椎板之间，主要由黄色弹性纤维构成。在上附着于上一椎弓板下缘的前面，向外至下关节突构成椎间关节囊的一部分，再向外附于横突的根部，向下附着于下一椎板上缘的后面及上关节突前下缘的关节囊，其正中部有裂隙，有少许脂肪填充，连结椎骨后静脉丛与椎管内静脉丛的小静脉从中通过。在外侧黄韧带与椎间关节的关节囊相融合，并参与椎间关节囊前部的构成，它的侧缘作成椎间孔的软性后壁。因此，除椎间孔和后方正中线的小裂隙外，黄韧带几乎充满整个椎弓间隙，占据椎管背侧 3/4 的面积。此韧带由上而下增强，胸椎部的窄而略厚，以腰椎部的最厚，为 2～3cm，黄韧带限制脊柱的过度前屈，同时也有维持身体直立姿势的作用。

（四）棘上韧带

起自 C_7 棘突，细长而坚韧，向下沿各椎骨的棘突尖部，止于骶中嵴；向上移行于项韧带，外侧与背部的腱膜相延续；前方与棘间韧带愈合（图 1-24）。各部的宽窄与厚薄不同，其中以 T_3～T_5 的尤为薄弱，腰椎的棘上韧带发育较好，于中线相接而附着于棘突末端的后方及两侧，能限制腰椎过度前屈，其深部纤维与棘突相连，其浅层纤维可跨越 3～4 个椎骨的棘突；中层可跨越 2～3 个；随年龄增长，可出现纤维软骨化并有部分脂肪浸润，或出现囊性变。棘上韧带具有限制脊柱前屈的作用。

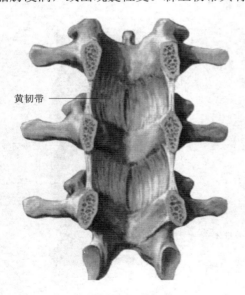

图 1-23　黄韧带

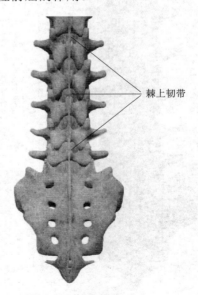

图 1-24　棘上韧带

（五）棘间韧带

位于棘突间，较薄，不如棘上韧带坚韧，主要由致密排列的胶原纤维构成，杂以少量弹性纤维。沿棘突根部至尖部连结相邻 2 个棘突，前方与黄韧带愈合，后方移行于棘上韧带。

棘间韧带的厚度由胸部至腰部逐渐增加，在腰部最为发达，其纤维方向可与直立时肌肉过度收缩相对抗。在下腰部，棘间韧带有稳定腰椎的作用。

棘间韧带的纤维分 3 层，两侧浅层纤维由上一棘突下缘斜向后下，附着于下一棘突上缘和黄韧带，中层纤维由后上向前下。棘间和棘上韧带均有限制脊柱过度前屈的作用。脊柱前屈超过 90°时，竖脊肌松弛，仅由韧带维持脊柱姿势。

（六）横突间韧带

位于 2 相邻的横突之间，其颈椎部常缺如，胸椎部的呈细索状，腰椎部的发育较好，该韧带分内、外两部（图 1-25）。在上腰椎横突间隙，外侧部发育不良，仅为薄的筋膜层，在下 2 个腰椎横突间隙，参与构成髂腰韧带，内侧部作腱弓排列，保护脊神经后支和血管，其厚度由上向下逐渐增厚，在 L_5 与 S_1 间，横突间韧带即髂腰韧带的腰骶部。

（七）髂腰韧带

位于 $L_4\sim L_5$ 横突及髂嵴与骶骨上部前面之间，其纤维相当于腰背筋膜的深层，由 $L_4\sim L_5$ 横突呈放射状散开，前部纤维附着于髂嵴内唇的后面，偶尔形成一硬的镰刀形纤维束（图 1-26）。髂腰韧带为宽而坚强的纤维束，是覆盖盆面腰方肌筋膜的加厚部分。其内侧与横突间韧带和骶髂后短韧带相混，由于 L_5 在髂嵴平面以下，可抵抗身体重量所引起的剪力，这个韧带具有限制 L_5 旋转、防止它在骶骨上做前滑动作。当 L_5 横突的位置低于髂嵴水平时，髂腰韧带对 L_5 起着吊带作用。这样，两侧髂腰韧带可以承担部分负重作用。

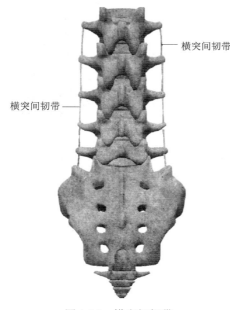

图 1-25　横突间韧带

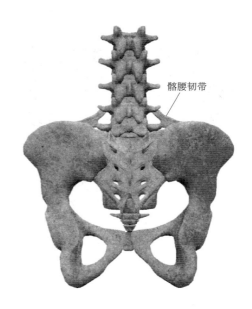

图 1-26　髂腰韧带

（八）腰骶韧带

上部与髂腰韧带相连起自 L_5 椎体与横突，纤维呈扇形，向下附于髂骨和骶骨的盆面，与骶髂前韧带相混，它的内侧锐缘有第五腰神经的前支通过（图 1-27）。腰骶连结位于腰骶角的顶点，身体的重量很容易使 L_5 向前滑脱，正常时因为关节突关节、椎间盘的存在以及髂腰韧带的维持而得以防止这种倾向。如因外伤或发生变异，这些支持组织变软弱时，可以引起关节不稳。腰骶连结为人体躯干和下肢的桥梁，负重大，活动多，遭受外伤机会较多，有时可发生关节突骨折或腰部急性损伤。90%多发于骶关节或骶髂关节。

（九）骶尾关节周围的韧带（图 1-28）

1. 骶尾前韧带 位于骶骨及尾骨的前面，是前纵韧带向下的延续部，沿骶骨及尾骨的前面下降。

2. 骶尾后深韧带 为后纵韧带的延续部，沿 S_5 椎体的后面下降，于 Co_1 的下缘与终丝及骶尾后浅韧带愈合。

3. 骶尾后浅韧带 为棘上韧带的延续部，自骶管裂孔的边缘，沿尾骨的后面下降。此韧带经过骶管裂孔的上方，几乎完全封闭该孔。骶管麻醉时，刺针通过此韧带后有明显的落空感，提示已进入骶管。

4. 骶尾外侧韧带 相当于横突间韧带。连结骶骨外侧缘的下端与 Co_1 尾椎横突之间。上方与骶结节韧带愈合；与骶骨外侧缘之间，围成一孔，有第五骶神经的前支通过。

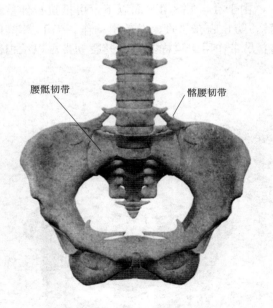

图 1-27　腰骶韧带

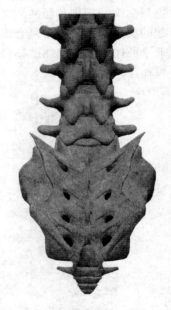

图 1-28　骶尾关节周围韧带

二、关节连结

（一）关节突关节

又称椎间关节，属于滑膜关节，由上、下相邻关节突的关节面构成，从 $C_2\sim S_1$，每

2 个相邻椎骨间左、右各有 1 个关节突关节。关节面表面覆盖一层透明软骨，关节囊附着于关节软骨周缘，颈椎的关节囊较松弛，胸椎部的紧张，腰椎者则较厚。前方有黄韧带加强，后方为部分棘间韧带加强。关节囊韧带主要为胶原纤维，背侧较薄。在下腰部，关节囊下部有坚强纤维性结构至椎弓板，并部分为棘间韧带所代替，前部几乎全为黄韧带构成。在上腰部，关节囊附着线在关节突边缘的内侧约 1～2mm 处。越向下越靠内，在腰骶部几乎至其内侧 13mm。

关节囊滑膜层呈光滑半透明状，贴在纤维层内面，不易分开，滑膜层约 1/3 起自关节软骨边缘，约 2/3 滑膜起点至关节软骨有一定距离，滑膜起点与关节软骨缘间由结缔组织连结，关节腔狭小密闭。滑膜层在相邻关节面之间 2 层突入形成滑膜皱襞，伸至关节腔内，滑膜皱襞根部连滑膜层。

关节突关节构成椎间孔的后界，不同平面腰椎间盘的后面与关节突的关系有差异。当直立时，在下腰部，特别是 L_5～S_1 或 L_4～L_5，椎间盘的后面与下脊柱骨的关节突前面相对，这部分椎间盘正常位于椎间管的下部。

关节突关节由脊神经后内侧支所发关节支支配，内侧支恰在横突根的近侧，继而在上关节突之上，乳突及副突之间，偶被此骨化的乳突副韧带覆盖，发出 2 个关节支。近侧支小，在关节突下方勾住骨，供应关节小面；另一个比较大的降支行向下内，支配下关节囊的上内侧，还有一附加支，恰在横突间筋膜之前，至上关节小面的上部。如此每个内侧支至少供给同一平面和下一平面的 2 个椎间关节。而每个椎间关节至少接受 2 个脊神经后支发出的关节支。关节小面如果肥大或不对称，可使椎间孔相对变小，神经受压，可引起关节小面综合征。

（二）腰骶连结

由 L_5 椎体与骶骨底以及 L_5 两侧下关节突与 S_1 上关节突的关节面构成。具有关节腔和关节囊，关节面上覆盖有透明软骨，关节面的方向较其他腰椎的关节面倾斜，近似额状位，这样就可以防止 L_5 在骶骨上向前滑动，同时在运动上具有较多的灵活性。L_5～S_1 之间的椎间盘较其他腰椎间的椎间盘为厚，前侧较后侧尤厚，以加大腰椎前凸（图 1-29）。

腰骶连结周围的韧带大致与其他腰椎间关节相同，前、后纵韧带向下分别止于骶骨的前、后，在椎弓板之间以及棘突之间也有黄韧带、棘间韧带和棘上韧带。此外，尚有髂腰韧带和腰骶韧带，在位置上相当于横突间韧带。

（三）骶尾关节

位于 S_5 椎体与 Co_1 椎体之间，借椎间盘及韧带相连构成。其椎间盘呈卵圆形，

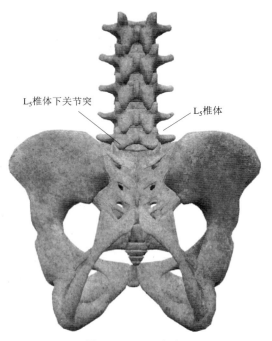

L_5椎体下关节突

L_5椎体

图 1-29 腰骶连结

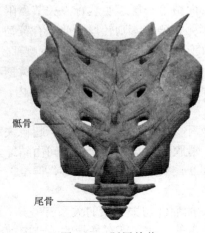

骶骨

尾骨

图 1-30　骶尾关节

薄而较软，前后较厚，两侧较薄，中部常有一小腔（图 1-30）。

骶尾关节可有轻微的屈伸运动，肛提肌收缩时，这个关节略微前屈，增大肛门直肠交接处的屈曲度，以控制大便的排出。肛提肌松弛时则微微后伸，则有助大便的排出，但过度后伸可以引起尾骨角的骨折。臀部摔伤都会扭伤或撕伤骶尾周围韧带。由于坐的动作、排便等可持续地拉伤已经损伤了的韧带，可使损伤成为慢性。骶尾关节亦脆弱，常伴有尾骨半脱位。

（四）尾椎间的连结

幼年时，尾椎间主要借骶尾前韧带和骶尾后深韧带相连；于 $Co_1 \sim Co_2$ 之间，可见到明显的椎间盘。随着年龄的增长，尾椎间的连结逐渐骨化融合成骨结合。尾骨韧带是一束纤维组织，由尾骨尖伸至皮肤，在肛门后中线形成一个凹陷。

三、椎间盘

（一）椎间盘的解剖结构

脊柱由 32 块椎骨构成。$C_1 \sim C_2$ 间和骶椎、尾椎间无椎间盘组织，椎间盘仅有 23 个。椎间盘由软骨终板、纤维环和髓核 3 部分构成，通过薄层的透明软骨与椎体相连（图 1-31）。

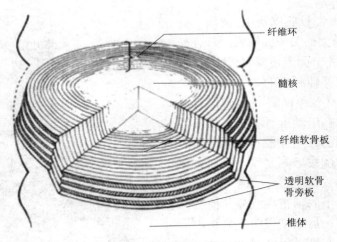

纤维环

髓核

纤维软骨板

透明软骨骨旁板

椎体

图 1-31　椎间盘的切面解剖

1. 软骨终板　软骨终板与其他软骨细胞一样为圆形细胞。软骨终板在椎体上、下缘各一个，位于椎体骺环（骺环在成人为椎体周围的骨皮质骨环）之内，平均厚度 1mm，中心区稍薄，呈半透明状。

软骨终板有很多微孔，是髓核的水分和代谢产物的通路。在婴幼儿软骨终板的上、下面有毛细血管穿过，出生后 8 个月血管开始闭合，到 20～30 岁完全闭合，在成人时属于无血管组织。这种婴幼儿时特殊微血管的出现，可以说明为何在儿童出现椎间盘的血循感染。同一椎体的上、下软骨终板面积是不同的。

2. 纤维环 纤维环分为外、中、内 3 层（图 1-32）。外层由胶原纤维带构成；内层由纤维软骨带构成。细胞排列与分层的纤维环方向是一致的，各层之间有黏合样物质，彼此之间牢固地结合在一起，而不互相交叉穿插。外层纤维环细胞呈梭形，细胞核呈雪茄形，内层纤维环细胞呈圆形，类似软骨样细胞，不定形的基质增加。纤维环的前侧和两侧部分最厚，约为纤维环后侧部分的两倍。虽然后侧部分较薄，但也有 12 层纤维。外层纤维位于两个椎体骺环之间。内层纤维位于两个椎体软骨终板之间。中、外层纤维环通过 Sharpey 纤维连于骺环。纤维环后侧多为内层纤维，附着在软骨终板上。最内层纤维进入髓核内并与细胞间质相连接，与髓核之间无明显界限。

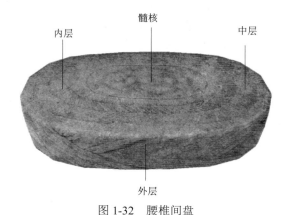

图 1-32 腰椎间盘

纤维环前侧部由前纵韧带加强，纤维环后侧由后纵韧带加强，由于此部较薄，各层之间黏合样物质亦少，不如前、外侧部分坚实。在纤维环的前侧部分，内、中、外层纤维各自平行斜向两椎体之间，纤维相互交叉重叠呈 30°～60°角。纤维环的后侧部分纤维则以更复杂的分层方式排列。整个纤维环是同心环状多层结构，外周纤维比较垂直，接近软骨终板时几乎呈平行纤维。纤维环的相邻纤维层相交叉排列。纤维连接上下相邻椎体，使脊柱在运动时作为一个整体，纤维环很坚固，紧密附着在软骨终板上，使脊柱保持稳定性。如脊柱外伤时，巨大力量使纤维环广泛撕裂，可引起椎体间脱位。纤维环的特殊排列方向，可以使相邻椎体可以有轻度活动，但运动到一定限度时，纤维环紧张，又起节制的作用，限制上下两椎体的旋转运动。

3. 髓核 幼儿期的髓核比较软而大，位于椎间盘中央，与椎体无接触。髓核细胞形态各异，细胞核呈椭圆形。细胞可单独一个存在，也可呈 6 个以上为一组。椎体后面的发育较前面快，因此至成年时，髓核位于椎间盘偏后部。髓核约占椎间盘横断面的 50%～60% 的面积。幼儿期椎间盘内层纤维行包绕在脊索细胞的周围。10 岁后脊索细胞消失，仅有软而呈胶冻样的髓核。12 岁时髓核几乎完全由疏松的纤维软骨和大量的胶原物质构成。伴随着年龄增长，胶原物质由纤维软骨逐渐所取代。小儿髓核结构与纤维环分界明显，老年时髓核水分减少，胶原纤维增粗，纤维环与髓核两者分界不明显。成年人髓核由软骨细胞样细胞分散在细胞间质内，此处有比较致密的，分化不好的胶原纤维网状结构。

每层胶原纤维覆以糖氨多糖和硫酸软骨素，使髓核具有与水结合的能力。年龄不同，水的含量也不同，最多可占髓核总量的75%～90%。细胞间质各种成分结合在一起，形成立体网状胶样结构。在承受压力下，髓核使脊柱均匀地承受负荷。一般正常人的身高一日之间有变化，是由于与髓核内水分的改变有关。晚间较晨起时矮1.5～2.4cm。老年时髓核含水量减少，身高变化较少。

椎体的松质骨有丰富的血供，与软骨终板之间无坚质骨相隔。压力的改变可使椎体内的液体进行交换。直立时压力加大，躺下时压力减小，液体营养经软骨终板渗透至髓核。

椎间盘的细胞密度较大多数组织细胞密度低，细胞的分布不均匀。在软骨终板由浅至深，纤维环由外至内，细胞数逐渐减少。软骨终板及外层纤维环细胞最多，特别邻近于椎体海绵质骨处，髓核处细胞最少。软骨终板的细胞密度相当于髓核细胞密度的4倍，纤维环的细胞密度是髓核的细胞密度的2倍。椎间盘的软骨终板，纤维环和髓核的细胞和基质各有其特点。在透明软骨盘与髓核间可以清楚地看到界限，而在软骨终板与纤维环之间无明确的界限。

（二）腰椎间盘的神经支配

在纤维环的后部，有很多无髓鞘神经纤维，在后纵韧带也有少量相似的神经纤维，这些神经纤维称为窦椎神经，起源于背根神经的神经节远端，经过椎间孔出椎管后，重新进入椎间孔，下行至硬膜外，分布于此神经起始部下两节段的后纵韧带和椎间盘的后面。椎间盘后外侧部由灰质交通支的分支支配。椎间盘的后侧由灰质交通支的分支和腹侧支的直接分支支配（图1-33）。

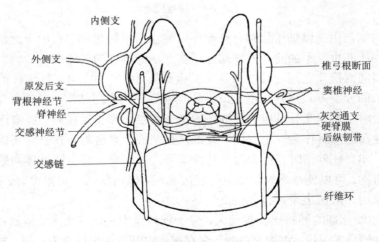

图1-33　窦椎神经在椎管内的分布

椎间盘组织内有神经末梢，是一种比较复杂的有髓鞘和无髓鞘的感受器。围绕在椎间关节囊的周围和纤维环的腹侧面。有许多游离神经纤维和神经网在前、后纵韧带和外层纤维环内。

（三）腰椎间盘与邻近重要结构的关系

1. 与软组织的关系　椎间盘侧方与起于腰椎横突的腰大肌相邻，在腰大肌内侧缘有输尿管，紧贴腰椎侧方有交感神经链（图1-34）。腰椎间盘的后方结构与椎体一并构成椎管的前壁。椎间盘纤维环后侧中央部分与后纵韧带相连，两侧无后纵韧带加强，故椎间盘突出多发生在一侧。后侧椎间盘与椎管结构有密切的关系。当腰椎间盘突出时，可以影响椎管内脊椎动静脉的循环，或使神经从椎间孔出椎管。

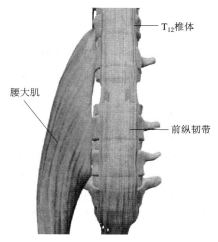

图1-34 腰椎间盘与腰大肌的关系

2. 与血管的关系 椎体和椎间盘的前面是后腹壁的中央部分（图1-35、图1-36）。前纵韧带由上而下逐渐增宽，附着和覆盖在椎体和椎间盘的前方。膈肌右侧起自于L_1～L_3椎体及椎间盘侧方，左侧起自于L_1～L_2椎体及椎间盘侧方。椎间盘前侧最重要的结构为中线附近的大动静脉。腹主动脉与L_1～L_3椎间盘相邻。腹主动脉在L_4椎体下缘分叉为髂总动脉。左侧髂总动脉在中线偏左与L_4椎间盘相邻。髂总静脉与L_1～L_4椎间盘相邻，L_5椎间盘不与上述大动静脉贴近，但前面有骶中动、静脉通过，两侧有左、右髂总动静脉，并有骶前血管丛位于它的前方。

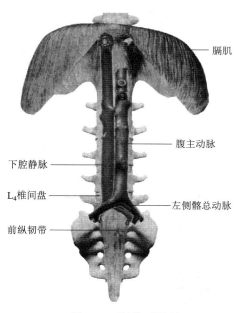

图1-35 腰椎正面观

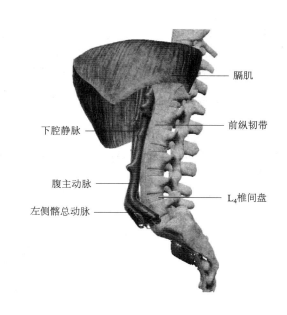

图1-36 腰椎侧面观

3. 腰椎间盘、椎间孔与神经根的关系 脊髓的背根神经纤维和腹根神经纤维，在背根神经节的远端处组合在一起，成为混合神经干，经椎间孔出椎管。腰神经背根神经节大部分在椎间孔外，但骶神经背根神经节位于骶管内。腰神经在椎间孔外分为背侧支和腹侧支。背侧支分为内侧支及外侧支。内侧支向后至背部的肌肉，外侧支成为皮神经分布于皮肤。L_1～L_3脊神经皮神经构成臀上皮神经，L_4～L_5脊神经则无皮神经发出。腹侧支参与腰骶丛。骶神经的腹侧支和背侧支在骶管内，前者经骶骨的骶前孔进入盆腔，后者经骶后孔出骶管。腰骶神经的腹侧支，有1根或数根分支与交感神经干相连。腹侧支亦发出返支，经椎间孔进入椎管内分布于脊膜上，构成纤细的脊膜分支。

神经根在椎间孔处最易受压。椎间孔的纵径（上下径）较横径（前后径）大。L_4和L_5神经，平均直径为7mm左右；L_4椎间孔纵径为19mm，横径7mm；L_5椎间孔纵径为12mm，横径7mm。当小关节突滑膜肿胀、骨性增生、椎间盘突出等时，均可使椎间孔变狭窄，小于神经根的直径，从而压迫腰骶神经根引起腰骶神经根受压相应的症状。腰神经根自马尾神经发出，经椎间孔出椎管前在椎管内行走一定的距离。神经根在硬膜的前壁两侧穿出。一般情况下，L_3～L_4椎间盘突出，压迫L_4神经根；L_4～L_5椎间盘突出，压迫L_5神经根；L_5～S_1椎间盘突出，压迫S_1神经根。如腰椎间盘突出较大并且偏于椎管中央部分，则大部分马尾神经受压，单根腰或骶神经根受压症状表现不明显。

第四节　腰骶尾部的软组织

一、皮肤

腰部皮肤较厚而致密，有较丰富的毛囊和皮质腺，皮下组织内含有许多结缔组织束与皮肤相连，移动性小，皮肤张力线在纵行肌范围为横向，过纵行肌外侧缘后转为稍斜向下方。骶尾部的皮肤厚而有弹性，但在骶骨背面凸出部分皮肤较薄。腰骶尾部皮肤的神经来自第十二胸神经和腰骶尾神经后支的分支。

二、筋膜

（一）浅筋膜

腰骶尾部的浅筋膜是皮下筋膜同相邻区浅筋膜层的连续（图 1-37），致密而厚实，通过结缔组织纤维束与深筋膜相连，其结缔组织纤维分隔形成的小房含大量脂肪。浅筋膜层中有皮神经和皮血管，它们都是小支，发自深层的神经和血管。

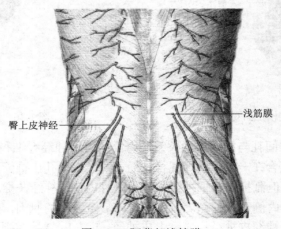

图 1-37　腰背部浅筋膜

臀上皮神经

浅筋膜

（二）深筋膜

深筋膜即固有筋膜，骶尾区的深筋膜薄弱，与骶骨背面骨膜相愈合。深筋膜分浅、深2层，浅层很薄弱，是一层薄的纤维膜，上续胸廓背面的深筋膜浅层，侧方连腹前外侧壁的深筋膜，向下附着于髂嵴，并和臀筋膜延续，内侧方于人体正中平面附至各腰椎棘突、骶中棘和连结各棘突游离端的棘上韧带。腰部深筋膜浅层薄弱，深层较厚，与背部深层筋膜相续，呈腱膜性质，合称胸腰筋膜。

腰背筋膜在胸背部较为薄弱，覆于竖脊肌表面。向上连接于项筋膜，内侧附于胸椎棘突和棘上韧带，外侧附于肋角和肋间筋膜，向下至腰部增厚，并分为前、中、后3层（图1-38）。

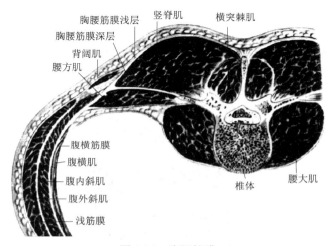

图1-38　胸腰筋膜

1. 前层　又称腰方肌筋膜，覆盖于腰方肌前面，内侧附于腰椎横突尖，向下附于髂腰韧带和髂嵴后份，上部增厚形成内、外侧弓状韧带。前层在腰方肌外侧缘处同腰背筋膜中、后层愈合，形成筋膜板，由此向外侧方，是腹横肌的起始腱膜。

2. 中层　位于竖脊肌与腰方肌之间，内侧附于腰椎横突尖和横突之间韧带，外侧在腰方肌外侧缘与前层愈合，形成腰方肌鞘，向上附于第十二肋下缘，向下附于髂嵴，此层上部附于第十二肋和L_1横突之间的部分增厚，形成腰肋韧带（图1-39）。此韧带的锐利边缘是胸膜下方返折线的标志。

3. 后层　在竖脊肌表面，与背阔肌和下后锯肌腱膜愈着，向下附着于髂嵴和骶外侧嵴，内侧附着于腰椎棘突、棘上韧带和骶正中嵴，外侧在竖脊肌外侧缘与中层

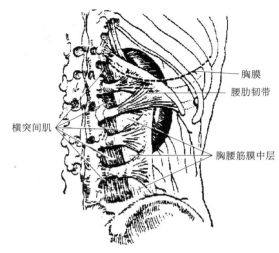

图1-39　腰肋韧带

愈合，形成竖脊肌鞘，后层与中层联合成一筋膜板续向外侧方，至腰方肌外侧缘前层也加入，共同形成腹横肌及腹内斜肌的腱膜性肌肉起始。腹横肌的起始腱膜比腹内斜肌的筋膜起始宽很多。由上可以看出，腰背筋膜即是间隔各肌的筋膜，也是一些骨骼肌腱膜性肌肉起始的附着部位。腰背筋膜后层在髂后上棘连线以上与竖脊肌总腱间隔以少量疏松结缔组织及脂肪，形成腰背筋膜下间隙，腰神经后外侧皮支穿行其中。腰部活动度很大，在剧烈活动中胸腰筋膜可被扭伤。

三、腰骶尾部肌肉

分布于腰骶尾部的肌肉主要有有背阔肌、下后锯肌、竖脊肌、横突棘肌、腰方肌、腰大肌、腰小肌等。

（一）竖脊肌

竖脊肌又名骶棘肌，是背肌中最强大的肌肉，此肌下端起于骶骨背面、腰椎棘突、髂嵴后部和腰背筋膜，在腰部开始分为 3 个纵行的肌柱上行，内侧者称为棘肌，中间者叫最长肌，外侧者叫髂肋肌（图 1-40）。

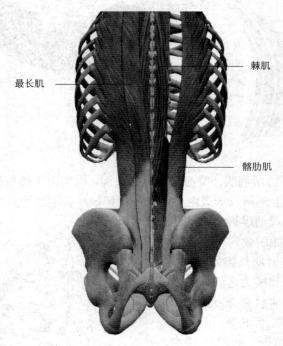

棘肌

最长肌

髂肋肌

图 1-40　竖脊肌

1. 棘肌　该肌位于最内侧，紧贴棘突的两侧，较上述二肌薄弱，又分为胸棘肌、颈棘肌和头棘肌（图 1-41）。胸棘肌位于胸背面的中部，起自总腱和下部胸椎棘突，肌束一般越过 1~2 个棘突，抵止于上部胸椎棘突；颈棘肌较胸棘肌弱小，位于项部。胸棘肌具有伸脊柱胸段的作用；颈棘肌具有伸脊柱颈段的作用。头棘肌多与头半棘肌合并，止于枕骨下项线。棘肌受脊神经（T_2~L_1）后支支配。

2. 最长肌　在髂肋肌的内侧及深侧，自下而上也分为 3 部，即胸最长肌、颈最长肌和头最长肌（图1-42）。除起于总腱外，还起自全部胸椎及$C_5 \sim C_7$横突，止于全部胸椎横突和其附近的肋骨、上部颈椎横突及颞骨乳突。一侧收缩时，使脊柱向同侧屈曲；两侧收缩，则竖直躯干。胸和颈最长肌受脊神经（$C_4 \sim L_5$）后支支配，头最长肌受脊神经（$C_1 \sim L_4$）支配。

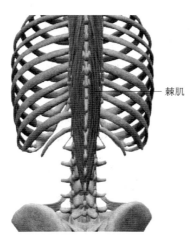

图1-41　棘肌

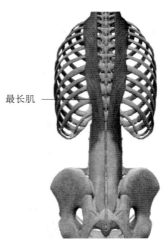

图1-42　最长肌

3. 髂肋肌　此肌为外侧肌束，自下而上又分为3部，即腰髂肋肌、胸髂肋肌和颈髂肋肌，这3部肌肉互相重叠（图1-43）。腰髂肋肌起自竖脊肌的总腱，向上分为6～7束，肌纤维向上，借许多肌束止于下6个肋骨肋角的下缘。胸髂肋肌及颈髂肋肌均止于上6个肋骨止点的内侧，最后止于$C_4 \sim C_6$横突的后结节。全肌虽然分为3部，但纤维相重叠，外形上没有分开，是1块肌肉。此肌通过肋骨作用于脊柱，一侧收缩时，使躯干向同侧屈曲；两侧收缩时，则竖直躯干。髂肋肌受脊神经（$C_8 \sim L_1$）后支支配。

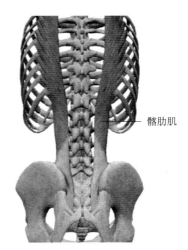

图1-43　最长肌

（二）横突棘肌

横突棘肌由多数斜行的肌束组成，被竖脊肌所覆盖，其肌纤维起自下位椎骨的横突，斜向内上方止于上位椎骨棘突。由浅入深可分为3层，即半棘肌、多裂肌和回旋肌。横突棘肌两侧同时收缩，使脊柱伸直；单侧收缩时，使脊柱转向对侧。

1. 半棘肌　按其止点和分布位置，分为胸半棘肌、颈半棘肌和头半棘肌，胸半棘肌起于下位胸椎横突尖，跨过4～6节脊椎骨，止于上位数个胸椎和下位数个颈椎棘突尖，为脊椎骨旋转肌，受脊神经（$T_1 \sim T_{11}$）后支支配。

2. 多裂肌　（图1-44）位于半棘肌的深面，为多束小的肌性腱束，形状类似半棘肌，但较短，分布于$S_4 \sim C_2$之间。在骶部，起自骶骨后面、髂后上棘及骶髂后韧带；在腰部，起自乳突；在胸部起自横突；在颈部，起自下位 4 个颈椎的关节突。跨过 1～4 个椎骨，止于上位数个棘突的下缘。肌束长短不一，浅层者最长，止于上 3～4 个棘突，中层者止于上 23 个棘突，深层者止于上 1 个棘突。多裂肌是脊椎的背伸肌，可以加大腰椎前凸，在颈、胸部，尚可以防止脊椎向前滑脱。多裂肌受脊神经（C_3～S_5）后支支配。

3. 回旋肌（图 1-45） 在多裂肌的深面，连结上、下 2 个椎骨之间或越过 1 个椎骨，分颈回旋肌、胸回旋肌和腰回旋肌。为节段性小方形肌，起自各椎骨横突上后部，止于上一椎骨椎弓板下缘及外侧面，直至棘突根部。回旋肌在胸段比较发达，每侧有 11 个，数目可有变化。回旋肌受脊神经（T_1～T_{11}）后支支配。

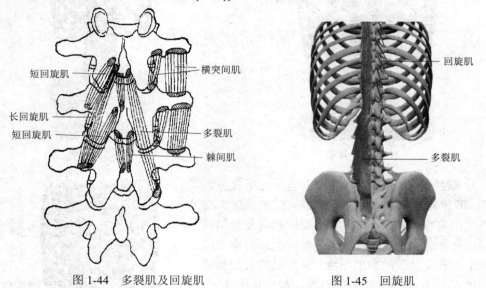

图 1-44　多裂肌及回旋肌　　　　　图 1-45　回旋肌

（三）腰方肌

腰方肌（图 1-46）位于腹腔后壁腰椎的两旁，腰背筋膜中层，后邻竖脊肌；前方借腰背筋膜前层与腹横筋膜相隔，为长方形的扁肌，下端较宽。起自髂嵴后部的内唇、髂

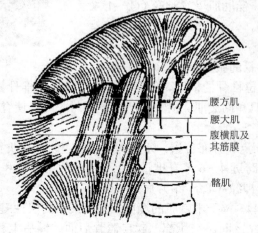

图 1-46　腰方肌

腰韧带及下方3~4个腰椎横突。肌纤维斜向内上方止于第十二肋骨内侧半下缘和上方4个腰椎横突及 T_{12} 椎体。此肌可增强腹后壁，若两侧收缩时则降低第十二肋，还有协助伸脊柱腰段的作用，一侧收缩时使脊柱侧屈，两侧收缩时可以稳定躯干。腰方肌受腰丛（T_{12}~L_3）支配。

（四）腰大肌

腰大肌（图1-47）位于腰椎侧面，脊柱腰段椎体与横突之间的深沟内，呈纺锤状。起自 T_{12} 椎体下缘至 L_5 椎体上缘和椎间盘的侧面，以及全部腰椎横突肌束向下逐渐集中，联合髂肌的内侧部，形成一个肌腱，穿过腹股沟韧带与髋关节囊之间（肌腔隙），贴于髂耻隆起的前面及髋关节囊的前内侧而下行，止于股骨小转子。腰大肌收缩时，可屈曲大腿并旋外，当大腿被固定时，则屈脊柱腰段而使躯干前屈。受腰丛的肌支（T_{12}、L_1~L_4）支配。

腰大肌起始处有一系列腱弓，腱弓与上位腰椎之间的裂隙为腰动脉、腰静脉和腰交感干的交通支的通道。

（五）腰小肌

此肌肌腹很小，呈棱形，肌腱较长，位于腰大肌的前面，上端起自 T_{12} 椎体及 L_1 椎体的侧面，下端止于髂耻隆起，并以腱移行于髂筋膜和耻骨梳韧带（图1-48）。此肌收缩时，使脊柱腰段屈向同侧（与腰大肌共同作用），并紧张髂筋膜；腰小肌受腰丛的肌支（L_1~L_2）支配。

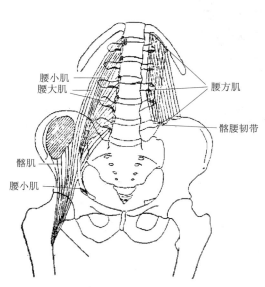

图1-47　腰大肌

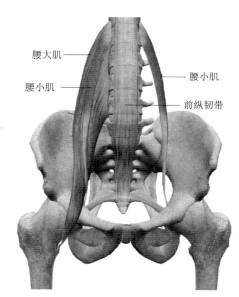

图1-48　腰小肌

（六）肛提肌

肛提肌（图1-49）是位于骨盆底的成对扁肌，向下、向内左右连合成漏斗状，封闭骨盆下口的大部分。两侧肛提肌的前内侧缘之间留有一个三角形的裂隙，即盆膈裂孔。男性有尿道通过，女性有尿道和阴道通过。肛提肌按纤维起止及排列不同，又可分为4部分，由前向后外，依次分述如下：

1. 耻骨阴道肌 男性为前列腺提肌。居内侧部,起自耻骨骨盆面和肛提肌腱弓的前份,肛提肌腱弓张于坐骨棘与耻骨体的后面之间。肌纤维沿尿道及阴道两侧排列,并与尿道壁和阴道壁的肌层交织,然后同对侧的肌纤维构成"U"形袢围绕阴道,其作用协助缩小阴道。在男性,此肌纤维经前列腺尖的两侧,向后止于会阴中心腱,其作用是悬吊固定前列腺。

2. 耻骨直肠肌 位于中间部,起自耻骨盆面和肛提肌腱弓的前份,肌纤维向后止于肛管侧壁、后壁及会阴中心腱,在盲肠肛管移行处,两侧肌束构成"U形袢,是肛门直肠环的主要组成部分。

3. 耻尾肌 位于外侧部,起自耻骨盆面及肛提肌腱弓的中份,止于骶、尾骨侧缘及肛尾韧带。

4. 髂尾肌 位于后外侧部,起自肛提肌腱弓的后份和坐骨棘盆面,止于尾骨侧缘及肛尾韧带(肛门和尾骨之间的结缔组织束)。

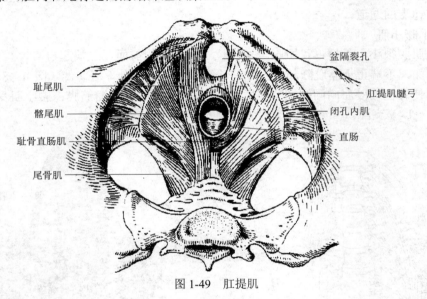

图 1-49 肛提肌

肛提肌的作用是构成盆底,提起盆底,承托盆腔器官,并对肛管和阴道有括约作用。由肛神经及阴部神经($S_2 \sim S_4$)支配。肛提肌个体差异很大,有的肌束粗而密,有的则细而疏,肌束间可出现裂隙,其间仅由盆膈上、下筋膜所封闭,偶尔经此裂隙会发生阴疝。衡量肛提肌发育正常与否,可以骶尾连结与耻骨联合最高点之间的连线,即耻尾线作为鉴别标志。若骨盆直肠终于此线以上者即为发育不良,反之则为正常。肛提肌或上述神经的损伤可导致大便失禁、直肠脱垂或女性生殖道脱垂、会阴疝等。

(七)尾骨肌

尾骨肌位于肛提肌后方,紧贴骶棘韧带的上面,起自坐骨棘盆面,向后呈扇形分开,止于尾骨及骶骨下部的侧缘。尾骨肌参与构成盆底,承托盆腔脏器,并对骶骨和尾骨有固定作用。单侧收缩时,可使尾骨向前外侧运动;两侧肌同时收缩,则可使尾骨向前移动。由于骶尾关节在中年以后常常骨化成不动关节,故尾骨肌也因而失去运动关节的作用。由骶神经前支($S_4 \sim S_5$)支配。附着于骶、尾骨外侧缘的肌肉痉挛性收缩可致尾骨痛。

第五节　腰骶尾部的血管

腰骶尾部血管有肋下动脉和静脉，腰动脉和静脉，髂腰动脉和静脉，骶正中动脉和静脉，骶外侧动脉和静脉及臀上、下动脉和静脉等。

一、动脉

（一）肋下动脉

左、右肋下动脉起自胸主动脉，越 T_{12} 椎体向外侧行走，经过内脏大、小神经与交感干、胸膜、膈的后方。右肋下动脉行经胸导管和奇静脉，左肋下动脉从半奇静脉后方通过，继而，左、右肋下动脉越腰肋外侧弓进入腹后壁，伴随肋下神经沿第十二肋下缘继续行进，经过腰方肌深面。然后，左、右肋下动脉穿过腹横肌起始腱膜，横过腰上三角上份，进至腹横肌与腹内斜肌之间继续前行，最后同腹壁上动脉、下位肋间后动脉和腰动脉吻合。

肋下动脉起始后不久发出后支。后支通过由肋颈（上方、下方）、椎体（内侧方）和肋横突上韧带（外侧方）围成的间隙后行，分出脊支。脊支经椎间孔进入椎管，分支供应椎骨、脊髓及其被膜，并同邻位和对侧的脊动脉支吻合。分出脊支后，后支伴第十二胸神经后支越过横突，也进入腹后壁，分为肌支和皮支，肌支供应腰方肌和竖脊肌。皮支随第十二胸神经后支的皮支分布。

（二）腰动脉

腰动脉一般每侧 4 支，自腹主动脉的背侧壁发出，因腹主动脉位于中线的稍左方，所以左腰动脉较右腰动脉略短（图 1-50）。左、右腰动脉发出后，向外横过腰椎体的前

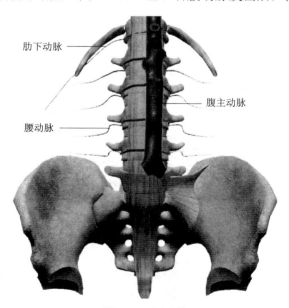

图 1-50　腰动脉

面和侧面。腰动脉贴腰椎穿腰大肌腱弓行向后外侧方，经过腰交感干的后方，走行至相邻横突之间，进入腹后壁。右腰动脉在下腔静脉的后方通过，第一、二右腰动脉且行经乳糜池和膈肌右脚的后方，左侧的第一腰动脉则经过膈肌左脚之后。此后，左、右腰动脉都在腰大肌和腰丛的后方行向外侧，越过腰方肌。越过腰方肌的方式是：第一至三腰动脉越过肌的后方，第四腰动脉则一般是从前方越过该肌。在腰方肌的外侧缘，腰动脉穿过腹横肌起始腱膜，进至此肌与腹内斜肌之间，相互间以及同下位肋间动脉、肋下动脉、髂腰动脉、旋髂深动脉和腹壁下动脉之间进行吻合。腰动脉同肾动脉之间在肾脂肪囊内的吻合，是肾动脉闭塞时向肾提供侧支循环的重要血管。

各腰动脉在椎间孔的前外侧分为数支，其中以前支、后支和脊支较为恒定。

1. 前支　即腰动脉干的延续。

2. 脊支　较细小，1～4支不等，当腰动脉经过横突之间时发出，经椎间孔入椎管，营养脊髓及其被膜，并与来自其他动脉的脊支吻合。

3. 后支　向后与腰神经后支伴行，经相邻横突之间至腹后壁内侧份肌及皮肤后点的管径同前支相近，甚或更粗，在横突间分为升、降肌支。升肌支沿横突根部下缘转向内侧，分出关节上、下动脉，主支主要分布于竖脊肌的内侧份、多裂肌、横突棘肌、棘突间肌、椎弓及其突起等。降肌支分布于竖脊肌、横突间肌和横突等。将腹后壁内侧份（自后正中线至竖脊肌外侧缘）纵分成内侧半和外侧半时，内侧半小部分由升肌支供血。内侧半的外侧大部分由降肌支供应，而外侧半几乎全部是由腰动脉前支在横突尖附近向后发出的外侧肌支所供养。升、降肌支间吻合丰富，但升降肌支的分支很少同对侧的相应支形成吻合，所以，椎旁肌的血液应是单侧性的。

（三）髂腰动脉

自髂内动脉或髂总动脉发出（图1-51），行向外侧方，经过闭孔神经与腰骶干之间，继而经过腰大肌的深侧，至小骨盆入口上分为腰支和髂支。

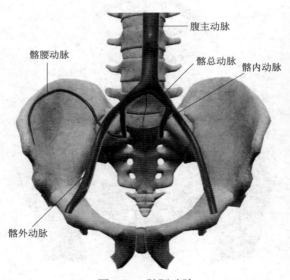

图1-51　髂腰动脉

1. 腰支　沿腰大肌背侧上升，除营养腰大肌、腹横肌和腰方肌外，尚发脊支经 L_5 与 S_1 间的椎间孔进入椎管，至马尾及脊髓被膜，并与其他脊支相吻合。

2. 髂支　向外经腰大肌和股神经的后方，然后穿过髂肌，经过髂肌和髂骨之间沿髂嵴至髂前上棘，沿途发 1 支至髂骨外，并分支营养髂肌及邻近的骨膜，与末位腰动脉、臀上动脉、旋股外侧动脉、旋髂深动脉和闭孔动脉的髂支等吻合。

（四）骶正中动脉

自腹主动脉末端背侧壁发出（图 1-52），在 L_4～L_5、骶骨和尾骨的前面下降，终于尾骨球。其在行进过程中被腹膜覆盖。左髂总静脉和交感神经的腹下丛自其前面经过。其在腰骶部分支如下：

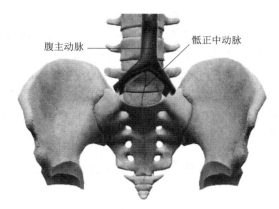

图 1-52　骶正中动脉

1. 腰最下动脉　向两侧经髂总动脉的后外侧至骶骨外侧部后分支，最后终于髂肌。行进过程中发出背侧支，穿过 L_5 与 S_1 间至臀大肌，与腰动脉和臀上动脉吻合。

2. 骶外侧支　通常为髂内动脉的第二分支，为成对的小支，并在骶骨两侧成对下行，向外与髂内动脉的骶外侧动脉吻合。此外，尚发出小的脊支至骶管及骶骨背而。

（五）骶外侧动脉

常由上、下 2 支组成。上支向内经第一骶前孔入骶管，发出小支营养骶管内容物，末支出骶后孔营养骶骨背面的皮肤及肌肉，并与臀上动脉吻合。下支较大，斜向内下越过骶丛和闭孔内肌表面，至骶前孔内侧缘与交感神经干之间下降，至尾骨前面与骶正中动脉和对侧同名动脉吻合。沿途发出脊支，从第二至四骶前孔进入骶管。其分支和分布同上支。

二、静脉

腰部静脉多与同名动脉伴行。右肋下静脉同右腰升静脉联合成一干，此干是奇静脉的最大属支，左肋下静脉同左腰升静脉合干后汇入半奇静脉。髂腰静脉注入髂总静脉的末端或者髂内静脉。骶正中静脉为 2 支小静脉，最后合成一干，注入左髂总静脉或左、右髂总静脉的交角处。骶外侧静脉多为 2 支，沿骶骨盆面上升，以横干与骶正中静脉结合共同构成骶前丛。

脊椎有椎外静脉丛和椎管内静脉丛，2 个静脉丛的分布大致与椎管内外动脉丛的供应分布相同。椎外静脉丛还由前组和后组组成，因此腰椎的静脉回流可分为4组：前组、后组、椎管内静脉丛和椎间孔——神经根管静脉丛。前组以腰静脉为主，回流椎体前方及外侧穿支的属支，同时回流由节段动脉的后支（肌支和椎板支）供应区的静脉血，最后回流入下腔静脉或髂总静脉。后组以关节间静脉和上关节静脉为主，位于2个椎肋沟内。但在棘突间相互交叉吻合，接受脊椎附件的静脉回流，回流入椎间孔静脉丛。最终汇合到腔静脉及奇静脉的腰支和肋间支。椎管内静脉丛具有重要的功能和解剖意义，前内静脉丛有两条主要的纵行静脉，亦与穿过椎间孔的椎外静脉相通。椎管内静脉丛的血回流到颅内后颅凹边缘丛和基底丛，能接受盆腔及腹腔的血流，因而成为体循环静脉中的一部分。此静脉丛是一系列无规律的，无静脉瓣的硬膜外静脉窦，静脉被包埋在硬膜外的脂肪内，并受胶原纤维网保护，血管壁薄。

　　硬膜外静脉丛形成复杂的脊椎静脉丛的一部分。椎管内的静脉丛行走方向主要是垂直方向，一般由4条或4组纵形静脉组成，前后各2条或2组，前2条主要沿椎体的后面纵行进行，正好位于椎弓根的内侧，在椎体和椎间盘的后外侧和后纵韧带上。后侧静脉与黄韧带相邻偏于正中，前后侧静脉通过与椎体相对的一组静脉环互相交通。前侧静脉丛的某些分支穿过后纵韧带与椎体静脉丛交通。硬膜外静脉丛亦与硬膜内丛相通。硬膜外静脉丛经过椎间孔汇入肋间静脉或腰静脉（图1-53）。

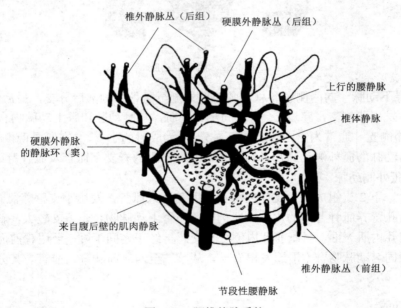

图 1-53　腰椎静脉系统

　　但是，这些静脉窦无瓣膜，因此不能精确地确定它的血流方向，它们最大的特点是根据胸腔及腹腔内的压力变化来调整血液的方向。硬膜外静脉丛起着腔静脉及奇静脉的伴行或辅助作用。硬膜外静脉丛的另一辅助功能是起吸收震荡的作用，在脊柱运动时，能帮助缓冲脊髓的震荡。

第六节　腰骶尾部神经

腰骶尾部神经有第十二胸神经、各腰神经的后支、在腰大肌内的腰丛及其分支、骶、尾神经，以及腰、盆部交感干等。

一、腰神经的后支

腰神经后支较细，于椎间孔处在脊神经节外侧从脊神经发出后向后行，经上关节突和横突根部上缘之间的骨纤维孔，至横突间韧带内侧缘分为后内、外侧支（图 1-54）。腰神经后支通过的骨纤维孔位于椎间孔的后外方，开口向后，与椎间孔的方向垂直。其内侧界为下位椎骨上关节突的外侧缘，上外侧界为横突间韧带的内侧缘，下界为下位椎骨横突的上缘。骨纤维孔的体表投影相当于同序数腰椎棘突外侧的下述上、下位点连线上。上位点在第一腰椎平面后正中线外侧 2.3cm，下位点在第五腰椎平面后正中线外侧 3.2cm。此 2 点连线同深层的多裂肌间隔一致，可据此作为手术进入腰部骨纤维孔的标志，第一至四腰部骨纤维约与同序数腰椎棘突平齐，第五腰部骨纤维孔则略低于 L_5 棘突平面。骨纤维孔断面横径小，纵径大，呈长圆形。有时为横行的纤维束分隔成 2～3 个小管，其内分别有神经和血管通行。

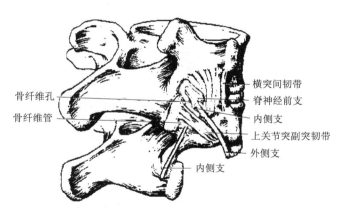

骨纤维孔　——　　　　　　　　　　　　　横突间韧带
　　　　　　　　　　　　　　　　　　　　脊神经前支
骨纤维管　——　　　　　　　　　　　　　内侧支
　　　　　　　　　　　　　　　　　　　　上关节突副突韧带
　　　　　　　　　　　　　　　　　　　　外侧支
　　　　　　　　　　内侧支

图 1-54　脊神经后支及其分支

（一）后外侧支

第 1～3 腰神经后外侧支较粗，出骨纤维孔后斜向下外侧方，在接近下位椎骨横突后面中份处进入竖脊肌，然后自不同部位穿出该肌。第四、五腰神经的后外侧支渐细，且较短，出骨纤维孔后斜向下外侧方，越下位椎骨横突后面的外侧份进入竖脊肌，终为数支。后外侧支在不同部位均有吻合，但以肌内吻合较多见。

如以正中平面为纵坐标，左、右 2 侧髂嵴最高点连线为横坐标，后外侧支由竖脊肌穿出的位置，则第十二胸神经的后外侧支，于 L_2～L_3 间平面穿出，在髂嵴最高点连线上方 1cm 左右，距中线 60～70mm。第一、二、三腰神经后外侧支在 L_3～L_4 椎平面穿出，在髂嵴最高点连线下 3～10mm，距中线 60～70mm。外侧支穿出后，通常贴竖脊肌表面下行一段距离，至下一个棘突平面再穿出腰背筋膜后层。

后外侧支的分支分布于椎间关节连线外侧方的结构，如腰背筋膜、竖脊肌、横突间韧带和髂腰韧带等。此外，第十二胸神经的后外侧支及第一至三（四）后外侧支，还分出皮支在竖脊肌内、外经过重新组合，于竖脊肌外侧缘邻近髂嵴处穿出腰背筋膜后层，组成臀上皮神经，越髂嵴抵达臀区皮肤，亦可到达股骨大转子平面。臀上皮神经以 3 支型最为多见，约占 56%，它们在不同平面贯穿包括腰背筋膜后层在内的不同结构浅出，进至臀区。一般说来，自高位到低位，穿出点由外侧向内侧依次排列，即高位穿出者在外侧，低位穿出者居内侧。竖脊肌外侧缘附于髂嵴处向内侧、外侧方各 20mm 的髂嵴上缘范围，是臀上皮神经越过髂嵴最集中处，93%的臀上皮神经经此处下行。臀上皮神经穿出深筋膜的部位，被筋膜固定，跨过髂嵴后，则行于浅筋膜中，愈向下，位置愈浅。当躯干做旋转运动时，皮肤和浅筋膜等浅层结构活动度大，深层结构活动度小。臀上皮神经的损伤可导致腰腿痛（图 1-55）。

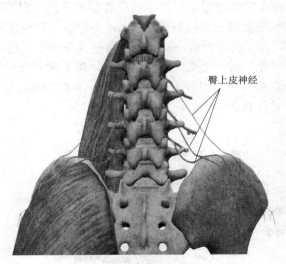

臀上皮神经

图 1-55　臀上皮神经

（二）后内侧支

腰神经后内侧支自后支分出后，行经横突间韧带内侧缘与下位椎骨上关节突根部外侧缘之间，绕上关节突的外侧缘走向后下内侧方，横过横突的后面，进入乳突与副突之间的骨纤维管。出管后，斜向下内侧方，至椎弓板后面，再向下越过 1～3 个椎骨，分布于椎间关节连线内侧方的结构（如棘间肌、多裂肌、椎间关节囊、黄韧带、棘上韧带、棘间韧带等）。第五腰神经后内侧支在骶翼的骨沟中分出，转向后内侧下方，经骨纤维管到达骶中嵴侧方，终止于多裂肌等。

腰神经后内侧支通过的骨纤维管长 5～6mm，内径为 2.1～3.9mm，距正中线 2mm 左右，位于腰椎乳突与副突之间的骨沟处，自外上斜向内下，由上、下、前、后 4 壁构成。上壁为乳突，下壁为副突，前壁为乳突副突间沟，后壁为上关节突副突韧带；管的前、上、下壁为骨质，后壁为韧带，有时后壁的韧带骨化，形成完全的骨管。骨纤维管的体表投影在同序数腰椎棘突下外方的上、下位 2 点连线上，其上位点在第一腰椎平面后正中线外侧约 2.1cm，下位点在第五腰椎平面后正中线旁开约 2.5cm。

如此骨纤维管的入口呈裂隙状，或上关节突副突韧带骨化，使骨纤维管变成一个完整的骨管，均易使腰神经后内侧支受挤压而引起腰腿痛。与腰神经后内侧支伴行的血管表面有来自腰交感干的纤维包绕，形成神经丛，也同样会受到挤压。

后内侧支在骨纤维管内呈扁圆形，直径为 0.8～1.3mm。神经及伴行血管周围充满疏松结缔组织。由于后内侧支在走行过程中紧邻椎间关节及横突间韧带，又须通过骨纤维管，故腰椎椎间的关节病变、韧带损伤或骨纤维孔内径的改变，均可能刺激、压迫该神经而引起后正中旁一侧疼痛和压痛，疼痛可放射至椎间关节多裂肌、棘间韧带、棘上韧带和黄韧带等部位。由于后内侧支前段恒定行于下位椎骨上关节突外侧，封闭及手术时，该处可为寻找后内侧支的理想部位。

可见，腰神经后支及其分支之间均有广泛吻合，组成腰后丛，1 个内侧支或外侧支常含有附近 2～3 个脊髓节的纤维成分。腰神经后支及其分出的内、外侧支在各自的行程中，都分别经过骨纤维孔、骨纤维管或穿胸腰筋膜裂隙。在正常情况下，这些孔、管或裂隙有保护通过其内的血管神经的作用，但由于孔道细小，周围结构弹性减弱，上腰部活动度大等，则易拉伤，或因骨质增生使孔道变窄，压迫通过的血管和神经，而导致腰腿痛。

在横突背面可以找到外侧支，在上关节突的外侧面或其内下方可找到内侧支，在椎间孔处可以找到后支

二、腰神经前支

腰神经的前支，由上而下逐渐变粗大。第一胸神经分支加入腰丛者占 50%。第一至四腰神经的前支，大部分组成腰丛。而第四腰神经的小部分与第五腰神经合成腰骶干，参与骶丛的组成。

各腰神经前支在组成腰丛以前，同腰交感干神经节之间连有灰交通支。灰交通支细长，伴腰动脉围绕椎体走行，被腰大肌所遮覆。灰交通支联系 2 种神经的形式不规则，1 个腰交感神经节可以有和 2 支腰神经前支相连的灰交通支，而 1 支腰神经前支也可以有灰交通支连于 2 个腰交感神经节；此外，也可常见于灰交通支连于腰交感干。除灰交通支外，第一、二或第三腰神经前支，都有连至腰交感链的白交通支。每一腰神经可拥有 1～5 支交通支，1 支腰神经可同数个腰交感神经节相连。

（一）腰丛

腰丛（图 1-56）由第一至三腰神经前支及第四腰神经前支的大部组成。第一腰神经可能接受第十二胸神经束的 1 束纤维。腰丛位于腰方肌的内侧缘，腰大肌后侧，腰椎横突前侧。

腰神经前支构成腰丛的方式在不同个体间有差别，一般情况下，第一腰神经前支在第十二胸神经发支加入后，分为上、下 2 支，上支较粗，又分成髂腹股沟神经和髂腹下神经；下支较细，同第二腰神经前支的 1 支合并形成生殖股神经。第二腰神经前支余部、第三腰神经前支全部和第四腰神经参与腰丛的构成，均分为腹侧支和背侧支。腹侧支联合成闭孔神经，有时，第三、四腰神经前支的腹侧支还另外形成一副闭孔神经。第二、三腰神经的背侧支各分一小部和一大部，两者的大部与第四腰神经的背侧支形成股神

经，小部则合并成股外侧皮神经。另外，腰丛还发出肌支。

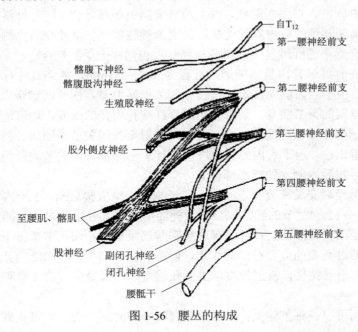

图 1-56　腰丛的构成

（图中标注）
自 T_{12}
第一腰神经前支
髂腹下神经
髂腹股沟神经
第二腰神经前支
生殖股神经
第三腰神经前支
股外侧皮神经
第四腰神经前支
至腰肌、髂肌
第五腰神经前支
股神经
副闭孔神经
闭孔神经
腰骶干

1. 髂腹股沟神经　髂腹股沟神经较细小，含有第一腰神经的纤维，常有第十二胸神经的纤维加入。髂腹股沟神经出现于腰大肌的外侧缘，与髂腹下神经共干，位于该神经的下侧。沿腰方肌前面，肾的后面，经髂嵴内唇后部的内侧，继沿髂肌前面前进，当其行近髂嵴前部时，则穿腹横肌；又于髂前上棘下侧稍前处，穿腹内斜肌，进入腹股沟管。沿精索的外下侧下降，穿出腹股沟管皮下环至浅筋膜，分布于大腿上部内侧的皮肤。并发支分布于阴茎根部及阴囊部的皮肤，称为阴囊前神经，在女性分布于阴唇的皮肤，称为阴唇前神经。髂腹股沟神经的分支有肌支和交通支。其中肌支分布于该神经所经过的腹壁肌。髂腹股沟神经经腹内斜肌与腹横肌之间时，常与髂腹下神经的前皮支有交通支。髂腹股沟神经可以与髂腹下神经共干，向前行至腹横肌与腹内斜肌之间，2条神经才开始分开。有时髂腹股沟神经缺如，则由髂腹下神经或生殖股神经代替。

2. 髂腹下神经　髂腹下神经起于第一腰神经，亦有第十二胸神经的纤维加入（图 1-57）。自腰大肌上部外侧缘突出，斜经肾下部的背侧，在腰方肌的腹侧，髂嵴上方，穿过腹横肌后部的腱膜；经腹横肌与腹内斜肌之间，发出分支。其分支有前皮支、外侧皮支及交通支。

（1）前皮支　即腹下支，经腹内斜肌与腹横肌之间，斜向前下方。在髂前上棘内侧约 2cm 处穿出腹内斜肌，在腹外斜肌腱膜的下侧向内下方行，在腹股沟管皮下环的上侧约 3cm 处穿出腹外斜肌腱膜，支配耻骨区的皮肤。此支经行于腹横肌与腹内斜肌之间时，发肌支至该两肌。

（2）外侧皮支　即髂支，在髂嵴前、中 1/3 交界处的上侧，于第十二胸神经外侧皮支的后侧，穿腹内斜肌及腹外斜肌，下降于浅筋膜层，分布于臀区后外侧皮肤。

（3）交通支　髂腹下神经常与肋下神经及髂腹股沟神经之间有交通支。

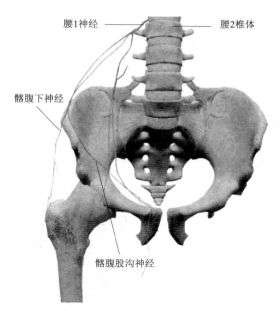

图 1-57　髂腹下神经

3. 生殖股神经　生殖股神经大部分来自第二腰神经（图 1-58），小部分纤维束来自第一腰神经。穿腰大肌，沿其前面下降。于髂总动脉外侧、输尿管后侧分为股支及生殖支 2 支，即腰腹股沟神经和精索外神经。

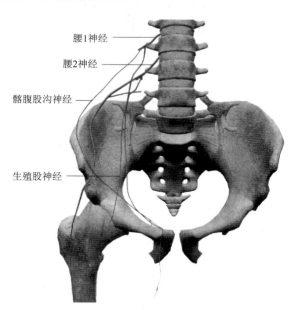

图 1-58　生殖股神经

（1）腰腹股沟神经　沿髂外动脉下降，经腹股沟韧带深侧，在股血管鞘内，沿股动脉外侧达股部；至腹股沟韧带稍下侧，穿股血管鞘前壁及阔筋膜，或自卵圆窝穿出，成为皮神经，分布于股三角部的皮肤。有时在腹股沟下方，发出分支与股外侧皮神经的前支和股神经的皮支交通。

（2）精索外神经　于髂外动脉的外侧下降，发出分支至腰大肌。精索外神经下降经腹股沟管腹环，绕腹壁下动脉外侧，入腹股沟管。男性者与精索伴行，支配提睾肌，并分支至阴囊的皮肤；女性者与子宫圆韧带伴行，并分支至大阴唇的皮肤。

4. 股外侧皮神经　股外侧皮神经来自第二、三腰神经前支的后股（图 1-59）。出现于腰大肌外侧缘，斜向外下方，经髂肌前面，在髂前上棘内侧的近旁，穿经腹股沟韧带深侧至股部；经缝匠肌的前面，或穿过该肌上部，分为前、后 2 支。先在阔筋膜的深面行走，继穿出阔筋膜，至浅筋膜内。

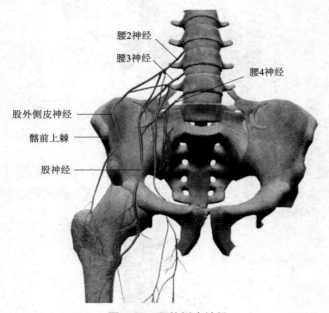

图 1-59　股外侧皮神经

（1）前支　在髂前上棘下侧约 10cm 处，穿出阔筋膜下降，常分为 2 支，分布于大腿前外侧，直达膝关节的皮肤。其终末支可与股神经的股前皮神经及隐神经的髌下支，形成髌神经丛。

（2）后支　在前支的稍上方，穿出阔筋膜，又发出分支，分布于大腿外侧部的皮肤。

5. 股神经　股神经为腰丛中最大的一支，由第二至四腰神经前支的后股组成。穿腰大肌，在该肌下部外侧缘穿出，在髂筋膜后面，沿髂肌前面下降，经腹股沟韧带深面的肌腔隙至股部，于股三角内，先分为前、后 2 股，再各分为肌支和皮支。其分支如下：

（1）在腹股沟韧带以上所发的肌支，至髂肌，并发细支至股动脉。

（2）股神经前股的终末支常为 2～3 支，有至耻骨肌、缝匠肌的肌支及股前皮神经，股前皮神经可分为股中间皮神经及股内侧皮神经 2 部分。

（3）股神经后股的终末支有 6 个分支，包括隐神经（即股神经中最长的皮神经），其他为支配股四头肌的肌支和膝关节肌支。

6. 闭孔神经　闭孔神经（图 1-60）起于第二至四腰神经前支的前股，来自第三腰神经的纤维最多、第二腰神经的纤维最少。闭孔神经行于腰大肌内侧缘，在髂总动脉后侧、骨盆入口的后部，穿盆筋膜入小骨盆，沿骨盆侧壁，在髂内动脉与输尿管外侧，贴闭孔内肌及其筋膜内侧，经腹膜下组织间，于闭孔血管上侧前进，至闭孔膜的下部，与闭孔血管共同穿闭膜管至股部。在闭膜管内，分为前、后 2 支。

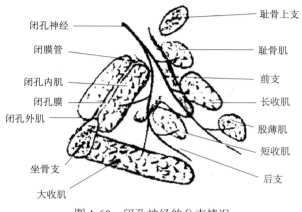

图 1-60　闭孔神经的分支情况

（1）前支　为浅支，于闭孔外肌的前侧下降，经行于短收肌及耻骨肌、长收肌之间。在长收肌下缘有分支与隐神经、股内侧皮神经的分支结合，于缝匠肌下侧加入缝匠肌下丛，其行径中发出关节支、肌支、皮支及至股动脉的分支。在近闭孔处发关节支至髋关节；可发出至股薄肌、长收肌及短收肌的肌支；皮支粗细不定，有时缺如，在股中部经股薄肌与长收肌之间穿至浅层，支配肌内侧下 2/3 的皮肤；至股动脉的分支分布于股动脉下部。

（2）后支　为深支，穿闭孔外肌的上部，于短收肌及大收肌之间下降，其分支有肌支和关节支。肌支至闭孔外肌、大收肌的斜纤维部及短收肌。至闭孔外肌的肌支，发自闭膜管内。至短收肌支，当其前支不发支支配时，则由后支发支支配，或前、后支均有分支至该肌。关节支常发一细长的膝关节支，穿大收肌的下部向后行，或穿大收肌被股深动脉交通支穿行的收肌腱裂孔向后，至腘窝。在腘动脉的深侧，并与之并行下降，穿腘窝底的腘斜韧带入膝关节，分布于膝关节囊、交叉韧带及附近结构。

（3）副闭孔神经　副闭孔神经为一小支，起于第三、四腰神经前支的前股，沿腰大肌内侧缘下降，跨过耻骨上支，在耻骨肌深侧分成 3 支。一支自耻骨肌的深面进入该肌；一支为关节支，入髋关节；另一支可与闭孔神经的前支连结。有时副闭孔神经为唯一支配耻骨肌的神经。

（4）肌支　至腰小肌的肌支起于第一腰神经。至髂肌的肌支，起于第二、三腰神经。至腰大肌的肌支，起于第二、三腰神经，有时亦起于第四腰神经。至腰方肌的肌支，起于第十二胸神经至第四腰神经。

（二）腰骶干

此干由第四腰神经前支的一小部和第五腰神经前支的全部合成（图 1-61）。位于腰大肌深侧，贴近骶翼；经髂总动脉及静脉后侧，至闭孔神经内侧；其与闭孔神经之间，隔以髂腰动脉。下行入骨盆，与第一、二骶神经连结，形成骶丛上干。

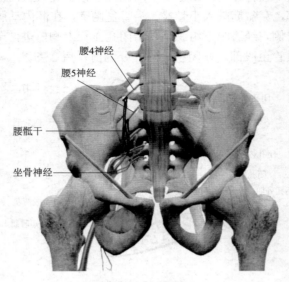

图 1-61　腰骶干

　　第四腰神经前支常称为分叉神经，此神经分叉成 2 部分，一部分加入腰丛，另一部分加入骶丛。有时这种结构可发生变异，第三腰神经前支就成为分叉的神经，即第三腰神经前支为参加腰丛的最下位神经，并分出部分纤维进入骶丛；或第三、四腰神经前支都分成 2 部分，分别参加腰丛或骶丛，这种结构的腰丛称为上移型，又称前置型；有时第五腰神经前支成为分叉的神经，部分纤维加入腰丛，另一部分纤维参加骶丛，这种结构的腰丛称为下移型，也称后置型。而这种变异必然引起骶丛结构相应的改变。

三、骶、尾神经前支

　　骶神经的各前支的大小不一，上部者大，愈往下愈小。上 4 对骶神经的前支，经骶前孔入骨盆，第五骶神经在骶骨与尾骨之间入骨盆。尾神经的前支最小，自第一尾骨残留横突的下侧，弓曲向前入盆腔。骶、尾神经的前支相互结合，形成骶丛和尾丛。

　　骶丛是由腰骶干、第一至三骶神经的前支及第四骶神经前支的一部分构成（图 1-62）。此丛位于盆腔后壁，梨状肌前面。骶丛略呈三角形，尖向坐骨大孔下部集合，向下移行于坐骨神经。在盆筋膜及髂内动脉多数分支的后侧，输尿管于骶丛前面经过，其间隔以髂内动脉和静脉的分支；右侧骶丛前面可与回肠下段接触，左侧骶丛前面有乙状结肠。臀上动脉及臀下动脉，穿过骶丛自盆腔至臀部。臀上动脉夹在腰骶干及第一骶神经之间，或第一、二骶神经之间。臀下动脉则夹在第一与第二骶神经之间，或第二、三骶神经之间。骶丛的分支由此丛的前股、后股或前、后股混合发出。骶丛分支有股后皮神经、臀内侧皮神经、梨状肌神经、臀上神经、臀下神经、股方肌神经、闭孔内肌神经、坐骨神经及阴部神经等。

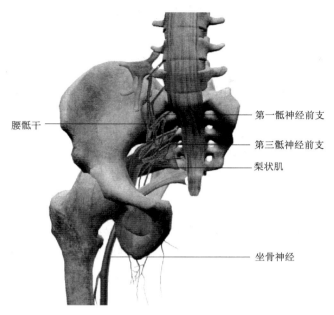

腰骶干　　　　第一骶神经前支

第三骶神经前支

梨状肌

坐骨神经

图 1-62　骶丛

　　尾丛主要由第五骶神经及尾神经的前支构成，第四骶神经前支以一小支加入其中。第五骶神经前支自骶管裂孔穿出后，在骶角的下侧绕骶骨外侧转向前，穿尾骨肌到达盆面，与第四骶神经前支的降支结合，形成小干，在尾骨肌的盆面下行。尾神经前支经骶管裂孔穿出后，绕尾骨的外侧缘，穿尾骨肌，在该肌盆面与上述第四、五骶神经的分支所合成的干相结合，形成尾丛。并自此丛分出肛尾神经，穿骶结节韧带，分布于尾骨附近的皮肤。

四、骶神经及尾神经后支

　　由上向下逐渐变细。上 4 对骶神经的后支，经骶后孔穿出；而第五骶神经后支，在骶尾后韧带之间经骶管裂孔穿出。上 3 对骶神经的后支，其穿出之处被多裂肌覆盖，分为内、外侧支。

（一）外侧支

　　上 3 对骶神经后支的外侧支相互之间，并与最末腰神经后支的外侧支之间，在骶骨背面结合成袢。自此袢发支至骶结节韧带后面，又形成第二对神经袢，再分出 2～3 支皮支，称为臀内侧皮神经，穿臀大肌及深筋膜，达浅筋膜内，分布于自髂后上棘至尾骨尖端的臀部内侧皮肤。其浅层的分支可与腰神经后支交通。

（二）内侧支

　　内侧支细小，终于多裂肌。

　　第四、五骶神经的后支则无分支。其与第三骶神经后支及尾神经相结合形成袢，并发出分支分布于尾骨部的皮肤。

尾神经的后支在骶管内与前支分开后，经骶管裂孔并穿过骶管下部的韧带外出。该神经的后支亦无分叉，与最末骶神经后支结合形成襻，并自襻发出分支分布于尾骨部的皮肤。

五、腰交感神经干

腰部交感神经干位于腹膜后的腹膜外组织内，在脊柱的前外侧，沿腰大肌的内侧缘下行，亦有交感干被此肌内侧缘覆盖（图1-63）。腰部交感干的位置接近正中线，其上端经膈的内侧腰肋弓，与胸交感干相连；下端经髂总血管后侧入盆腔，与交感干的盆部相连结。腰动脉及静脉一般在其后面。右侧腰交感干沿下腔静脉外侧下降或部分被此静脉覆盖，左侧则在腹主动脉外侧。两侧交感干均与上述血管旁的淋巴管及淋巴结相接触。

腰神经节较小，形态不规则，呈卵圆形或扁平状，一般为4个。左、右2侧神经节的大小、数目以及交通支的大小常不对称。节间支较粗，常为2～3支，左、右侧神经节之间还有横支相连结，此横支经过主动脉及下腔静脉的后侧。腰神经节分支有内脏支、血管支及灰交通支等。

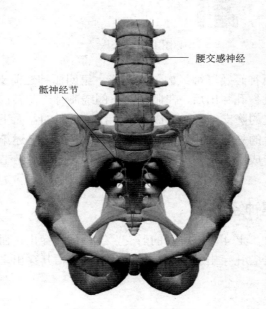

图 1-63　腰部交感神经

（一）内脏支

一般有4支，自腰神经节或节间支发出。第一腰内脏神经为起自第一腰神经节的细支，一部分连结于腹腔丛或肠系膜间丛（即腹主动脉丛）的上部，另一部分连结于肾丛；第二腰内脏神经起自第二腰神经节或第二、三腰神经节，神经干较粗。连结于肠系膜间丛的下部；第3腰内脏神经以2～3小根起自第二、三腰神经节或节间支，经髂总血管的前面，连结上腹下丛的上部；第四腰内脏神经起自第四腰神经节，为腰内脏神经中的最小支，经髂总血管之后侧，连结上腹下丛的下部或腹下神经。

（二）血管支

各腰神经节均发支至腹主动脉丛，自此向下连于髂总动脉丛。还有自第 3、4 腰内脏神经发细支至髂总动脉，并包围动脉形成丛，延续于髂内、外动脉丛。髂外动脉丛还接受生殖股神经来的小支。此外，许多节后纤维，自腰神经节经灰交通支至腰神经，穿经股神经，随股神经分支分布。股动脉除近侧接受髂外丛的小支外，该动脉其余部分及其分支，尚接受股神经肌支、皮支及隐神经来的缩血管纤维。穿经闭孔神经的节后纤维分布至闭孔动脉，动脉的近侧部，接受闭孔神经后支、闭孔神经膝盖节支及隐神经来的小支；腘动脉的其余部分，接受胫神经及其关节支来的小支。

（三）交通支

各腰神经均具有灰交通支，并且 1 支腰神经可具有 2 个灰交通支，或 1 支灰交通支分叉连结邻近的 2 支腰神经。有时可有 1 支腰神经接受多数灰交通支，最多者可达 5 条。节前纤维所形成的白交通支，只见于第一、二腰神经，有时第 3、4 腰神经也可存在。在腰部交通支内或在腰神经前根内常可见中间神经节。

此外，腰神经节还发出分支分布于椎骨及其韧带。

六、盆骶尾部交感神经干

在盆部，交感神经干是由骶部和尾部相合而成，此部的交感神经干位于骶骨前侧，骶前孔的内侧。上与腰部连结，下端在尾骨前侧，左、右交感干会合，终于单一的尾神经节，又称奇神经节。

在骶部，交感神经干一般有 4 个神经节，尾部体积较小，只有 1 个尾神经节。神经节之间以节间支串联成干。2 侧骶交感神经节之间也有横支相连。

骶部的交感神经节，称骶神经节，无白交通支，其节前纤维可经下 3 个胸神经和上 2 个腰神经的白交通支至交感干；在干内下行至骶神经节，交换神经元。各神经节均有灰交通支至骶、尾神经。

骶神经节有如下分支：

（一）内脏支

1. 自第一、二骶神经常发细支参加盆神经丛（即下腹下丛）或腹下神经。

2. 自连结 2 侧交感干的袢上发细支分布于尾骨球。

3. 少数有直接的小支，至骨盆入口处的输尿管及直肠的后面。

（二）血管支

1. 至骶中动脉，形成骶中动脉丛。

2. 第一、二骶神经节发出节后纤维，以小支间接地经下腹下丛及腹下神经的分支，或经骶丛的分支至髂内动脉。小部分是直接至髂内动脉。

3. 经臀上、下神经及阴部神经的交感纤维至其相伴行的动脉。

4. 经坐骨神经的交感纤维分布至腘动脉及其以下的下肢动脉。

支配下肢动脉的交感神经节前纤维，来自脊髓胸下部的 3 个节段及腰上部 2 或 3 个节段，经白交通支达胸下部及腰上部的交感干神经节换元；少数纤维沿交感干下行至骶部上 2 或 3 个神经节内换元。自胸下部及腰上部神经节换元的节后纤维，经股神经分布至股动脉及其分支。自骶上部 2~3 个神经节换元的节后纤维，大部分经灰交通支集中于第一骶神经，然后经坐骨神经及胫神经，分布于腘动脉及其以下的下肢动脉，胫后动脉近侧部，接受腘肌支分出的小支，而该动脉主要是接受胫神经及其股支来的小支。腓动脉接受胫神经及拇长屈肌支来的小支，胫前动脉近侧部，接受来自腘肌支或胫骨后肌支的小支；而该动脉的主要神经支配，是来自腓深神经或其至胫骨前肌支的小支。足底动脉接受胫神经的分支，而此动脉的远侧部，接受足底内侧及外侧神经的小支。足背动脉接受腓深神经的小支。

第二章
腰骶部生物力学

第一节　腰椎的生理和生物力学特点

一、椎间盘的生物力学

椎间盘的生物力学特性是同时介于硬组织与软组织之间，因此，它既具有硬组织的弹性特征，也具有软组织的黏滞性。综合这两种特征，椎间盘便具有了黏弹特性。而此特性在椎间盘受力后，会因为材料的特征而使受力的大小有所不同。在负载速度较低的情况下，可以将椎间盘的黏弹性降到最低的影响。

椎间盘的厚度约占整个脊柱高度的 20%～33%，主要由髓核、纤维环和软骨终板三部分构成。髓核是一种液态团块，含有 70%～90%的水分，主要由含有大量亲水性氨基葡萄糖聚糖的胶样凝胶组成，位于椎间盘的中央，但是在下腰椎则较偏向后方。随着人的逐渐衰老，椎间盘所含的水分逐渐降低。而当水分含量变化时，椎间盘的黏弹性就会改变。这些变化是椎间盘退变的基础。髓核凭借其内部的水分及电解质钠、钾离子浓度上的调整，使得其本身具有很好的抗压能力。在受到压缩载荷时，髓核可以均匀的传递压力至纤维环内层，再传至纤维环外层。纤维环由纤维软骨组成，纤维软骨内有多层相互交叉的胶原纤维束。纤维环纤维与椎间盘平面呈 30°角，相邻的两层纤维束的走向相互交叉，呈 120°夹角。纤维环承受张力，使得椎间盘可以承受压力。

纤维环纤维的独特排列方向使得椎间盘具有在一定程度上的抗扭转能力。纤维环的内层纤维附于软骨终板，而外层纤维则直接止于椎体的骨性部分，这些纤维叫做 Sharpey 纤维，在后部则与后纵韧带相编织。

在椎体与纤维环、髓核之间为软骨终板，由透明软骨构成。

椎间盘具有承受一定的负荷并对其所承受的负荷产生有效的缓冲作用，同时能制约过多的活动，这是其重要的生物力学功能。通常情况下，对于椎间盘的压力在起始受压时，会产生较大的变形，但随着载荷的逐渐增加，椎间盘本身的刚性便逐渐提升。在承受压缩载荷过程中，压缩载荷通过终板作用于椎间盘的髓核和纤维环，髓核内部产生的液压使纤维环有向外膨胀的趋势。外层纤维环承受了最大张应力，内层纤维环承受的张应力较外层小，但承受了一部分压应力。

在严重退变的椎间盘中，由于髓核含水量的减少，造成椎间盘黏滞性减少，而椎间盘的刚性增加。同时压缩载荷在椎间盘内的分布发生较大的变化，表现为终板中心的压力减小，周围的压力增高，相应纤维环外层的张应力减小，压应力增加，但纤维环承受了更大的应力。

椎间盘承受压缩载荷时，其所承受的最大载荷约为 14.7kN，压缩量约为原来厚度的 35%。其中纤维环承受的压力为外压力的 0.5 倍，髓核内的压力为外压力的 1.5 倍，而后部纤维环的张应力是外压力的 4～5 倍。胸椎纤维环内的张应力要比腰椎的小，原因是胸椎与腰椎的椎间盘直径与高度之比不同。

在压缩载荷作用下所得到的椎间盘的载荷-变形曲线呈"S"形，表明椎间盘在低载荷时主要提供脊柱的柔韧性，并随负荷的增加使其刚度增大；在高载荷时则提供脊柱的稳定性。研究表明，即使给予很高的压缩载荷也仅会造成椎间盘的永久变形，而不会造成纤维环的破裂和髓核突出，甚至在椎间盘后外侧作一纵行切口，也不会发生椎间盘的突出。在椎间盘承受载荷时，纤维环向前膨出最为明显，同等载荷条件下，退变的椎间盘纤维环膨出程度大于正常的椎间盘膨出程度。当加大压缩负荷直至超过限度，最先发生破坏的始终是椎体，而与椎间盘正常与否无关。这说明椎间盘突出，是由几种载荷类型综合作用的结果，而非单纯压缩载荷造成的。

腰椎的形变随载荷不同而有所变化，其屈伸运动范围从上至下是逐渐增加的，其中 L_5～S_1 节段屈伸运动最大。有学者研究发现，椎间盘在压力载荷下的形变大多发生于前方，而在前屈状态下，椎间盘内的髓核向后发生位移。除 L_5～S_1 节段的侧弯运动和轴向旋转运动较小以外，腰椎节段的侧弯运动和轴向旋转运动是相近的。L_4～L_5 和 L_5～S_1 节段承受的载荷最大，运动的幅度也最大，因此，临床上腰椎间盘突出大多发生在下段腰椎（L_4～L_5 和 L_5～S_1）的位置。这与其独特的生物力学机制密切相关。

屈曲或后伸活动时出现前后方向上的位移是构成腰椎运动的一个重要组成部分，常用于确定腰椎不稳。Pearcy 根据立体影像学的研究，认为腰椎正常的前向平移为 2mm。Posner 根据体外研究，建议把 2.8mm 作为正常前向平移的上限。在所有节段，后伸时平均后向平移为 1mm。Pearcy 观察到屈伸运动时耦合 2°的轴向旋转运动和 3°的侧弯运动，尤其是侧弯运动与屈伸运动的耦合更为显著。另外，侧弯运动伴有轴向旋转运动，且棘突移向同侧，这与颈椎、上位胸椎的棘突移向是相反的。

骨松质在被破坏前可压缩 9.5%，而骨皮质仅有 2%，这说明骨皮质在压缩负荷作用下更容易发生骨折。因此，在压缩载荷下，骨皮质首先骨折。如载荷继续增大，才出现骨松质破坏。

骨髓的存在有助于增加骨松质的抗压强度和吸收能量的能力，在较高的动力性载荷下，这种作用更有意义。骨松质能量吸收的机制是骨小梁间隙减小。因此，椎体内骨松质的功能不仅是与骨皮质外壳一起分担载荷，而且在高速加载时，是抵抗动力性载荷的主要因素。有研究表明，上腰椎的静、动态强度分别为 6.7kN 和 10.8kN，下腰椎的静、动态强度分别为 9.2kN 和 12.8kN，说明上、下腰椎椎体的强度有显著差异，椎体的动态强度高于静态强度。

在压缩载荷下，首先破坏的结构是终板。在静止状态下，在 40 岁以前，腰椎椎体可承受大约 800kg 的压缩应力，40～60 岁时降低至 55%，60 岁以后则进一步降低到 45%。当椎体因压缩而破坏时，终板总是首当其冲，其骨折形式可分为 3 种类型，依次为中央型骨折、边缘型骨折和全终板骨折。正常情况下椎间盘最易出现中心型骨折，压缩载荷使髓核产生液压力，该压力使纤维环的外层纤维拉伸并使终板中心承受压缩载荷，因应力与弯矩成正比，终板中心的弯矩最大，所以最可能首先骨折。载荷极高时导致整个终板骨折。终板及其附近骨松质的骨折可影响其本身的通透性，从而破坏椎间盘髓核的营养供给，即使骨折愈合后通透性亦仍然受到妨碍，从而导致椎间盘的退变。而这一薄弱区域也可能被髓核穿过向椎体内凸入，形成所谓 Schmorl 结节。当椎间盘退变时，髓核不能产生足够的液压，压缩载荷大部分传递到下一椎体的周围，以致终板四周骨折，而中心变形很小。

弯曲载荷对椎间盘有着明显的影响。腰椎的节段运动可以使椎间盘的部分承受拉伸载荷。例如当脊柱弯曲时，脊柱的一侧承受拉伸，另一侧承受压缩。因此，弯曲载荷在椎间盘产生拉伸和压缩应力，各作用于椎间盘的一半。Roaf（1960 年）观察到纤维环的膨出多半发生在脊柱弯曲的凸侧，前屈时向前膨出，后伸时向后膨出。研究表明椎间盘的拉伸刚度小于压缩刚度，椎间盘的损伤亦不是单纯压缩载荷可以造成的，而是由弯曲载荷、扭转载荷等多种载荷综合作用的结果。

1973 年，Farfan 等人提出扭转负荷是造成椎间盘损伤的主要原因之一。其研究发现，损害发生的扭转角在 14.5°～16°。扭转是引起椎间盘损伤诸负荷中的最主要类型，扭转载荷在椎间盘的水平面和竖直面上产生剪切应力，其应力大小与距旋转轴的距离成正比。

在椎骨–椎间盘–椎骨的轴向扭转试验中发现，通过对扭转载荷与扭转角度的记录，绘制出载荷–角度曲线，呈明显的"S"形，并可将曲线划分为 3 个节段：初始节段的扭角范围为 0°～3°，只需很小的扭矩即可产生，此时发生的损伤称为椎间盘的微损伤；在随后的 3°～12°扭角范围内，其扭矩与扭角存在着线性关系；扭转 20°左右时，扭矩达到最大，椎骨–椎间盘–椎骨试件破坏。一般而言，较大的椎间盘能够承受较大的扭矩，圆形的椎间盘要比椭圆形的承受强度要高。

椎间盘纤维环的组织解剖学特点决定了纤维环对抗扭转负荷的能力较弱，纤维环层间纤维相互交叉，其内外层纤维与椎间盘水平面约成 30°夹角。因此，当椎间盘承受扭转载荷时仅有其中一部分纤维；程度要比承受压缩载荷与拉伸载荷低得多。同样，外层纤维所受扭力要大于内层纤维，因而也就更容易发生断裂。有研究表明：当施加的扭矩增加到约 10～30N/m，相当于对压紧的关节突关节施加 250～500N 的力时，损伤就会发生。正常腰椎节段最大扭矩为 80.3N/m，而单纯腰椎间盘的最大扭矩为 45.1N/m，破坏形式为椎间盘破裂、椎体和关节突骨折。研究还发现正常椎间盘的破坏扭矩要比退变椎间盘的大 25%。

椎间盘在受到扭转负荷时，其外围部分产生相应的剪应力，并且剪应力的大小是从中央向外围逐渐增加的，所以，据此分析椎间盘的外围部分所产生的剪应力是最高的。当力沿水平方向作用于脊柱功能单位时，脊柱节段承受剪力，椎间盘内剪切应力也为水平方向。Warkolf（1976 年）对腰椎间盘的水平剪切刚度做了测定，测得其水平剪切刚度大约为 260N/mm²，这一数值表示在正常腰椎节段上产生不正常的水平移位需要很大的力，进一步证实临床上纤维环的破坏不是纯剪切力造成的，而可能是弯曲、扭转和拉伸复合作用的结果。另外有学者报道腹肌协同收缩，可以增加 70%的剪力。

椎间盘在承担载荷时还具有黏弹特性，主要表现为松弛和蠕变现象。所谓蠕变系指在一段时间内在负荷持续作用下所导致的持续变形，也就是变形程度因时间而变化。而应力松弛或负荷松弛则指材料承受负荷后变形达一定程度时应力或负荷随时间而减低。

椎间盘的黏弹特性可吸收载荷能量并使载荷均匀分布，使其自身能够有效地缓冲和传递载荷。载荷量越大，所产生的变形就越大，蠕变率也就越高。已有研究发现，腰椎的前屈范围在正常情况下傍晚要比早晨大 5°左右，而通过在新鲜的尸体腰椎活动节段上施加前屈蠕变载荷以模拟一天的活动时发现，椎间盘的前屈范围加大，表明其抵抗前屈的能力明显减弱。这提示前屈载荷对椎间盘所产生的应力在早晨比其他时间大得多，腰椎也因此更容易受到损伤。

椎间盘的退行性改变对其自身的黏弹性有着非常明显的影响。当椎间盘发生退变后，蠕变率与初始松弛率均增加，达到平衡所需时间也相应缩短，达到平衡时的负荷也将减低。这说明椎间盘发生退行性改变后吸收和缓冲载荷能量及传递载荷的功能都相应减弱。

另外，椎间盘的黏弹特性还表现为具有滞后特性。滞后系指黏弹性材料在加负与卸负过程中的能量丢失现象；卸负后负荷-变形曲线如低于加负时，则表示有滞后现象出现。通过滞后这一过程，椎间盘可有效地吸收能量，而且载荷越大，滞后作用也越大，从而具有防止损伤的功能。椎间盘的滞后程度还与年龄、负荷量及节段有关。椎间盘变性后，水分减少，以致弹性降低，逐步丧失储存能量和分布应力的能力，抗载能力也因此减弱。当椎间盘第二次承载时，其滞后作用减小，这可能是椎间盘抵抗重复载荷能力很低的原因之一。

二、椎弓根和关节突的生物力学

力学实验表明，椎弓的破坏多发生于椎弓根和椎弓峡部，采用三维有限元方法分析亦证实这两个部位均为应力集中区域。但椎弓根部的损伤临床上非常少见，多数椎弓峡部裂患者亦无明显外伤，故目前多数意见认为腰椎椎弓峡部裂实质上系由局部应力异常增高所导致的疲劳骨折。脊柱节段的活动类型取决于椎间小关节面的取向，而小关节面取向在整个脊柱上有一定的变化。下颈椎的小关节面与冠状面平行，与水平面呈 45°，允许颈椎发生前屈、后伸、侧弯和旋转运动。胸椎的小关节面与冠状面呈 20°，与水平面呈 60°，允许侧弯、旋转和一定程度的屈伸。腰椎小关节面与水平面垂直，与冠状面呈 45°，允许前屈、后伸和侧弯，但限制旋转运动。

关节突除引导节段运动外，还承受压缩、拉伸、剪切、扭转等不同类型的负荷，其承受负荷的多少因脊柱的不同运动而变化。后伸时关节突的负荷最大，占总负荷的 30%（另外 70%由椎间盘负荷）。前屈并旋转时关节突的负载也较大。以往腰椎关节突关节承受压缩负荷的作用常被忽视，但据椎间盘内压测定结果，关节突关节所承受的压缩负荷占腰椎总负荷的 18%。

关节突关节承受拉伸负荷主要发生在腰椎前屈时，当腰椎前屈至最大限度时所产生的拉伸负荷有 39%由关节突关节来承受。此时上、下关节突可相对滑动 5～7mm，关节囊所受拉力为 600N 左右，而正常青年人关节囊的极限拉伸负荷一般在 1000N 以上，大约相当于人体重量的 2 倍。

当腰椎承受剪切负荷时，关节突关节大约承受了总负荷的 1/3，其余 2/3 则由椎间盘承受。但由于椎间盘的黏弹性受负后发生蠕变和松弛，这样几乎所有的剪切负荷均由关节突关节承受，而附着于椎弓后方的肌肉收缩使上、下关节突相互靠拢，又在关节面上产生了较大的作用力。还有人认为关节突关节只承受向后的剪切力，而在承受向前的剪切负荷时不起主要作用。

腰椎关节突关节的轴向旋转范围很小，大约在 1° 左右。实验表明，当轴向旋转范围超过 1°～3° 时即可造成关节突关节的破坏。因此有人提出，限制腰椎的轴向旋转活动是腰椎关节突关节的主要功能。

三、韧带的生物力学

韧带的主要成分为胶原纤维和弹力纤维，胶原纤维使韧带具有一定的强度和刚度，弹力纤维则赋予韧带在负荷作用下延伸的能力。韧带大多数纤维排列几乎平行，故其功能多较为专一，往往只承受一个方向的负荷。脊柱韧带的功能主要是为相邻脊椎提供恰当的生理活动，同时也可产生所谓"预应力"以维持脊柱的稳定。脊柱离体标本在牵拉负荷作用下仍保持一定的椎间盘内压，这种预应力在相当程度上来源于韧带的张力，以黄韧带最为突出。所有韧带均具有抗牵张力的作用，但在压缩力作用下疲劳很快。韧带强度与韧带的截面积密切相关。实验研究发现，韧带的疲劳曲线呈典型的三相改变。在初始相，施加轴向载荷就很容易牵拉韧带，此相是韧带的中性区，阻力很小就可以出现形变；接着随着载荷增大，韧带出现变形的阻力也增大，此相为弹性区。最后，在第三相，随着载荷增大，韧带迅速出现变形，此相发生在临近破坏之前。在脊柱韧带中，腰椎韧带的破坏强度最高。另一点必须考虑韧带与骨的界面。界面部的破坏由这两种结构的相对强度决定。在严重骨质疏松患者，骨质破坏比韧带破坏更容易出现。

脊柱的韧带承担脊柱的大部分牵张载荷，它们的作用方式如橡胶筋，当载荷方向与纤维方向一致时，韧带承载能力最强。当脊柱运动节段承受不同的力和力矩时，相应的韧带被拉伸，并对运动节段起稳定作用。脊柱韧带有很多功能。首先，韧带的存在既允许两椎体间有充分的生理活动，又能保持一定姿势，并使维持姿势的能量消耗降至最低程度。其次，通过将脊柱运动限制在恰当的生理范围内以及吸收能量，对脊柱提供保护。第三，在高载荷、高速度加载伤力下，通过限制位移，吸收能量来保护脊髓免受损伤。

上述功能特别是能量吸收能力，随年龄的增长而减退。

一般认为，前纵韧带甚为坚强，与后纵韧带一起能够阻止脊柱过度后伸，但限制轴向旋转、侧屈的作用不明显。小关节囊韧带在抵抗扭转和侧屈时起作用。棘间韧带对控制节段运动的作用不明显，而棘上韧带具有制约屈曲活动的功能，研究发现棘上韧带具有很高的破坏强度，实际上结合它们与 IAR 的距离，此韧带在脊柱稳定性方面发挥重大的作用。横突间韧带在侧屈时承受最大应力，该韧带与侧屈活动的 IAR 相距较远，杠杆臂较长，故有良好的机械效益。在所有脊柱韧带中，黄韧带在静息时的张力最大，单纯切除黄韧带不会引起脊柱不稳定，但动态运动条件下尤其是屈曲和后伸时其确切的作用尚不清楚。有一点可以明确，脊柱不稳定会促进黄韧带的退变及骨化。

对脊柱的前纵韧带、后纵韧带、关节囊韧带、黄韧带和棘间韧带进行的破坏试验显示，前纵韧带和小关节囊最强，棘间韧带和后纵韧带最弱。破坏载荷的范围为 30～500N，腰段脊柱的韧带数值最大。刚度最大的结构是后纵韧带，棘上韧带有最大的破坏前变形量，而前纵韧带和后纵韧带的破坏变形量最小。

四、肌肉的生物力学

椎旁肌在维持脊柱直立姿势中起重要作用。在休息和活动时，没有完整的椎旁肌作用，脊柱动态的稳定性就无法保持。肌力为保持姿势的必需条件。神经和肌肉的协同作用产生脊柱的活动。主动肌引发和进行活动，而拮抗肌控制和调节活动。

与脊柱活动有关的肌肉可根据其所处位置分为前、后两组。位于腰椎后方的肌肉又可进一步分为深层、中间层和浅层3组。

（1）深层肌肉包括起止于相邻棘突的棘间肌、起止于相邻横突的横突间肌以及起止于横突和棘突的回旋肌等。

（2）中间层肌肉主要指起于横突、止于上一椎体棘突的多裂肌，也可将其划入深层肌肉。

（3）浅层肌肉即竖脊肌，自外向内又可分为髂肋肌、最长肌和棘肌3组。前方的肌肉包括腹外斜肌、腹内斜肌、腹横肌和腹直肌等。

放松站立时，椎体后部肌肉的活动性很小，特别是颈、腰段。这时腹肌有轻度的活动，但不与背肌活动同时进行，腰大肌也有某些活动。支持躯体重量的脊柱在中立位具有内在的不稳性，躯体重心在水平面的移动，要求对侧有一有效的肌肉活动以维持平衡。因此，躯体重心在前、后、侧方的移位分别需要有背肌、腹肌和腰大肌的活动来保持平衡。

前屈包括脊柱和骨盆两部分运动，开始60°运动由腰椎运动节段完成，此后25°屈曲由髋关节提供。躯干由屈曲位伸展时，其顺序与上述相反，先是骨盆后倾，然后伸直脊柱。

腹肌和腰肌可使脊柱的屈曲开始启动，然后躯干上部的重量使屈曲进一步增加，随着屈曲亦即力矩的增加，竖脊肌的活动逐渐增强，以控制这种屈曲活动，而髋部肌肉可有效地控制骨盆前倾。脊柱完全屈曲时，竖脊肌不再发挥作用，被伸长而绷紧的脊柱后部韧带使向前的弯曲获得被动性平衡。

在后伸的开始和结束时，背肌显示有较强活动，而在中间阶段，背肌的活动很弱，而腹肌的活动随着后伸运动逐渐增加，以控制和调节后伸动作。但做极度或强制性后伸动作时，需要伸肌的活动。

脊柱侧屈时竖脊肌及腹肌都产生动力，并由对侧肌肉加以调节。在腰椎完成轴向旋转活动时两侧的背肌和腹肌均产生活动，同侧和对侧肌肉产生协同作用。

第二节　腰骶部运动学

一、腰椎的运动学

腰骶部的生物力学主要涉及到腰椎和椎间盘，临床上发生最多的也就是这些部位的退行性病变。根据结构与功能相适应的原则，要求动作灵活，活动范围大的结构必须轻巧、灵便；而负重量大的结构必须稳定、牢固。而人体 $L_4 \sim L_5$ 约承担了全身体重的 80% 左右，对于直立行走的人类来说，腰椎除了稳定、牢固的同时，也必须能够灵活的适应人的各种活动。

人体脊柱的活动非常复杂，与颈椎、胸椎不同的是，腰椎需要承受很大的载荷，因此腰椎的稳定性就显得非常重要。除此之外，腰椎还具有屈伸、扭转侧弯等多方面的运动功能。在人体腰椎和骨盆的运动构成了躯干的活动。

脊柱的运动学特性主要取决于其关节表面的几何形状和关节间软组织的力学性能。脊柱的活动靠主动肌与拮抗肌的共同作用而产生，而单个活动节段的活动范围并不是很大，正是由于脊柱是由很多个活动节段组成，所以整体而言其活动幅度就加大了。

（一）脊柱活动的生理范围

脊柱的节段运动幅度称为脊柱运动范围。在脊柱生物力学中，将运动范围划分为两个区：中性区和弹性区。其中，中性区代表前屈和后伸，左侧弯和右侧弯；弹性区则表示从零载荷至最大载荷的脊柱运动范围。

根据 White 和 Panjabi（1978 年）的研究，脊柱的屈伸活动范围在上胸段为 4°，中胸段为 12°；而腰椎屈伸活动范围自上而下呈进行性增大，至腰骶段可达 20°。侧屈活动范围以下胸段最大，达 8°～9°，而腰骶段仅有 3°，上胸段和其他腰段则均为 6°。轴向旋转范围以上胸段最大，达 9°，向下逐渐减小，至下腰段由于脊柱活动的复杂性，临床上难以测定单个活动节段的活动范围，数值很小仅为 2°，但在腰骶段又增至 5°。

腰椎活动节段的屈伸活动范围从上至下逐渐增大，而侧弯范围除腰骶关节大致相等外，轴向旋转范围又以腰骶关节为最大，但总的来看明显小于屈伸和侧弯，这主要是由关节突的关节面方向所决定的。腰椎关节突关节的关节面与横截面几乎成 90° 角，与冠状面成 45° 角（图 2-1）。此种排列方式使腰椎几乎不能轴向旋转，而只能作屈伸和侧弯活动。

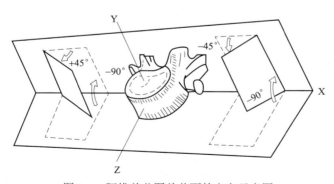

图 2-1　腰椎关节图关节面的方向示意图

在脊柱的运动分析中，一般将椎骨视为不变形体，亦称刚体，将椎间盘、韧带看成是可以伸缩的可变形体。脊柱节段运动就是相邻上下两椎骨间的相对运动，属于三维运动，一共有 6 个自由运动度，需要用 6 个独立变量来描述，其中 X 轴为冠状轴，沿此轴出现前屈后伸和左右侧向平移；Y 轴为纵轴，沿此轴出现纵向压缩、轴向牵张和顺、逆时针旋转；Z 轴为矢状轴，沿此轴出现左右侧屈及前后平移，此 3 轴相互垂直。

（二）脊柱的共轭现象

脊柱活动的另一特点是具有共轭现象，或者称为耦合现象。所谓共轭现象是指同时发生在同一轴向上的平移和旋转活动，或指沿一个方向完成旋转或平移活动的同时伴有沿此轴向的旋转或平移运动的现象。如脊柱发生侧屈的同时必然伴有脊柱的旋转。在脊柱生物力学中，通常将与外载荷方向相同的脊柱运动称为主运动，把其他方向的运动称为耦合运动。如当脊柱承受轴向旋转力耦时，脊柱的轴向旋转运动称为主运动，而伴随的前屈或后伸及侧弯运动称为耦合运动。耦合作用意义相当重要，意味着一个脊柱运动单位出现异常运动，可能其他邻近的运动单位也会出现异常运动。

脊柱的活动不仅仅是单方向的，而是多方向活动的耦合，不同方向移位运动之间，不同方向角度运动以及移位运动与角度运动之间均可出现耦合。

正常情况下，脊柱在各方向上的运动均有其固定的共轭运动。腰椎存在着多种共轭运动形式，其中最明显的一种是侧屈活动（Z 轴旋转）和屈伸活动（X 轴旋转）之间的共轭。另外还有侧屈活动与轴向旋转活动（Y 轴旋转）之间的共轭、平移运动与轴向旋转之间的共轭两种形式，其中前者的共轭关系与颈椎和上胸椎相反，棘突转向凹侧。

病理情况下，共轭运动的方式和运动量均可能发生改变。如脊柱侧凸的患者不仅表现为明显的脊柱侧凸畸形（X 轴旋转），同时大多数还伴有轴向旋转畸形（Y 轴旋转）。

（三）脊柱的瞬时旋转轴

脊柱相邻两椎体在平面运动的每一瞬间均有一旋转中心即瞬时旋转中心。数个连续的瞬时旋转中心构成瞬心轨迹。通常采用瞬时旋转轴（IAR）来表示瞬时旋转中心。我们可以用瞬时旋转轴的位置和旋转量来完整描述平面运动。当脊柱发生前屈时，其 IAR 位于椎体终板的中部，而每一种脊柱运动都有不同的 IAR，每一种运动又是由平移和旋转组成，这些运动产生不同的 IAR，且互相关联。

早在 1930 年，Calve 和 Galland 曾提出腰椎屈伸运动时，其 IAR 位于椎间盘的中心；也有人认为做前屈活动时，IAR 位于椎间盘的前部区域。还有一些研究者认为，腰椎作屈伸活动时，其 IAR 虽然有时位于椎间盘内，但大多数情况下位于椎间盘之外。是目前多数学者认同的 IAR 位置（图 2-2）。当腰椎左侧屈时，IAR 位于椎间盘右侧；而右侧屈时，IAR 位于椎间盘左侧；轴向旋转的 IAR 位于后部髓核和纤维环区域。IAR 的位移形式与椎间盘退变之间无明显关系。

目前对于腰椎 IAR 位置的研究已经日益引起了国内外学者的重视，是因为如果能找到腰椎正常与异常 IAR 的不同，那么就能研究解释腰椎疼痛和形态学变化的起因，并使 IAR 定位成为一种疾病诊断和临床研究的有效方法。例如正常椎间盘在矢状面和冠状面上的 IAR 都分布在一个相对集中的区域内。然而，当椎间盘发生退变时，IAR 的分布呈明显的离散趋势，这样就可能通过 IAR 的异常轨迹来对椎间盘退变和其他疾病作出诊断。但只有在活体测量技术达到一定精确度和具有可重复性之后，才能使其成为一种可用于临床的诊断技术。Seligman

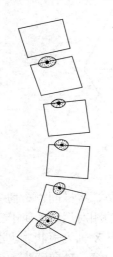

图 2-2　正常腰椎 IAR 位置示意图

（1984 年）在实验中采用电子计算机计数技术来测定 IAR，使准确度大大提高，并指出 IAR 轨迹的改变是退变性腰椎间盘病变的早期特征之一，同时还发现腰椎后部结构被破坏后 IAR 向前方移动。

二、腰椎的运动力学

腰椎的运动力学包括静力学和动力学两方面的内容。腰椎的静力学主要是对平衡状态下的腰椎载荷和不同体位时腰椎载荷的静力学分析；而动力学则主要分析运动过程中作用于腰椎的载荷。

由肌肉的活动、韧带、及自身的体重所提供的内在张力以及外部载荷产生了整个脊柱的载荷，一方面，韧带、椎间盘及椎骨将所承受的载荷传向临近部位，并通过变形将能量储存；另一方面，在保持身体的平衡的同时，通过肌肉的收缩也给脊柱施加了一定量的载荷。腰椎是脊柱的主要承载部位，并且是疼痛的好发区。

（一）腰椎的静力学

腰椎的静力学主要涉及平衡状态下的载荷以及不同体位时受到的影响。

1. 腰椎的生理曲度　脊柱处于静力状态时呈现出生理弯曲，表现在：胚胎和婴幼儿脊柱的生理曲度表现为后凸；直至出生后 13 个月，腰椎后凸消失；到 3 岁以后腰椎又形成继发前凸；8 岁时腰椎前凸已比较明显，10 岁时则与成人的曲度基本相同，此时原脊椎的原发后凸仅在胸椎和骶尾椎保存，以平衡脊柱的生理前凸。自此人体的生理曲度由侧面观表现为四个曲度，即颈椎前凸、腰椎前凸和胸椎、骶尾椎后凸。根据尸体标本的测量结果，腰椎生理前凸在未受到承载时平均曲度为 40° 左右。活体测量时还发现充分前屈可使曲度降为 0°，而充分后伸腰椎可使曲度达到 80°。

脊柱曲度的生物力学意义在于增加脊柱抵抗纵向压缩载荷的能力，这一抵抗能力于脊柱曲度值的平方成正相关，可表示为 $R=N^2+1$。其中 R 为有曲度脊柱的抵抗能力，N 为脊柱的曲度。当脊柱曲度 N=0 时，R=1；N=1 时，R=2；N=2 时，R=5；N=3 时，R=10。

人体的腰椎曲度为第 3 个曲度，即 N=3，据此计算可推算出腰椎所能承受的压缩载荷为腰椎平面以上体重的 10 倍。

脊柱的曲度还可用 Delmas 指数表示，Delmas 指数=脊柱高度/脊柱长度×100。正常 Delmas 指数为 94，称动力型脊柱；当脊柱曲度小时，Delmas 指数大于 96，称静力型脊柱。

2. 站立的不同姿势及维持因素　据研究，去肌肉的尸体脊柱在所承受的轴向压缩载荷超过 20N 时就会发生弯曲。位于腰椎后方的肌肉有竖脊肌、棘间肌、横突间肌等，前方主要有腹外斜肌、腹内斜肌、腹横肌和腹直肌等。这些肌肉为人体的站立提供了外源性支持。

人体直立时腰部的肌肉活动较弱，仅腹部肌肉有轻微活动，躯干的重力线通常在第四腰椎的腹侧通过，这说明重力线通常位于脊柱所有活动节段 X 轴的腹侧，从而使活动节段获得向前的弯矩。然而站立并不意味着绝对静止，重力线的任何移位都将产生弯矩，因而需要肌肉的间歇活动来维持。

骨盆的倾斜度改变也影响腰椎前凸的程度，从而影响肌肉的活动。当骨盆前倾增大时腰椎前凸加大；反之，骨盆后倾时腰椎前凸减小。随着骨盆的倾斜度的增大可使背肌活动增加，而骨盆倾斜度的减小可使背肌活动减弱。

3. 不同姿势时腰椎载荷具有十分明显的影响　当放松直立时，L_3 平面承载约为该平面以上体重的 1.7 倍；有人测得 $L_3 \sim L_4$ 椎间盘内压高达总体重的 60%，而当身体前屈时由于向前弯矩的增加使腰椎承载也随之增大。当人保持端坐姿势而无靠背时，腰椎承载将超过放松直立时；有靠背坐时，腰椎承载则比无靠背时减低，这主要是由于靠背承受了一部分身体上部的重量。当人体仰卧时腰椎承载最小，这时体重所产生的载荷几乎消失，但肌肉仍能产生一些载荷；如行重力牵引又可进一步减轻载荷。当伸膝仰卧位，腰肌的紧张牵拉可对腰椎施加一定的压缩载荷；当垫高下肢以维持膝髋关节屈曲位时，腰肌松弛，载荷减轻。施加牵引可进一步减轻载荷，与下肢伸直腰肌紧张的情况下进行牵引相比，屈髋、屈膝位牵引力更能均匀有效地分布于整个腰椎。

在习惯于蹲坐的人群中腰椎间盘的退变非常少见。关节突关节在直立时承受了大部分剪切载荷，当椎间盘发生退变后关节突关节的承载作用就更加明显。腰椎前屈可使关节突关节承受压缩载荷减小甚至不承受压缩载荷而只承受剪切载荷，使其退变过程得以延缓。纤维环后部最容易发生退变和损伤，腰椎前屈可使纤维环后部的应力减小，纤维环前部虽然在腰椎前屈时应力达到最大，但由于这一部分较厚且刚度较大，发生椎间盘内压也随腰椎前屈而增加了 0.5 倍，但是尚不至于造成损伤。

腰椎间盘是人体中最大的无血管结构，其营养供给来自椎体的血管通过软骨终板的渗透和纤维环周围的血管。随脊柱受载增加，髓核内的液体通过软骨终板被排出，而受载减小时液体被吸入髓核。

腰椎前屈时可将髓核内更多的水分排出，从而加强液体的变换，同时液体更容易向纤维环的后部弥散，因而有利于营养的供给。

（二）腰椎的动力学

腰椎的动力学主要涉及到运动过程中作用于腰椎的载荷。无论是慢步还是较大强度的体力劳动，几乎所有的身体活动都会增加腰椎的载荷。在慢步行走或随意转体时可中度增加载荷。而在作一些训练活动时则可较明显地增加载荷。Cappozzo（1984 年）发现，以不同速度行走时，$L_3 \sim L_4$ 活动节段所承受的压缩载荷可达到体重的 $0.2 \sim 2.5$ 倍。当脚离地的一刹那，载荷可达到最大，并与行走速度呈正相关。

（1）提物和携物是外界对脊柱施加载荷的最常见方式　完成这些动作时影响腰椎载荷大小的因素主要有：①物体至腰椎运动中心的距离，即重物力臂的长度；②身体上部重量的力臂长度；③物体的重量。减小腰椎载荷的最有效方法就是将所要提起的物体尽量靠近身体，这样可使物体与体重的力臂尽量缩短。

当身体前屈提物时，不仅物体重量所产生的力而且身体上部所产生的力均会在椎间盘上形成弯矩，进而导致腰椎载荷增大，这一向前的弯矩比直立时的弯矩要大。但有人认为腰椎的曲度的改变主要影响载荷的分布，而对载荷的大小并无明显影响。如果提物时载荷较大，由于纤维环前部的非线性特点其刚度将明显提高，从而防止了因椎间盘内压过高所致较薄弱的软骨终板发生骨折，所以腰椎前屈反而使提物尤其是反复提物活动的安全范围增大。

如前所述，采用作图法可以计算出提物时作用于腰椎某一点的载荷，但计算出的数值往往不够准确。按照计算结果，运动员举重时腰椎的载荷显然已超出椎体的骨折临界范围，因此人体中必定存在某些能够使腰椎载荷减轻的因素。一些作者根据腹内压的测量提出腹内支持作用可减轻腰椎载荷特别是因竖脊肌收缩而产生的载荷。

（2）腰背肌及腹肌锻炼对腰椎载荷的影响　脊柱的运动是由多个肌群协同控制的。腰背肌、腹肌乃至下肢肌等都可影响腰椎的负荷与运动。因此，锻炼对腰椎载荷的影响是引人注目的动力学课题。此时腰椎载荷可达到很高，这样如何能使训练有效，同时又避免因腰椎载荷过大而遭致损伤就显得非常重要。

在俯卧位时背部弯成弓形的大小增强竖脊肌的活动，但当脊柱处于各种极端位置时其载荷对于脊柱结构所产生的应力要大于在中央处加载时。因此，应当避免这种过伸位。在作加强竖脊肌的训练时，最好是使椎体在最初就得保持较为平衡的位置。

双侧直腿抬高通常用于腹肌的训练，但这种方法常常使腰肌的椎体部分活动加强而将腰椎拉向前凸，腹肌则较少得到活动。作仰卧起坐训练时，将髋、膝屈曲以限制腰肌活动虽能有效地活动腹肌，但也大大增加了对腰椎间盘的压力。正确的方法应是：作卷体动作时仅头与肩抬起而腰部不活动，此时腰椎的载荷要低于完全坐起时。如将两臂上举过头或两手抱于颈后则产生的力矩较大，这是因为身体上部的重心离开活动中心更远的缘故。

第三章

骨与软组织的力学系统
——人体弓弦力学系统

第一节　人体与力学的关系

一、人类的基本属性与力的关系

1. 人类有两大属性　第一是人的自然属性，第二是人的社会属性。人的自然属性告诉我们，人为了生存，必须进行物质索取（比如衣食住行），人类为了延续必须自我再生产（性欲）；人的社会属性告诉我们，人的一切行为不可避免地要与周围所有的人发生各种各样的关系，比如生产关系、亲属关系、同事关系等等。现实社会中的人，必然是一个生活在一定社会关系中的人。这种复杂的社会关系就决定了人的本质，形成了人的社会属性。人类的这两大基本属性中离不开一个共同点，就是人的运动性。运动是物质的固有性质和存在方式，是物质的根本属性，世界上没有不运动的物质，也没有离开物质的运动。同时运动具有守恒性，即运动既不能被创造又不能被消灭，人类的一切行为都离不开运动。

2. 力是运动中不可缺少的最重要的元素　力是一个物体对另一个物体的作用，物体间力的作用是相互的，力可以改变物体的运动状态，也可以改变物体的物理状态。人生活在地球上，首先会受到地心引力的影响，要维持人体的正常姿势，包括卧姿、坐姿、站姿，就必须形成与重力相适应的解剖结构。其次，人体为了生存要劳动、运动，会受到各种力的影响。

3. 人体内部的解剖结构分为两大类即固体物质和流体物质　固体物质包括各种软组织（如肌肉、韧带、血管、淋巴管、神经、腱鞘、滑囊、关节囊、筋膜、大脑、脊髓和各种内脏器官）和骨骼；流体物质包括血液和各种组织液。因此，人体内的力学系统就包括固体力学系统和流体力学系统。这两大系统所表现的力学形式是多种多样的，但是概括起来说，只有 3 种基本的力学形式，即拉力、压力、张力。

二、人体内的 3 种基本力学形式

力的反作用力，又称为应力。各种力作用于人体时，都有一个反作用力，所以在研究力对人体的影响时，都采用应力这个概念，这样人体内的 3 种基本的力学形式称为拉

应力、压应力、张应力。

1. 拉应力 拉应力是方向沿一条线向两端方向相反的离心作用力（图3-1）。

2. 压应力 压应力是方向沿一条线方向相对的向心作用力（图3-2）。

3. 张应力 张应力是方向从一个圆的中心或一个球的中心向周围扩散的作用力（图3-3）。

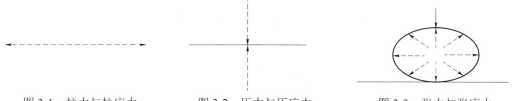

图 3-1 拉力与拉应力　　　　图 3-2 压力与压应力　　　　图 3-3 张力与张应力

组成人体的各种物质从外部物理性质来分类，可分为刚体、柔体和流体。骨组织属于刚体，各种软组织，包括大脑、脊髓、各内脏器官、肌肉、韧带、筋膜、腱鞘、神经、滑囊、关节囊等都属于柔体，各种体液（包括血液）都属于流体。压应力主要作用于刚体。它是沿一条线方向的相对向心作用力，不管是刚体、柔体，还是流体都可能受到压力的影响，但主要是刚体；拉应力主要作用于柔体，它是沿一条线方向的离心作用力；张应力主要作用于流体，它是当流体在流动时，管腔容量小而流体的流量大而产生的张力或流体被堵塞、滞留而产生的作用力。人体的所有关节都是由骨性组织（刚体）构成它的主要部分，故关节大多受到压应力的影响；大脑、脊髓和内脏器官（柔体）在人体内都呈现悬挂式的，因受到地球引力的作用，它自身的重量就形成了对抗性的拉力，所以都受到拉应力的影响，其他的软组织（柔体）的两端或周边都附着在其他的组织结构上，因此也都受到拉应力的影响；而体液（包括血液）容易产生张力，在组织器官内都易受到张应力的影响。

三、人体对异常应力的3种自我调节方式

1. 当异常力学状态影响和破坏组织结构和生理功能时，人体通过自我调节进行纠正，恢复正常，这是最佳的结果。

2. 当异常力学状态影响和破坏骨关节时，人体通过对抗性的调节进行自我修复，即通过软组织的增生、硬化、钙化、骨化来对抗这种异常力学状态，阻止力的继续影响和破坏作用，但这种调节造成新的病理因素，形成新的疾病。如肌肉增生和各种软组织硬化、钙化、骨化最终形成骨质增生，引发临床表现。

3. 当异常的力学状态对人体的组织结构和生理功能产生较大强度的破坏时，以上两种调节方法已经无效，人体则被迫采取第3种调节方法，即适应性调节方法。这种调节只能保持一部分组织结构和生理功能不被破坏，而另一部分被破坏。比如，小儿髋关节半脱位长期得不到正确治疗和纠正，直至长大成人，人体就通过适应性的调节功能使髋臼变形，股骨头变形，股骨头外侧肌肉硬化和钙化，来保持髋关节的部分伸屈功能。

四、人体是一个复杂的力学结构生命体

根据人类的自然属性、社会属性及运动属性得知，人体是一个复杂的力学结构生命体，比如，人体为了生存和自我保护，人体的形体结构形成了类似于圆形外形，这种近

似圆形的形体结构最大限度地保护了人体免受外界的损伤。同时，人体将重要的结构均置于身体的内部或者内侧，比如，人体将神经系统置于颅腔和椎管内，将心血管系统置于胸腔内，将四肢的重要神经血管置于肢体的内侧深层，以保证人体重要器官组织不受外界干扰和损伤。

第二节　骨杠杆力学系统

从物理学的知识得知，一个直的或者曲的刚体，在力的作用下，能围绕一固定点或者固定轴（支点）作转动，并克服阻力而做功。这个刚体在力学上称为杠杆。

人体的骨骼是支架，连接骨骼的软组织是维持这个支架保持正常位置和完成运动功能的纽带。骨骼本身不能产生运动功能，只有在软组织的牵拉作用下，才会完成运动功能。为了完成运动功能，人体根据其自身的特点形成了骨杠杆力学系统。所谓骨杠杆力学系统，是指骨相当于一硬棒（刚体），它在肌肉拉力（动力）作用下，围绕关节轴（支点）作用，并克服阻力而做功。为了完成不同的生理功能，人体形成了不同类型的关节连结，如单轴关节、双轴关节和多轴关节（图3-4），以保证关节能够沿冠状轴面进行屈伸运动，沿矢状轴面进行内收外展运动、沿垂直轴面进行内旋外旋以及环转运动。

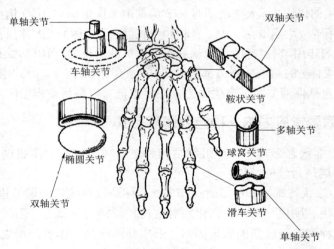

图 3-4　骨杠杆系统示意图

综上所述，运动是人体的根本属性之一，力是人体运动的基本元素。所以，人体的力学结构就成为我们研究人体的生理病理时一个重要部分。那么，人体运动系统的力学结构是什么？这些力学结构的组成成分有哪些？它们之间的关系如何？力学结构如何影响疾病的发生、发展和转归？针刀治疗的原理是什么？不搞清楚这些问题，就不可能从学术的高度来认识针刀神奇的疗效，不可能解释针刀治疗众多临床疑难杂症的机理，不可能将针刀医学作为一门新兴的医学学科进行推广应用。经过上万例的针刀临床实践，作者发现了人类运动的力学解剖结构是人体弓弦力学系统，并根据弓弦力学系统提出了慢性软组织损伤的病理构架理论——网眼理论，现分述如下。

第三节　人体弓弦力学系统

　　一副完整的弓箭由弓、弦和箭 3 部分组成，弓与弦的连结处称之为弓弦结合部，一副完整弓弦的力学构架是在弦的牵拉条件下，使弓按照弦的拉力形成一个闭合的静态力学系统。弦相当于物理学的柔体物质，主要承受拉力的影响；弓相当于物理学的刚体物质，主要承受压力的影响。射箭时的力学构架是在弦的拉力作用下，使弓随弦的拉力方向产生形变，最后将箭射出（图 3-5）。

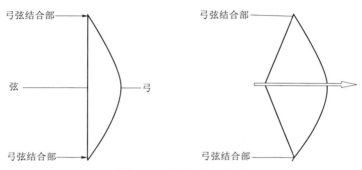

图 3-5　弓弦组成示意图

　　人类在逐渐进化过程中，各骨骼与软组织的连结方式类似弓箭形状的力学系统，作者将其命名为人体弓弦力学系统。通过这个系统，人体能够保持正常的姿势，完成各种运动生理功能。人体弓弦力学系统是以骨为弓，关节囊、韧带、肌肉、筋膜为弦，完成人体特定运动功能的力学系统。它由动态弓弦力学单元和静态弓弦力学单元和辅助装置 3 个部分组成。静态弓弦力学单元是维持人体正常姿势的固定装置；动态弓弦力学单元是以肌肉为动力，是人体骨关节产生主动运动的基础；辅助装置是维持人体弓弦力学系统发挥正常功能的辅助结构，包括籽骨、副骨、滑液囊等，籽骨、副骨的作用是在人体运动应力最集中部位，将一个弓弦力学单元分为两个，从而最大限度地保持该部位的运动功能。比如，髌骨是人体最大的籽骨，它将膝关节前面的弓弦力学系统一分为二，减少了股四头肌的拉应力，避免了股四头肌腱与股骨和胫骨的直接摩擦，尤其是膝关节屈曲超过 90°以后的肌肉与骨的摩擦。滑液囊的作用是在弓弦结合部周围分泌润滑液，减少软组织起止点与骨骼的摩擦。

　　人体弓弦力学系统分为 3 类，即四肢弓弦力学系统、脊柱弓弦力学系统和脊-肢弓弦力学系统。这 3 个弓弦力学系统相互联系，相互补充，形成了人体完整的力学构架。每个系统由多个单关节弓弦力学系统组成。由此可见，要理解人体弓弦力学系统，首先要掌握单关节弓弦力学系统（图 3-6），因为它是人体弓弦力学系统的基础。

一、单关节弓弦力学系统

　　1. 静态弓弦力学单元　骨与骨之间以致密结缔组织形成的关节囊及韧带连接方式称为关节连接。关节连接是人体保持姿势及运动功能的基本单位，是一个典型的静态弓弦力学系统。一个静态弓弦力学单元由弓和弦两部分组成，弓为连续关节两端的骨骼；

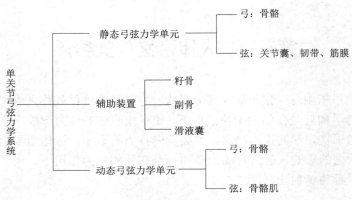

图 3-6 弦力学系统的组成构架示意图

弦为附着在关节周围的关节囊、韧带或/和筋膜，关节囊、韧带或/和筋膜在骨骼的附着处称为弓弦结合部（图 3-7）。

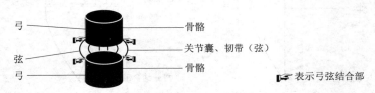

图 3-7 静态弓弦力学单元示意图

由于关节囊、韧带及筋膜本身没有主动收缩功能，它们的作用是保持关节正常的对合面，同时又维持关节稳定性，所以，静态弓弦力学单元的作用是维持人体正常姿势的固定装置。

2. 动态弓弦力学单元 人体进化为直立行走，其关节连接的形状和关节受力方式也发生了变化。骨骼本身不能产生运动，关节是将骨骼连接起来的一种高度进化模式，只有骨骼肌收缩，才能带动关节的运动，从而完成关节运动，也就是说，正常的关节是运动的基础，肌肉收缩是运动的动力。我们的骨骼肌都是跨关节附着，即肌肉的两个附着点之间至少有一个以上的关节，肌肉收缩会使这些关节产生位移，完成特定的运动功能。一个动态弓弦力学单元包括一个以上的关节（静态弓弦力学系统）和跨关节附着的骨骼肌，骨骼肌在骨面的附着处称为弓弦结合部（图 3-8）。

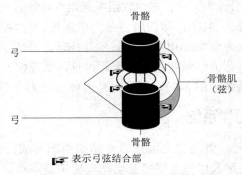

图 3-8 动态弓弦力学单元示意图

由于动态弓弦力学单元以肌肉为动力，以骨骼为杠杆，是骨杠杆系统的力学解剖结构。骨骼肌有主动收缩功能，所以，动态弓弦力学单元是骨关节产生主动运动的力学解剖学基础。

二、腰部弓弦力学系统

人体的腰部以单关节弓弦力学系统为基础，构成了众多腰椎关节的正常位置。

1. 腰部静态弓弦力学单元　腰部静态弓弦力学单元以腰椎关节连结的骨为弓，以关节囊、韧带、筋膜为弦，维持腰椎关节的正常位置及静态力学平衡。腰椎关节如关节突关节、椎间盘等连结以及由韧带或者筋膜连结起来的棘突连结都属于腰部单关节静态弓弦力学单元。

图 3-9 显示一个 $L_4 \sim L_5$ 关节突关节的静态弓弦力学单元，它是以 $L_4 \sim L_5$ 关节突的骨骼为弓，以关节囊为弦，关节囊在骨骼的附着处称为弓弦结合部。各种原因引起关节囊受力异常，人体会通过粘连、瘢痕、挛缩来代偿这些过大的应力，导致关节囊增厚。如果这种异常应力不解除，人体就会在关节囊的附着处即弓弦结合部进行对抗性的调节，即在此处形成硬化、钙化、骨化，最终形成骨质增生。

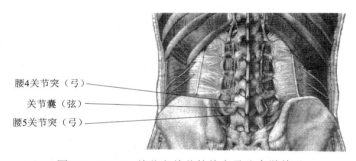

腰4关节突（弓）
关节囊（弦）
腰5关节突（弓）

图 3-9　$L_4 \sim L_5$ 关节突关节的静态弓弦力学单元

2. 腰部动态弓弦力学单元　腰部动态弓弦力学单元以腰椎关节连结的骨为弓，以骨骼肌为弦，完成腰部运动功能及动态力学平衡。如关节突关节、腰椎间盘运动都属于单关节动态弓弦力学单元。

图 3-10 显示 $L_4 \sim L_5$ 回旋肌的动态弓弦力学单元。$L_4 \sim L_5$ 回旋肌起自 L_5 横突上后部，止于 L_4 椎骨椎弓板下缘及外侧面，直至棘突根部。这个动态弓弦力学单元的功能参与

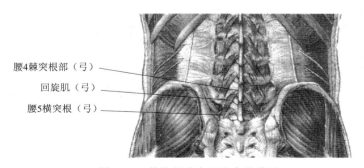

腰4棘突根部（弓）
回旋肌（弓）
腰5横突根（弓）

图 3-10　单关节动态弓弦力学单元

$L_4 \sim L_5$ 的旋转功能，是当一侧肌肉收缩时腰转向同侧，两侧肌肉同时收缩，加大腰屈。

三、脊柱弓弦力学系统

脊柱是人体的中轴线，人体为了生存的需要，在脊柱的矢状面上逐渐形成了一个曲线形状，这就是脊柱弓弦力学系统，也就是我们常说的脊柱的生理曲度。脊柱弓弦力学系统由多个单关节弓弦力学系统组成，由颈段、胸段、腰段、骶尾段的弓弦力学系统组成（图3-11）。

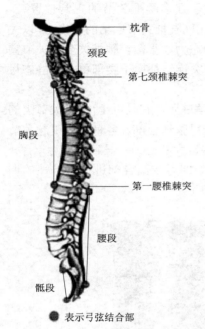

图 3-11　脊柱弓弦力学系统

1. 颈段弓弦力学系统　以枕骨、颈椎为弓，连结颈椎的软组织如椎间关节的关节突关节韧带、颈椎间盘、项韧带、黄韧带、椎枕肌、前斜角肌、中斜角肌、后斜角肌、竖脊肌颈段等软组织为弦所形成的一个弓弦力学系统，颈段弓弦力学系统的功能是维持颈椎的生理曲度，完成颈部的部分运动功能，另一部分颈部的运动功能由脊-肢弓弦力学系统完成。

2. 胸段弓弦力学系统　以胸椎及肋骨、胸骨为弓，连结这些骨骼的软组织如椎间关节的关节突关节韧带、肋横突韧带、黄韧带、前后纵韧带、胸段、胸椎间盘等软组织为弦所形成的一个弓弦力学系统，胸段弓弦力学系统的功能主要是维持胸椎的生理曲度，并参与胸椎在矢状面的运动功能。

3. 腰段弓弦力学系统　以腰椎为弓，连结腰椎的软组织如椎间关节的关节突关节韧带、腰椎间盘、前后纵韧带、黄韧带、髂腰韧带、竖脊肌腰段等软组织为弦所形成的一个弓弦力学系统，腰段弓弦力学系统的功能是维持腰椎的生理曲度，完成腰部的部分运动功能，另一部分腰部的运动功能由脊-肢弓弦力学系统完成。

4. 骶尾段弓弦力学系统：以骶尾椎为弓，连结骶尾椎的软组织如骶棘韧带、骶结节韧带、竖脊肌腰段等软组织为弦所形成的一个弓弦力学系统，骶尾段弓弦力学系统的功能是维持骨盆平衡。

5. 颈段、胸段、腰段、骶尾段的弓弦力学系统共同组成脊柱矢状面的整体弓弦力学系统，竖脊肌、项韧带、斜方肌等软组织在枕骨的附着处及第七颈椎的附着处为颈段的弓弦结合部，前纵韧带在第一胸椎、第十二胸椎前面的附着处为胸段的弓弦结合部，竖脊肌、棘上韧带、背阔肌等软组织在第一腰椎、第五胸椎后面的附着处为腰段的弓弦结合部，骶棘韧带、骶结节韧带等软组织在骶椎侧面、坐骨结节、坐骨棘的附着处为骶尾段的弓弦结合部。

根据数学曲线变化规律，当一段曲线弧长一定时，这段曲线其中的一部分曲率变小，剩下的那一部分曲线的曲率会相应的增大。由于这些弓弦结合部都是脊柱矢状轴发生转曲的部位，所以，此部位的软组织尤其容易受到损伤。当弓弦结合部的软组织发生粘连、瘢痕、挛缩等损伤时，就会引起脊柱生理曲度的变化，引发颈椎病、腰椎病、颈-腰综合征等众多临床疑难病症。

四、脊-肢弓弦力学系统

躯干是人体的主干，人体要完成复杂的运动功能，如肢带关节（肩关节、髋关节）的运动，上、下肢同时运动，就需要围绕脊柱的多个关节的联合协调运动。从而形成了脊-肢弓弦力学系统。后者由多个单关节弓弦力学系统组成，分为胸廓与肢体弓弦力学系统及脊柱与肢体弓弦力学系统。脊-肢弓弦力学系统以脊柱为中心，相互协调，相互补充，保证了脊动肢动、肢动脊动的统一。这个弓弦力学系统从形状上看，类似斜拉桥的结构，斜拉桥的桥塔相当于脊柱，斜拉桥的桥面相当于肢带骨，连续斜拉桥的拉索相当于连结脊柱和肢带骨的软组织。桥塔和桥面相当于弓，拉索相当于弦（图3-12）。

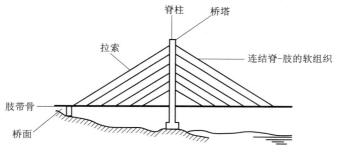

图 3-12　脊-肢弓弦力学系统示意图

根据斜拉桥的原理，我们得知，斜拉桥由桥塔、拉索和桥面组成。我们以一个索塔来分析。桥塔两侧是对称的斜拉索，通过斜拉索将桥塔和桥面连接在一起。假设索塔两侧只有两根斜拉索，左右对称各一条，这两根斜拉索受到主梁的重力作用，对桥塔产生两个对称的沿着斜拉索方向的拉力，根据受力分析，左边的力可以分解为水平向向左的一个力和竖直向下的一个力；同样的右边的力可以分解为水平向右的一个力和竖直向下的一个力；由于这两个力是对称的，所以水平向左和水平向右的两个力互相抵消了，最终主梁的重力成为对桥塔的竖直向下的两个力，这样力又传给索塔下面的桥墩了。斜拉索数量越多，分散主梁给斜拉索的力就越多。

脊柱与肢带骨的连结类似于斜拉桥的力学原理，脊柱两侧肌肉、韧带、筋膜等软组织的正常应力是维持脊柱和肢带骨的正常力学传导的必要元素。如果这些软组织受到异常的拉应力，就会造成脊柱的移位。换言之，脊柱的错位不是脊柱本身引起的，而是由于脊柱两侧软组织的应力异常导致的。当脊柱一侧的软组织的拉应力异常，脊柱就会向拉力侧倾斜，在影像学上就会发现脊柱在矢状面、冠状面、垂直面出现单一的或者多方向的移位表现。而且一侧的软组织的拉应力异常引起了脊柱的移位，必然引起对侧的软组织的拉应力异常。

与颈椎病有关的脊柱与肢体的弓弦力学系统：一是以颈椎、肩胛骨为弓，肩胛提肌为弦的动态弓弦力学单元，二是以脊柱、肱骨、肩胛骨为弓，斜方肌、背阔肌为弦的动态弓弦力学单元，三是以颈椎横突、肋骨为弓，前、中、后斜角肌为弦的动态弓弦力学系统。以斜方肌、背阔肌的动态弓弦力学单元为例，当斜方肌、背阔肌慢性劳损，人体在修复过程中在肌肉的起止点形成粘连、瘢痕，造成局部的应力异常，根据斜拉桥的力学原理，必然引起颈椎在冠状面的受力异常，最终引起颈椎侧弯，引起颈椎病的临床表现；同时，由于斜方肌与背阔肌有部分相同的起点，斜方肌的损伤后期会引起背阔肌慢性劳损，背阔肌又是腰部的脊-肢弓弦力学系统，当背阔肌损伤应力异常以后，必然引起腰椎弓弦力学系统的代偿，严重者引起腰椎错位，引发腰神经根的卡压，引起下肢神经压迫的临床表现。这就是颈-腰综合征的病理机制。

综上所述，我们可以得出以下结论：

（1）人体的弓弦力学系统是物理学的力学成分在人体骨关节与软组织之间的具体表现形式，是人体运动系统的力学解剖结构，它的基本单位是关节，一个关节的弓弦力学系统包括静态弓弦力学单元和动态弓弦力学单元及其辅助结构。

（2）由于人体骨关节局围软组织起止点的不同，在同一部位的骨骼上可以有一个或者多个肌肉、韧带的起止点。起于同一部位的肌肉、韧带可止于不同的骨骼，起于不同骨骼的多条肌肉、韧带等软组织也可止于同一骨骼。各部分的弓弦力学单元相互交叉，形成人体整体弓弦力学系统。

（3）脊柱弓弦力学系统对维持脊柱的生理曲度具有重要意义，脊柱前、后面软组织损伤是引起脊柱生理曲度变化的始发原因。

（4）脊-肢弓弦力学系统找到了脊柱与四肢的力学传导的路径，从力学层面实现了脊柱与四肢的统一。动、静态弓弦力学单元的关系可归纳为四句话，即动中有静，静中有动，动静结合，平衡功能。

（5）弓弦力学系统组成部分的慢性损伤，必然引起弓弦组成部的受力异常。在弓弦力学系统中，应力集中的部位首先是弓弦结合部即软组织的起止点，其次是弦即软组织的行经路线，最后是弓即骨关节。这就是为什么骨关节周围的软组织损伤在临床上最为多见，其次才是软组织行经路线的损伤，最后是骨关节本身的损伤如骨质增生、创伤性关节炎、骨性关节炎等。

（6）弓弦力学系统的创立，阐明了慢性软组织损伤及骨质增生等临床疑难杂症的病理机制和疾病的病理构架，完善和补充了针刀医学基础理论，将针刀治疗从"以痛为腧"的病变点治疗提升到对疾病的病理构架治疗的高度上来。解决了针刀治疗有效率高、治愈率低的现状，为针刀治愈困扰全人类健康的慢性软组织损伤性疾病，骨质增生症提供了解剖力学基础。

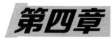

腰椎间盘突出症病因病理学理论

第一节　腰骶部慢性软组织损伤病因病理学理论

一、腰骶部慢性软组织损伤的概述

（一）针刀医学对人体的分类（综合分类法）

针刀医学根据人体组织的物理性能及外部物理形态，将人体分为刚体（骨组织）、柔体（软组织）和流体（人体的各种体液）。硬组织指骨组织。软组织包括肌肉、韧带、筋膜、关节囊、滑囊、腱鞘等运动系统的软组织、内脏器官以及神经、血管、大脑、小脑、延髓、脊髓等，体液包括血液、淋巴液、各种组织液。根据人体各部位的软组织和硬组织的形态结构和功能不同，将人体软组织和硬组织分为脊柱弓弦力学解剖系统，四肢弓弦力学解剖系统，脊-肢弓弦力学解剖系统和内脏弓弦力学解剖系统。这四个系统相互制约、相互联系、共同完成人体的力学功能，维持人体的力学平衡。

（二）针刀医学对慢性软组织损伤的认识

针刀医学认为慢性软组织损伤这一概念的内涵是各系统软组织急性损伤后，在人体自我修复和自我调节过程中所出现的失代偿现象，即慢性软组织损伤。它的外延是一种迁延难愈的慢性疾病。所以要研究慢性软组织损伤疾病的病因病理，首先要研究软组织损伤后，人体的自我修复和自我调节过程及其结果，才有可能找到所有慢性软组织损伤的真正病因。

（三）腰骶部慢性软组织损伤疾病的概念

针刀医学将除硬组织（骨组织）之外的一切组织损伤称软组织损伤。软组织损伤后，在人体自我修复和自我调节过程中所出现的失代偿现象，即慢性软组织损伤。包括脊柱弓弦力学解剖系统损伤，四肢弓弦力学解剖系统损伤，脊-肢弓弦力学解剖系统损伤和内脏弓弦力学解剖系统损伤。腰骶部慢性软组织损伤属于脊柱弓弦力学解剖系统损伤。腰骶部慢性软组织损伤即由腰骶部软组织损伤后，在人体自我修复和自我调节过程中所出现的失代偿现象，即为腰骶部慢性软组织损伤。并最终可导致腰骶部慢性软组织损伤性疾病。

二、腰骶部慢性软组织损伤的范围

过去对慢性软组织损伤疾病的范围认识不足，认为慢性软组织损伤就是运动系统组织器官的损伤。其实这种认识是极不完整的，腰腹部慢性软组织损伤疾病不仅是指以上这些组织器官受到损害而导致的疾病，还包括腰腹部的神经、血管、韧带、筋膜、大脑、小脑、延髓、脊髓等。这些组织既然是软组织，那么它们的损伤性疾病就应该是软组织损伤疾病，由此导致的慢性疾病，就属于慢性软组织损伤的范围。比如众所周知的慢性支气管炎、中风后遗症等，是不是慢性软组织损伤范围的疾病？回答应该是肯定的。

不是要把原来认为不是软组织损伤范围的疾病，一定说成是慢性软组织损伤疾病，而是因为上述组织均属于软组织，当它们受到各种损伤以后，导致的一些严重慢性病与通常所说的慢性软组织损伤疾病的病因病理完全一致。正因为过去没有认识到这一点，才使一些顽固损伤性疾病的病因病理难以认识，从而也就找不到有力而有效的治疗方法。这一观点的改变至关重要，它会使我们重新认识这类疾病的本质，而不会被临床错综复杂的现象所迷惑，因而也就能够找到针对性极强的治疗措施，使绝大部分顽固的慢性病得到根治，为成千上万的患者解除痛苦。

三、腰骶部软组织损伤的各种形式

损伤就是指人体组织受到程度不同的破坏，如破裂、断裂、变形、坏死、循环通道堵塞、缺损等。造成腰腹部损伤的形式大约有如下八种。

1. 暴力损伤　指腰骶部受到外来的跌、打、碰、撞、挤、压、拉等所造成的损伤。

2. 积累性损伤　指腰骶部受到的一种较轻微的持续性的反复的牵拉、挤压而造成的损伤，这种损伤通过长时间的积累，超过人体的自我恢复代偿能力，就成为一种积累性损伤疾病。

3. 情绪性损伤　由于情绪过分激动造成腰骶部血管膨胀、肌肉强烈收缩或痉挛，导致血管壁损伤、肌纤维断裂；或者情绪过分抑制，造成腰骶部血液循环减慢，使之在某部位梗死，导致的损伤。

4. 隐蔽性损伤　这种损伤大部分不为患者所察觉，比如在一些娱乐性活动中或偶然的较轻微的跌、打、碰、撞所造成的损伤。当时有疼痛感受但并没在意，过了一段时间后发觉疼痛，患者往往忽略损伤史，而容易被误诊为其他疾病。

5. 疲劳性损伤　指人长时间超负荷工作所造成的损伤。如长期伏案工作造成颈椎有关部位的损伤就属于疲劳性损伤。

6. 手术性损伤　指腰骶部外科手术的开展所造成的损伤。外科手术是为了治病，但它所造成的损伤也是不可避免的，外科手术必须破坏切开正常的组织结构才能达到病变部位，手术切口也要通过瘢痕组织才能愈合。所以，外科手术除了治病的意义之外，手术同样对人体造成一种新的损伤。

7. 病损性损伤后遗症　指由某种疾病造成软组织损伤的结果。如类风湿关节炎引起关节周围的软组织炎性反应，渗出、水肿，最终导致软组织粘连、瘢痕和挛缩，骨关节变形。

8. 环境性损伤　指天气高温、严寒、超高温作业、火热灼伤等所造成的损伤。高温可以引起血管暴涨、破裂；严寒可引起软组织痉挛、挛缩（都可以造成牵拉性损伤）并会引起血液、体液潴留、堵塞；火热灼伤造成组织坏死、大量渗出、阻塞循环通道。

以上所列举的造成腰骶部软组织损伤的8种形式，只有暴力性损伤、积累性损伤是过去医学上研究软组织损伤所指的范围，其余都被放到其他的疾病研究之中，这不能不说是一种失误。因为以上所举各种形式的损伤对腰骶软组织破坏的性质都是一样的，更为重要的是从组织形态学上来说，它们的病理变化的过程几乎是相同的，而且这些损伤过了急性期之后，都会导致一个新的疾病的致病因素。人体在哪里损伤，人体的自我调节机制就在哪里发挥作用，进行自我修复，在自我修复的过程中，导致四大新的病理因素——粘连、瘢痕、挛缩、堵塞（包括微循环阻塞、淋巴管阻塞、体液通道阻塞等等）的产生。这些新的病理因素就导致了新的疾病，即常说的慢性软组织损伤疾病。从这个病名不难理解，这些病都是慢性病，就是群众所说的"好不了、也死不了"的病。不过过去所说的慢性软组织损伤疾病，都是指运动系统的肌肉、韧带、筋膜、腱鞘、滑囊、关节囊等软组织的慢性疾病，远远没有认识到大多数内脏器官的顽固性慢性病和运动系统的慢性软组织损伤疾病具有相同的病理因素，正因为如此，到目前为止对许多属于慢性软组织损伤的内脏病，还处于无能为力的状态。当然，在慢性软组织损伤新的病因病理学的理论出现之前，对运动系统慢性软组织损伤疾病也是无能为力的。正是因为研究了运动系统慢性软组织损伤疾病的病因病理，并在实践中取得了出乎意料的疗效之后，才使我们进一步发现许多严重的慢性内脏病的发病机制和运动系统慢性软组织损伤疾病是相同的，这会给治疗这类慢性内脏病找到了根本的出路。

以上所列 8 种软组织损伤的形式，本身就包括了内脏的软组织损伤，从而使我们能够清楚认识到这类内脏病的根本病因是软组织损伤之后，在自我修复过程中产生的新的病理因素（粘连、瘢痕、堵塞、挛缩）造成的。

四、腰骶部慢性软组织损伤的病因

关于慢性软组织损伤，多少年来人类在不断的探讨它的病因，并提出了各种理论，这些理论都从不同角度揭示了慢性软组织损伤病理变化过程，为进一步研究慢性软组织损伤的病因提供了条件，但是都没有从根本上解决慢性软组织损伤病因问题。问题就在于把这些本来属于慢性软组织损伤病理变化过程中的一种现象，误认为是病因，使得我们的临床专家以"这种现象"当作"病因"，制定出各种各样的治疗方案都不能取得满意的疗效。

（一）中、西医学对慢性软组织损伤病因学的认识

关于慢性软组织损伤病因的各种学说颇多，在国内外比较有影响的有以下几种：

1. 无菌性炎症学说　任何刺激作用于机体，只要有适当的强度和时间，并超越了机体的防御能力都可引起炎症。一般致炎因子有如下四类。①生物性因子：致病微生物，如细菌、病毒、立克次体、真菌、螺旋体、寄生虫等。②物理性因子：高温、低温、放射线，以及各种机械损伤。③化学性因子：包括酸、碱等腐蚀性化学物质和战争毒气。④过敏性因子：如花粉、皮毛、鱼、虾及其他粉尘可作为过敏原引起变态反应性炎症。此外，某些感染后，抗原抗体复合物亦可引起炎症。

慢性软组织损伤的炎症反应，致炎因子当然主要是非生物因子，亦即由非细菌之类的致炎因子所致，故称为无菌性炎症。

慢性软组织损伤所引起的无菌性炎症多为慢性的，一般在急性发作期才有局部疼痛加剧现象。其炎症的局部症状，在体表表现不突出，也不易看到，因为血管充血、氧合血红蛋白增多而呈现的红色，只在表皮下的慢性软组织损伤疾病的急性发作期才可偶尔见到，轻度者病灶处皮肤可见红晕，只有在触诊时才可触知块状、条索状肿物；热也是在触诊时才偶可触知。最主要的局部症状为痛（或麻、酸、胀），功能障碍也表现最为明显。

炎症的转归，有愈复、转变为慢性、扩散三种情况。慢性软组织损伤都是损伤后没有完全愈复，变为不完全愈复，成为经久不愈的慢性疾病。也就是说慢性软组织损伤主要病理病机是慢性无菌性炎症。

无菌性炎症学说给治疗该疾病提供的理论依据就是要努力使这种无菌性炎症彻底消除，即可治愈该类疾病，从上述理论的叙述，可说是客观而清楚的。但临床实践证明，在慢性软组织损伤的急性发作期，其效果明显，但难以根除；不在急性发作期，几乎是无效的，这是所有从事慢性软组织损伤疾病治疗的临床医生都深有体会的。

2. 闸门学说　即闸门控制学说，这是 1965 年 Melzack 和 Wall 在特异学说和型式学说的基础上，为疼痛控制所提出的，其基本论点是：粗纤维和细纤维的传导都能激活脊髓后角上行的脑传递细胞（T 细胞），但又同时与后角的胶质细胞（SG 细胞）形成突触联系，当粗纤维传导时，兴奋 SG 细胞，使该细胞释放抑制递质，以突触前方式抑制 T 细胞的传导，形成闸门关闭效应。而细纤维传达则抑制 SG 细胞，使其失去 T 细胞的突触前抑制，形成闸门开放效应。另外粗纤维传导之初，疼痛信号在进入闸门以前先经背索向高位中枢投射（快痛），中枢的调控机制在通过下行的控制系统作用于脊髓的闸门系统，也形成关闭效应。细纤维的传导使闸门开放，形成慢性钝通并持续增强。

3. 激发中心学说　激发中心学说是近 20 年来，国外在研究慢性软组织损伤疾病的病理机制中提出的一种学说。该学说认为慢性软组织损伤疾病的一些顽固性痛点处有一个疼痛的激发中心，这个激发中心是该种疼痛的根源，如果设法把这个激发中心破坏，疼痛就可消失。那么这个激发中心的内在原因是什么？它的组织学、形态学、生物化学和生理学基础是什么？目前只是借助于现代仪器测知，疼痛部位有一个激发疼痛的疼痛源。

4. 筋膜间室综合征学说　筋间室综合征（osteofascial compartment syndrome）是一个外来语，"compartment" 的英文原意为 "隔室"，"隔间"，如译成间隔综合征，则易于和解剖学上的 "间隔" 相混淆，（因为解剖学上一般将肢体内分隔肌肉群的筋膜板称为"间隔"）而造成误解，所以在我国统一命名为 "筋膜间室综合征"，以表明病变发生在筋膜内的组织上。

此理论认为在肢体中，在骨和筋膜形成的间室内，因各种原因造成组织压升高，由于间室容量受筋膜的限制，压力不能扩散而不断升高，致使血管受压损伤，血液循环受阻，供应肌肉、神经组织的血流量减少，严重者发展为缺血坏死，最终导致这些组织功能损害，由此而产生一系列证候群，统称为 "筋膜间室综合征"。

各种致病因素，急性损伤（如骨折、严重软组织撕裂和挫伤、血管损伤或手术误伤等）和慢性损伤（如软组织劳损、肌肉疲劳，某些出血性、神经性疾病，药物刺激，肾性或医源性原因等）均可导致本病的发生。但其病理变化产生了一个共同的结果，即筋膜包围的间室内组织压不断增高，以致压迫血管，妨碍血液循环，肌肉和神经因此而缺血，甚至坏死。

5. 骨性纤维管卡压综合征学说　对慢性软组织损伤病理的研究发现,四肢许多骨性纤维管的狭窄卡压,可以引起错综复杂的临床症状。如骨间掌侧神经卡压综合征、肘管综合征、腕管综合征、踝管综合征、跗骨窦综合征等,都属骨性纤维管综合征范围。这一发现使我们认识到,途经这些纤维管的神经、血管、肌肉循行部位出现错综复杂的临床症状,其根源在于这些骨性纤维管受伤后变得狭窄,卡压了经过的神经、血管、肌肉。但对狭窄的由来及其在动态下的病理变化,还需进一步研究。

6. 痹证学说　慢性软组织损伤性疾病属于中医痹证范围。《灵枢·贼风》云:"若有所堕坠,恶血在内而不去,卒然自怒不节……寒温不时,腠理闭而不通,其开而遇风寒,则血气凝结,与故邪相袭,则为寒痹"。

痹者,闭也,闭塞不通之义。外伤日久,再"寒温不时",则"气血凝结,与故邪相袭",闭而不通而为痹,这是讲暴力外伤后遗的软组织损伤疾病。对于劳损引起者,经文也有阐述,《素问·宣明五气篇》云:"五劳所伤,久视伤血,久卧伤气,久坐伤肉,久立伤骨,久行伤筋,是谓五劳所伤"。所谓血、肉、筋都指软组织,所谓"久"就是时间长久,时间久而伤,即现代所说之劳损,亦即慢性软组织损伤。

关于痹证的临床症状,《素问·痹论》中说:"痹,或痛,或不痛,或不仁"。又说:"痛者寒气多也,有寒故痛也;其不通不仁者,病久入深,荣卫之行痹,经络时疏,故不通,皮肤不营故为不仁。"不仁,就是知觉不灵、麻木之意,与慢性软组织损伤的痛、麻症状完全一致。

当然,中医学所言之"痹"不是单指目前常说的慢性软组织损伤疾病,包括范围较广,有筋痹、骨痹、皮痹、脉痹、肌痹等多种疾病。

"痹"是不通的意思,是气血运行郁滞而导致功能紊乱的病理概念;也是气血郁滞后产生局部疼痛和感觉迟钝、麻木不仁、运动障碍、无力、挛缩等症状的总称。清代医家沈金鳌在《杂病源流犀烛》一书中,对"痹"的说明更加清楚:"痹者,闭也,三气杂至,壅蔽经络,血气不行,不能随时祛散,故久而为痹。或遍身或四肢挛急而痛者,病久入深也。"

对于慢性软组织损伤这一类疾病,在中医学痹证病理学的理论指导下,千百年来用"温通辛散、活血化瘀"等方法进行治疗,虽费时费药,但取得了一定的效果。

7. 筋出槽学说　皮肤、皮下组织、肌肉、肌腱、筋膜、韧带、关节囊、滑液囊以及神经、血管等在中医学中统称为筋,西医学中称为软组织。筋出槽,就是说这些软组织在损伤后离开原来的正常位置,故中医学有筋转、筋歪、筋走、筋翻等具体名称。软组织损伤的各种疾病,中医学统称为"伤筋",筋出槽为其重要的病理变化。

筋出槽学说,是中医学在软组织损伤疾病病理方面的一大独特贡献,对临床治疗具有积极而有效的指导作用,对急性软组织损伤疾病的完全性愈复具有重要作用,有一些急性软组织损伤未能完全性愈复,变为慢性软组织损伤疾病,一部分就是由于在治疗急性软组织损伤时,未能将筋转、筋歪、筋走、筋翻等病理变化纠正而造成的。当然急性软组织损伤不是都有筋转、筋歪、筋走、筋翻这一筋出槽问题,还有其他如筋断、筋柔、筋粗等问题。

急性损伤的筋出槽未纠正,变为慢性筋出槽问题依然存在,并且都会因自我修复、血肿机化而被固定下来。那么,到了慢性期"筋出槽"问题还是不是主要病理因素?筋翻、筋歪、筋转等问题是否有办法解决？慢性软组织损伤包括的另一类积累性劳损所引起的疾病，就很少有筋出槽的问题。筋出槽的病理学说能否给慢性软组织损伤的治疗提供有效的理论依据？又有何方法解决？这都是值得深思的问题。

8. 气滞血瘀学说 中医学对慢性软组织损伤所表现的疼痛，认为主要是由于"气滞血瘀"所引起，即所谓"不通则痛"。因为慢性软组织损伤疾病，显著的肿胀都不明显，皮肤颜色大都正常。不像急性损伤那样，伤肿严重，病情严峻急迫，疼痛剧烈，而是慢慢隐痛，亦有的时发时止，休息后减轻，劳作后加重，此即为气血凝滞、流通不畅使然。

这种对慢性软组织损伤的病理认识是有一定道理的。中医所讲的"气"，即现代所说的能量动力之类和呼吸之气。"血"，即血液，血流。损伤日久，局部和整体能量均受损耗，且加疼痛，动力无从发挥；损伤时络破血溢，日久不能恢复，局部组织变性，甚至有无菌性炎症反应，局部血液被阻，病变部位缺氧缺血，当然就是气滞血瘀了。

9. 肌筋紧张学说 近年来，中国学者通过对慢性软组织损伤的病理作深入的观察和研究，根据中医学的有关理论，提出了可与气滞血瘀理论相媲美的肌筋紧张学说，并提出和"不通则痛"相对应的"不松则痛"的论断。这一病理观点，无疑更加接近慢性软组织损伤病理的本质，所以带给临床更多的启迪和指导。损伤日久，在局部发生一连串生物物理学和生物化学变化，在自我修复过程中，局部缺氧缺血，软组织挛缩。中医学就有"大筋变短，小筋变粗"的说法。

这一学说的提出，对慢性软组织损伤的病理研究来说确是一大进步，它揭示了慢性软组织损伤疾病中一个重要的病理变化。

前文所述的九种病因学说，都是从静态的组织学、形态学、生物物理学和生物化学的角度对慢性软组织损伤的病理机制来研究的，没有从人体解剖组织的力学功能和力学关系进行研究，主要针对某些运动系统软组织损伤的组织形态结构及有效成分变化进行研究，所以得出的结果共性小，差异性大。同时没有将内脏等组织列为软组织的范畴，所以，更谈不上研究慢性内脏疾病与软组织关系。

比如，说它是无菌性炎症，将无菌性炎症解决了，治疗后吸收了，病情也好转了，甚至恢复了正常工作，但不久又复发了；说它是"痹"证，气滞血瘀，用药疏通气血，时或有效，时或无效；说它是中枢传导路有闸门控制人体的痛觉，膜电位的生物电流有变化，用电子治疗仪进行调整，疼痛可顿时减轻或消失，可是离开电子治疗仪器不久，疼痛又会依然如故；说它是筋膜间室内压升高，何以休息时就不升高，活动一段时间就升高了；说它是骨纤维管卡压，休息时就好转，活动后就复发或加剧；说它是筋出槽，出槽日久，还能归槽吗？归之很难，休息可缓解，活动后加剧和复发；说它有一个激发中心，将这个中心挖掉很难，甚至不可能，一活动就加剧。

依据以上这些病理学说，发明相应的治疗措施，大都有效，尽管有的收效很慢，说明这些有关慢性软组织损伤的病理学说都是科学的、客观的、不可否认的。唯一的问题，就是疗效难以巩固，甚至无法巩固。无法巩固的最根本的问题，就是人体需要运动造成的。人要劳动，要完成生活自理，要进行体育活动。就在一个"动"字上使我们毫无办法，无能为力，十分沮丧。

综上所述，由于慢性软组织损伤的病因和病理机制模糊，所以对慢性软组织损伤的治疗就成为治疗学上一个老大难的问题，就是因为对该类疾病的主要病理机制还未全面搞清楚的缘故。现代骨伤科教科书《中国骨伤科学》指出：软组织损伤常就诊于骨伤科，但其发病机制和病理形态的改变，知道的很少，应列入骨伤科病理学的研究范围。《黄家驷外科学》上有类似的提示。

（二）针刀医学对慢性软组织损伤病因学的认识

慢性软组织损伤是人体对软组织损伤的自我修复和自我代偿的结果。当人体某一软组织受到异常应力的作用后，首先在病变部位造成局部的出血、渗出，人体会通过自身的调节系统，利用粘连、瘢痕对损伤部位进行修复。如果这种修复在人体的代偿范围内，人体的力学平衡状态未被打破，则不会引起相关的临床表现。如果这种修复超过人体代偿所能承受的最大代偿范围，就会导致人体的力学平衡失调，从而引起相应的临床症状。

因此，针刀医学认为各种原因引起人体相关弓弦力学系统解剖结构的形态变化，导致弓弦力学解剖系统的力平衡失调是导致慢性软组织损伤性疾病根本原因。

五、腰部慢性软组织损伤的病理机制——网眼理论

（一）网眼理论的定义

慢性软组织损伤不是一个点的病变，而是以人体弓弦力学解剖系统为基础，形成以点成线、以线成面、以面成体的立体网络状的一个病理构架。我们可以将它形象地比喻为一张鱼网，鱼网的各个结点就是弓弦结合部，是软组织在骨骼的附着点，是粘连、瘢痕和挛缩最集中、病变最重的部位，是慢性软组织损伤病变的关键部位；连结各个结点网线就是弦（软组织）的行径路线。

由于软组织的附着部位不同，同一个骨骼又有多个软组织的附着，而这些软组织的行经路线也是各不相同，所以就形成了以软组织在骨骼的附着点为结点，以软组织的路线为网线的立体网络状病理构架。

慢性软组织损伤是人体对软组织损伤的自我修复和自我代偿的结果。当人体某一软组织受到异常应力的作用后，首先在病变部位造成局部的出血、渗出，人体会通过自身的调节系统，利用粘连、瘢痕对损伤部位进行修复。如果这种修复在人体所能承受的代偿范围内，人体就恢复正常的力学平衡状态，不引发临床表现。如果人体不能通过粘连、瘢痕和挛缩对抗异常应力，就会引起软组织挛缩，导致这个软组织的力平衡失调。由于同一骨平面有多个软组织的附着，一个软组织损伤后，就会引起周围软组织的粘连和瘢痕，导致周围软组织的受力与异常。而同一骨平面所附着的软组织的行经路线各不相同，又会引起这些多个软组织的粘连、瘢痕和挛缩，从而形成一个以点成线，以线成面，以面成体的网络状病理构架。

慢性软组织损伤病理构架的网眼理论为研究慢性软组织损伤提供了形态病理学论据，为提出针刀治愈率，降低复发率提供了形态解剖学基础。理解和掌握慢性软组织损伤的病理构架理论—网眼理论，首先要弄清创伤的修复愈合方式，粘连、瘢痕、挛缩和堵塞，才能理解慢性软组织损伤的本质及其病理构架。

（二）现代创伤愈合的方式

1. 炎症反应期　软组织损伤后，局部迅速发生炎症反应，可持续3～5日。此过程中最主要的病理反应是凝血和免疫反应。凝血过程中，引发血小板被激活、聚集，并释放出多种生物因子，如促进细胞增殖的血小板源性生长因子、转化生长因子，这些因子

和血小板释放的花生四烯酸、血小板激活的补体 C5 片段等共同具有诱导吞噬细胞的趋化作用，血小板源性内皮细胞生长因子在炎症反应期后参与肉芽毛细血管的形成，增加血管通透性，使中性粒细胞、单核细胞游离出血管，并在趋化物的作用下到达损伤部位。免疫反应首先是中性粒细胞、单核/巨噬细胞的作用，中性粒细胞首先进入损伤组织，并分泌血小板活化因子和一些趋化物质，在各种生长因子和趋化物的联合作用下，随之单核细胞到达损伤部位，并转化为巨噬细胞。上述中性粒细胞和单核/巨噬细胞均具有很强的清除坏死组织、病原体的功能。单核巨噬细胞是炎症阶段的主要分泌细胞，它可以分泌许多生长因子和刺激因子。这些因子为炎症后期的细胞增殖分化期打好了坚实的基础。同时，巨噬细胞还可影响生长因子和细胞间的相互作用，没有巨噬细胞，它们将不易发挥作用。淋巴细胞和肥大细胞也参与炎症反应期，它们对血管反应、组织再生修复能力等均有影响。

2. 细胞增殖分化期　此期的特征性表现是通过修复细胞的增殖分化活动来修复组织缺损。对表浅损伤的修复主要是通过上皮细胞的增殖、迁移并覆盖创面完成；对于深部其他软组织损伤则需要通过肉芽组织形成的方式来进行修复。肉芽组织的主要成分是成纤维细胞、巨噬细胞、丰富的毛细血管和丰富的细胞间基质。在普通软组织中，成纤维细胞是主要的修复细胞。肉芽组织内的血供来源于内皮细胞的增殖分化和毛细血管的形成，先是内皮细胞在多肽生长因子的趋化下迁移至伤处，迁移至伤处的内皮细胞在一些生物因子的刺激下开始细胞增殖，当内皮细胞增殖到一定数目时，在血管生成素等血管活性物质的作用下，分化成血管内皮细胞，并彼此相连形成贯通的血管。

3. 组织的修复重建期　肉芽组织形成后，伤口将收缩。而后，体表损伤由再生上皮覆盖或瘢痕形成；深部损伤则形成肉芽组织达到损伤的暂时愈合。在普通的软组织损伤中，再经过组织重建，即肉芽组织转变为正常的结缔组织，成纤维细胞转变为纤维细胞，从而实现损伤组织的最终愈合。

（三）慢性软组织损伤的本质

慢性软组织损伤后，人体通过自我修复、自我调节过程对受损软组织进行修复和重建，其修复重建方式有 3 种：一是损伤组织完全修复，即组织的形态、功能完全恢复正常，与原来组织无任何区别；二是损伤组织大部分修复，维持其基本形态，但有粘连或瘢痕或者挛缩形成，其功能可能正常或有所减弱；三是损伤组织自身无修复能力，必须通过纤维组织的粘连、瘢痕和挛缩进行修复，其形态和功能都与原组织不同或完全不同，成为一种无功能或为有碍正常功能的组织。了解创伤愈合和过程，正确认识粘连、瘢痕和挛缩及堵塞的本质，对针刀治疗此类疾病有重要临床指导作用。

1. 粘连的本质　粘连是部分软组织损伤或手术后组织愈合时必然经过的修复过程，它是人体自我修复的一种生理功能。但是，任何事物都有两面性，当急、慢性损伤后，组织的修复不能达到完全再生、复原，而在受伤害的组织中形成粘连、瘢痕或（和）挛缩，且这种粘连和瘢痕影响了组织、器官的功能，压迫神经、血管等，就会产生相关组织、器官的功能障碍，从而引发一系列临床症状。此时，粘连就超过了人体本身修复的生理功能，而成为慢性软组织损伤中的病理因素。粘连的表现形式有以下几种：

（1）肌束膜间的粘连，正常状态下，每块肌肉收缩时并非所有的肌纤维全部同时参与活动，而是部分舒张，部分收缩，这样交替运动才能保持肌张力。如果肌内部损伤，肌束间发生粘连，肌束间便会产生感觉或运动障碍，在肌内可产生条索或结节之类的病变，这种情况多发生在单一的肌肉组织肌腹部损伤。

（2）肌外膜之间的粘连即相邻的肌肉外膜之间的粘连。如果是两块肌肉的肌纤维方向相同，而且是协同肌之间的粘连，可能不产生明显的运动障碍，也就不会引起较重症状；如果两块肌肉的肌纤维走行方向不同，当一块肌肉收缩时，这种粘连影响到收缩肌肉本身及相邻肌肉的运动，妨碍其正常功能，临床上可检查到压痛、条索、结节等改变，如肱二头肌短头与喙肱肌之间的粘连。

（3）肌腱之间的粘连，如桡骨茎突部肌腱炎引起拇长展肌与拇短伸肌之间的粘连。

（4）腱周结构之间的粘连，腱周结构包括腱周围疏松结缔组织、滑液囊、脂肪垫或软骨垫等组织，它是保护腱末端的组织结构，当肌腱末端受到损伤时，因出血、渗出、水肿等无菌性炎症而产生腱末端与腱周结构的紧密粘连，这种粘连可发生在腱与自身的腱周结构之间，也可发生于两个相邻的腱周围结构之间。

（5）韧带与关节囊的粘连，关节囊周围，有许多韧带相连，有的与关节囊呈愈着状态，密不可分，成为一体，而另一部分则多是相对独立、层次分明的。它们各自有独立的运动轨迹，当它们损伤之后，关节囊与韧带之间、韧带与韧带之间，会产生粘连。如踝关节创伤性关节炎，就是由于外伤引起踝关节囊与三角韧带及腓跟韧带的粘连等。

（6）肌腱、韧带与附着骨之间的粘连，肌腱和韧带均附着于骨面上，有的肌腱行于骨纤维管道中，在肌腱、韧带的游离部损伤时，肌腱和韧带的起止点及骨纤维管会产生粘连，影响关节运动，造成关节运动障碍，产生一系列症状，如肩周炎，就是肩关节周围的肱二头肌短头起点、肱二头肌长头通过结节间沟部，以及肩袖周围起止点之间的粘连，引起肩关节功能障碍。

（7）骨间的粘连即骨与骨之间连接的筋膜、韧带和纤维组织之间的粘连，如胫腓骨间膜的粘连，尺桡骨间膜的粘连，腕关节内部韧带连接处的粘连等。

（8）神经与周围软组织的粘连，神经与周围软组织发生粘连或神经行径线路周围的软组织因为粘连对神经产生卡压，如神经卡压综合征、颈椎病、腰椎间盘突出症、腰椎管狭窄症、梨状肌综合征等疾病的症状、体征就是由此而引起的。

2. 瘢痕的本质　通过西医病理学的知识，知道损伤后组织的自我修复要经过炎症反应期、细胞增殖分化期和组织修复重建期才能完成。在急性炎症反应期和细胞增殖分化期后，损伤处会产生肉芽组织，其成分为大量的纤维母细胞，这些细胞分泌原胶原蛋白，在局部形成胶原纤维，最终，纤维母细胞转变为纤维细胞。随着胶原纤维大量增加，毛细血管和纤维细胞则减少，随之，肉芽组织变为致密的瘢痕组织。3周后胶原纤维分解作用逐渐增强，3个月后则分解、吸收作用明显增生，可使瘢痕在一定程度上缩小变软。在软组织（肌肉、肌腱、韧带、关节囊、腱周结构、神经、血管等）损伤的自我修复过程中，肌肉、肌腱纤维及关节囊等组织往往再生不全，代之以结缔组织修复占主导的地位。于是，出现的瘢痕也不能完全吸收。从病理学的角度看，瘢痕大都是结缔组织玻璃样变性。病变处呈半透明、灰白色、质坚韧，纤维细胞明显减少，胶原纤维组织增粗，甚至形成均匀一致的玻璃样物。当这种瘢痕没有影响到损伤组织本身或者损伤周围的组织、器官的功能时，它是人体的一种自我修复的过程。然而，如果瘢痕过大、过多，造成了组织器官的功能障碍时，使相关弓弦力学系统力平衡失调，从而成为一种病理因素，这时，就需要针刀治疗了。

3. 挛缩的本质　挛缩是软组织损伤后的另一种自我修复形式，软组织损伤以后，引起粘连和瘢痕，以代偿组织、器官的部分功能，如果损伤较重，粘连和瘢痕不足以代偿受损组织的功能时，特别是骨关节周围的慢性软组织损伤，由于关节周围应力集中，受损组织就会变厚、变硬、变短，以弥补骨关节的运动功能需要，这就是挛缩。瘢痕是挛缩的基础，挛缩是粘连、瘢痕的结果。他们都因为使相关弓弦力学系统力平衡失调，从而成为一种病理因素。

4. 堵塞的本质　针刀医学对堵塞的解释是软组织损伤后，正常组织代谢紊乱，微循环障碍，局部缺血缺氧，在损伤的修复过程中所形成的粘连、瘢痕、挛缩，使血管数量进一步减少，血流量锐减，导致局部血供明显减少，代谢产物堆积，影响组织器官的修复，使相关弓弦力学系统力平衡失调，从而成为一种病理因素。

综上所述，通过对慢性软组织损伤的病理构架分析，我们可以得出以下结论：

第一，慢性软组织损伤是一种人体自我代偿性疾病，是人体在修复损伤软组织过程中所形成的病理变化。人体的自我修复、自我代偿是内因，损伤是外因，外因必须通过内因才能起作用，针刀的作用只是一种帮助人体进行自我修复、自我代偿，针刀治疗是一种恢复了人体弓弦力学解剖系统的力平衡。

第二，粘连、瘢痕和挛缩的组织学基础有一个共同的特点，它们的结构都是纤维结缔组织，这是为什么呢？这是因为纤维结缔组织是软组织中力学性能最强的组织。由此可以看出，人体对外部损伤的修复和调节方式是一种力学的调节方式，意在加强人体对异常应力损害的对抗能力。如果纤维结缔组织都不能代偿异常的力学损害，人体就会通过硬化、钙化、骨化来代偿，这就是骨质增生的机制。

第三，慢性软组织损伤的病理过程是以点—线—面—体的形式所形成的立体网络状病理构架。它的病理构架形成的形态学基础是人体弓弦力学系统。慢性软组织损伤后，该软组织起止点即弓弦结合部的粘连、瘢痕、挛缩和堵塞，就会影响在此处附着的其他软组织，通过这些组织的行经路线即弦的走行路线向周围发展辐射，最终在损伤组织内部、损伤组织周围、损伤部位与相邻组织之间形成立体网状的粘连、瘢痕，导致弓弦力学系统形态结构异常，影响了相关弓弦力学系统的功能。

第四、内脏弓弦力学解剖系统的力平衡失调是引起慢性内脏疾病的重要原因。

六、腰部慢性软组织损伤病因病理学理论对针刀治疗的指导作用

汉章先生通过对慢性软组织损伤类疾病及骨质增生疾病的病因病理学研究得出了动态平衡失调是引起慢性软组织损伤的根本病因，力平衡失调是引起骨质增生的根本病因，针刀通过切开瘢痕、分离粘连与挛缩、疏通堵塞，从而恢复动态平衡，恢复力平衡，使疾病得以治愈。也就是说慢性软组织损伤和骨质增生的病因病理是人体软组织和骨关节的运动功能受到限制。但针刀治疗与功能平衡的关系是什么？针刀手术如何调节平衡？病变的粘连瘢痕在什么部位？疼痛点或者压痛点就是粘连、瘢痕和挛缩的主要部位吗？针刀是通过什么方式去促进局部微循环的？针刀治疗脊柱相关疾病的机理是什么？一种疾病的针刀治疗点如何把握？多少个治疗点是正确的？一种疾病针刀治疗的疗程如何确定？在同一部位反复多次做针刀有没有限度？究其原因，其根本问题在于平

衡只是一个功能概念，针刀治疗与功能平衡之间缺乏一个物质基础，没有这个基础，针刀疗法就变成了一种无序化过程，一种无法规范的盲目操作。想扎几针就扎几针，哪里疼痛就扎哪里。

在针刀医学原理及第一版针刀医学基础理论著作中将针刀术视为盲视闭合性手术。对照新华字典上对盲的解释：盲就是瞎，看不见东西，对事物不能辨认。而针刀切割和分离的是人体的解剖结构。如果将针刀闭合性手术定性为盲视手术，就会给人一种针刀是在人体内瞎扎乱捣的感觉，那么谁还敢接受针刀呢？这就导致了学术界和针刀医生都无法理解针刀治疗部位与疾病的内在联系，直接影响了针刀医学的纵深发展，限制了针刀医学与中医、西医界的学术交流，严重阻碍了针刀医学产业化进程。搞清楚人体弓弦力学系统受损是引起慢性软组织损伤的根本原因以及慢性软组织损伤的病理构架以后，针刀治疗的解剖部位及范围就迎刃而解了，针刀治疗就从盲视手术变为非直视手术，就能作到有的放矢，准确治疗，从源头上解决了针刀安全性的问题，对针刀医学的发展具有重要的现实意义和深远的历史意义。

综上所述，可以得出以下结论：

第一，根据慢性软组织损伤的网眼理论，针刀整体治疗也应通过点、线、面、体进行整体治疗，破坏疾病的整体病理构架，针刀治疗最终目的是恢复弓弦力学解剖系统力平衡失调，而不是仅以止痛作为治疗的目标。

第二，网眼理论将中医宏观整体的理念与西医微观局部的理念有机结合起来，既从总体上去理解疾病的发生发展，又从具体的病变点对疾病进行量化分析，对于制定针刀治疗慢性软组织损伤性疾病的整体思路、确定针刀治疗的部位、针刀疗程以及针刀术后手法操作都具有积极的临床指导意义。

第三，慢性软组织损伤的病理构架所提出的网眼理论将针刀治疗从"以痛为腧"的病变点治疗提高到对疾病的病理构架治疗的高度上来，将治疗目的明确为扶正调平，显著提高了针刀治疗疾病的治愈率，降低了针刀治疗疾病的复发率。

下面我们就以软组织损伤型腰椎间盘突出症为例，分析慢性软组织损伤的病因、病理构架及针刀治疗整体松解全过程。

腰椎间盘突出症是腰腿痛常见原因之一，好发于30～50岁的体力劳动者。本病早期可用保守疗法、药物滴注等方法，消除水肿和炎症反应，能暂时缓解症状；外科椎间盘摘除术创伤较大，术后腰痛长期存在，而且开放性手术，容易引起并发症和后遗症；根据慢性软组织损伤理论及网眼理论，腰椎间盘突出症不是椎间盘本身的问题，而是人体在对腰部损伤的修复过程中，腰部的软组织粘连、瘢痕，导致了腰椎受力曲线的改变，使椎间盘受到挤压，突出而引起的腰腿痛。在退变的基础上，当椎间盘后部压力增加时发生纤维环破裂，髓核向后外侧突出，压迫神经根导致腰腿痛。西医根据影像学检查，证实了突出的节段，以及突出的范围和大小，但在临床上常见到有的患者腰椎间盘摘除以后，数月至数年或者更长时间，患者又出现和以前一样的症状，甚至加重，说明椎间盘突出本身致病的理论不完善，还有其他原因引起了临床表现。

根据网眼理论，腰椎间盘突出症是人体在腰部软组织损伤后的代偿过程中，改变了腰部的受力曲线，产生椎间盘部位的压力集中，导致椎间盘突出，如它不与神经根发生粘连、瘢痕，椎间盘突出就属于生理修复的范围，如椎间盘突出与周围的神经根发生了粘连、瘢痕，就是一个病理过程，需要借外力分离椎间盘与神经之间的粘连、瘢痕；同时，腰部的自我修复和自我调节是一个系统工程，当一个软组织损伤以后，首先该软组织进行自身代偿和修复，如果修复不全，周围的软组织就会参与协同修复，如果一侧出现病变，另一侧的软组织也会协同修复和调节，也就是说，腰椎间盘突出症不是椎间盘一个病变点的单独的孤立病灶，而是腰部整体病理改变中的一个突出表现而已。只治疗椎间盘的病变就不可能治愈该症。

椎间盘就像压在两块硬板当中的气球，随着上下硬板压力的变化而变化，从前后受力情况分析，如果后侧压力大，椎间盘就向前突出，反之，则向后突出；从左右受力情况分析，如果左侧压力大，椎间盘就向右侧运动，反之，则向左侧运动。如果椎间盘四周压力都增大时，椎间盘就会上下运动，如果应力过大，椎间盘可进入椎骨，形成所谓的许莫结节，也叫做椎间盘疝。若腰椎在矢状轴、冠状轴和纵轴上的运动受到病变应力的影响，造成腰椎的上下、前后、左右的移位，必然造成椎间盘的位移，也决定了椎间盘运动的方向。上述诸多的压力从何而来呢？不是骨质本身所产生的压力，而是椎间盘四周的软组织在起作用，从静态研究出发，去认识腰椎间盘突出症，就会得出椎间盘或者骨质本身的问题，而从动态研究出发，才能找到引起椎间盘运动和骨质错位及骨质增生的原因所在。比如，左侧的软组织慢性损伤后，左侧的肌肉、韧带代偿收缩，随之形成粘连、挛缩、瘢痕，腰椎左侧的压力增加，把椎间盘中的髓核向右侧挤压，人体为了维持正常的腰椎受力，其他软组织就会增厚代偿，如前、后纵韧带及棘上韧带等，当局部压力突然增加，超过了人体的自身代偿，如患者突然弯腰、扭伤，椎间盘就会向右侧运动，同时腰椎也代偿性产生微小移位，由于前纵韧带在解剖结构上比后纵韧带宽厚，椎间盘多向后外侧运动。当应力集中，椎间盘中的髓核向某一个方向运动，形成影像学上的椎间盘膨出、突出，若应力过大，椎间盘突破纤维环及其他组织，进入椎管即为椎间盘脱出。如果椎间盘或者腰椎的错位激惹神经根，引起神经根及周围组织的炎症、水肿，就会导致腰椎间盘突出症的临床表现。

针刀治疗方法是以人体的弓弦力学解剖系统为基础，针对腰骶部的整体网络状病理构架进行整体松解。为此，我们设计了"回"字形针刀松解术。"回"字形针刀整体松解术适用于 $L_3 \sim L_4$、$L_4 \sim L_5$、$L_5 \sim S_1$ 的腰椎间盘突出症、腰椎间盘脱出症、多发性腰椎管狭窄症及腰椎骨性关节炎的治疗。如为 $L_3 \sim L_4$ 椎间盘突出症，腰部的整体松解包括 $L_3 \sim L_5$ 棘上韧带、棘间韧带，左右 $L_3 \sim L_5$ 腰椎横突，经腰椎横突根部 $L_3 \sim L_4$、$L_4 \sim L_5$、$L_5 \sim S_1$ 椎管外口的松解，胸腰筋膜的松解，髂腰韧带的松解，在骶正中嵴上和两侧骶骨后面竖脊肌起点的松解以及 $L_4 \sim L_5$、$L_5 \sim S_1$ 棘突间隙两侧经黄韧带松解左右椎管内口。棘上韧带点、棘间韧带点、左右 $L_3 \sim L_5$ 腰椎横突点、骶正中嵴上和两侧骶骨后面竖脊肌起点的连线共同围成"回"字外面的"口"，而两侧 4 点椎管内口的松解点的连线围成"回"字中间的"口"。通过针刀整体松解，破坏腰椎间盘突出症的网状病理构架中的关键点，调节腰骶部的力平衡，使腰椎的力平衡恢复到可代偿的范围以内，从而使患者腰骶部功能恢复正常。

针刀之所以能在短时间内彻底治愈腰椎间盘突出症，是源于针刀医学对慢性软组织的重新认识。针刀医学研究发现，人体的骨连接类似于弓箭连接，骨是弓，连接骨的软组织是弦，软组织在骨的附着部称为弓弦结合部。一副弓本身就是一个密闭的力学系统，根据弓箭的受力分析，弓弦结合部为应力集中部位，如果搭上箭，弦上又有一个应力集中点。应用于人体其应力集中点就在软组织在骨的附着处（弓弦结合部）以及软组织的行经路线与其他软组织产生摩擦的部位（弦的应力集中部）。腰椎周围有众多软组织的起止点，它们各自按照不同的方向走行。所以，当一个弓弦结合部受损后，就会引起邻近的弓弦结合部的粘连和瘢痕。从而形成立体网络状的病理构架，所以，只对压痛点实施的治疗方法有一定疗效，但由于不能破坏腰骶部的整体网络状病理构架，故疗效有限。针刀通过对病变关键点的松解，彻底破坏了腰椎间盘突出症的整体网络状病理构架，从根本上阻断了疾病的发展，达到治疗目的。

第二节　腰骶部骨质增生病因病理学理论

一、骨质增生概述

（一）西医学对骨质增生的认识

关于骨质增生病因学的研究在世界范围内已有半个多世纪的历史，比较被公认的理论认为骨质增生的病因是退行性变（所谓退行性变，就是指骨质老化）。因为这种理论不能给临床提供治疗的帮助，人成年后随着年龄的增长，衰老是不可避免的，也是不可逆转的，即老化是不可逆转的。所以退行性变的理论，把骨质增生定位为一种不可逆转的疾病，另外退行性变的理论也不能完满的解释许多临床现象，许多二十多岁的人就患了骨质增生，二十多岁的人怎么就老化了呢？所以世界医学界同仁，不断地探索骨质增生的真正病因，有的从骨化学方面进行研究，对增生的骨质进行化学分析，结果发现增生的骨质和人体正常的骨质的化学成分完全一样；有的从骨内压方面进行研究，用现代先进的仪器设备对骨质增生部位的内压进行测量，结果也未发现异常；还有许多专家对骨质增生的病因进行了各种各样的研究探索，最终都毫无结果。因此骨质增生的病因成了一个世界之谜。由于骨质增生的病因搞不清楚，所以骨质增生所造成的疾病，也就成为一种无法治愈的疾病，有的人把它比喻为不死人的"癌症"。

（二）中医对骨质增生的认识

骨质增生属中医的"痹证"范畴，亦称"骨痹"。《素问·长刺节论》："病在骨，骨重不可举，骨髓酸痛，寒气至，名曰骨痹。"中医认为本病的发生发展与肝肾亏虚、外伤与劳损、感受风寒湿邪、痰湿内阻、瘀血阻络等有关。肝肾亏虚：中医认为"肾主藏精，主骨生髓"，若肾精充足则机体强健，骨骼外形及内部结构正常，且可耐劳累及一般伤损。而"肝主藏血，主筋束骨利关节"，肝血充足则筋脉流利强劲，静可保护诸骨，充养骨髓；动则约束诸骨，免致过度活动，防止脱位。若肾精亏虚，肝血不足，则骨髓发育异常，更兼筋肉不坚，荣养乏源。久之关节在反复的活动过程中，可渐渐地受到损害而过早过快地出现退变。外伤与劳损：一时性承受超强度的外力，包括扭、挫、撞、跌等，或长时间承受超强度的外力劳损，如特定状态下采取不正确姿势持续紧张地劳作等，都可造成关节的急性或慢性损伤，以发生在颈、腰段、脊柱及髋、膝、踝等负重关节较多。当这些外方作用于上述部位时，可引起受力最集中的关节局部发生气血逆乱，严重的导致筋损骨伤、血流不循常道而溢于脉外形成瘀血凝滞，导致关节骨骼结构受损，失去滋养，久之，退行性疾病便会出现。外感风寒湿邪：感受风寒、着凉、久居潮湿之地、冒雨涉水等，外邪乘隙侵犯肌表经络，客于关节、筋骨，可引起气血运行阻滞，经脉阻痹，筋骨失养，渐成骨痹。痰湿内阻："肥人多痰湿"，故体胖之人易患本病，肥胖之体，多阳虚湿盛，湿聚成痰，随经流注于关节部位；又体胖之人可加重关节之负重，二者均可造成关节局部血运不畅、筋骨失养，久则成痹。

（三）针刀医学对骨质增生病因病理的认识

过去的研究忽略了"力"在人体内的重大作用，更忽略了"力"在骨质增生发生当中的重大作用。针刀医学从人体力学解剖结构入手，提出了人体内存在一个以骨连接为中心的力学传导系统——人体弓弦力学解剖系统，通过研究人体弓弦力学解剖系统的力学特性，以及关节面软骨细胞和软组织的附着点处在持续长时间的高应力作用下的变化过程，发现一切骨质增生的真正原因是骨关节周围软组织的高应力所造成的，骨质增生是软组织损伤所造成的骨关节力平衡失调。所以提出了骨质增生的根本原因是"骨关节力平衡失调"，是慢性软组织损伤在骨关节的特殊表现形式的新理论。并且研究了人体内不同的异常力学状态（压力、拉力、张力）所造成骨质增生的不同情况，同时证明这些骨质增生的特点都是符合力学规律的（即力的三要素，作用点、方向、大小），这就全面地揭开了骨质增生病因的本质是"骨关节力学平衡失调"所致。这一理论的建立，不仅揭开了骨质增生病因病理学之谜，更重要的是对治疗骨质增生疾病找到了根本的出路，那就是恢复人体内骨关节周围软组织的力学平衡。针刀医学全面系统地阐述了恢复人体内骨关节周围软组织的力学平衡的方法和治疗原则，并且创造了一整套的治疗各种部位骨质增生的具体操作方法，已使数以百万计的骨质增生病患者恢复了健康状态。

二、人体对腰骶部异常力学状态的调节和适应

（一）人体的异常力学状态表现方式

知道了人体内的正常的力学状态对人体的生命活动具有重大的意义。但是，任何事物都有两面性。当人体内的力学状态发生异常时，"力"对人的生命活动就会产生不良影响，甚至引起严重的疾病。人体的异常力学状态表现方式为"力"的作用点、"力"的方向、"力"的大小的改变。

通过人体弓弦力学解剖系统，使我们认识到，人体的力学传导是通过骨连接进行传导的。不管是直接骨连接还是间接骨连接，它们的功能都是进行力的传导。所以，单关节弓弦力学解剖系统就是人体内最小的力学传导系统。后者是一个密闭的力学解剖系统。它同时传导三种力，即压应力、拉应力和张应力。

（二）人体对异常应力的三种自我调节方式

人是有生命的活体，人体内一切组织结构的力学状态都是为生命活动服务的，当这些组织结构的力学状态发生改变时，就会对人的生命活动产生影响甚至破坏，人体就会发挥自己生命的本能，对影响或者破坏生命活动的力学状态进行调整或对抗，使这种影响和破坏的程度尽量的降低或者是消失，只有当这种影响和破坏的程度完全超越了人体自身的调整和对抗的能力以外，人体的这种自身调节和对抗的能力才无法发挥作用，这时人体的生命活动必将遭受严重的破坏甚至死亡。

下面以关节为例，阐述人体对异常的应力的调节过程。在一个关节中，同时受到张应力、压应力和拉应力的共同影响（图4-1）。三者之间既有区别，又有联系，不可分割。构成关节的骨骼主要承受压应力，关节周围的软组织（关节囊、韧带、筋膜）主要承受拉应力，关节内的滑液主要承受张应力。正常情况下，三个力相互平衡，相互渗透，相互制约，它们共同维持正常的关节位置及关节的运动功能。一旦其中的一个应力发生改变，就会影响关节的整体力学环境，最终导致三个应力平衡失调，引起关节功能障碍。

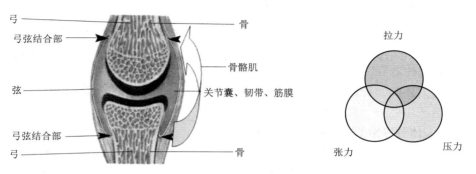

图 4-1 关节力学结构示意图

绝大多数情况下，关节的损害都是从软组织开始的，根据人体弓弦力学解剖系统理论分析，弓弦结合部及弦的行经路线是应力的集中点，是最容易损伤的。临床上也是如此，外力首先损伤软组织，如肌肉、韧带、筋膜、关节囊。造成关节软组织的拉力平衡失调，出现局部软组织损伤出血、水肿、功能障碍，代谢产物堆积等，人体在损伤的同时就会修复自我修复和自我调节，首先动员体内凝血机制止血，同时在局部产生炎症样改变，最终通过粘连、瘢痕和挛缩形成纤维结缔组织代偿软组织所丧失的力量。如果是轻微损伤，粘连、瘢痕和挛缩的纤维组织就会转变成为正常组织，恢复软组织的拉力平衡，短时间内完全恢复正常。如果损伤重，就会遗留部分粘连、瘢痕和挛缩的组织，软组织的拉力平衡不能恢复，随着病情的发展，在弓弦结合部（软组织在骨骼的附着处）的粘连、瘢痕和挛缩组织逐渐增加，当这些纤维结缔组织达到一定的面积和体积，超过人体自身的代偿和调节能力时，就会牵拉关节两端的骨骼，导致关节间隙变窄；此时就不单单是软组织的问题了，关节间隙的变窄，会使骨骼承受更大的压力，如果人体不对其进行调节，就会引起关节面的破坏，导致关节强直。此时人体动员另一种力学调节方式，即通过分泌大量滑液，达到润滑关节软骨的目的，在临床上，就会表现为关节积液。但大量的滑液又会产生巨大的张力，使周围的软组织承受更大的拉力，粘连、瘢痕和挛缩进一步加重。由于人体的代偿和调节能力是有限的，当超过人体的代偿能力和调节能力，人体就会通过将软组织变硬，甚至骨化来代偿，如果还不能代偿和调节异常应力，就会发生关节强直，以牺牲关节功能的代价来维持人体的生命活动。

综上所述，人体对异常力学损伤有三种调节方式。

第一种为，将被异常力学状态所影响和破坏的组织结构和生理功能通过自我调节功能进行纠正，使人体的组织结构和生理功能恢复正常，这样既不会造成疾病也不会产生新的病理变化而造成另一种疾病，这是最佳的结果。

第二种为，将被异常力学状态所影响和破坏的组织结构和生理功能，进行对抗性的调节，即用增生、硬化、钙化、骨化和组织重建来对抗被异常力学状态所破坏的组织结构和生理功能，并阻止这种异常力学状态的继续影响和破坏作用，这是在没有纠正异常力学状态的情况下的自身保护性调节。如人们在劳动时，双手握镐柄，时间长了，手掌接触镐柄的部位就会长出老茧，老茧是什么？是角质。这角质就是人体代偿作用的结果，手掌通过角质增生的方式来抵抗摩擦。否则，手掌这些部位表皮就会让镐柄磨破。但是这种调节容易造成新的病理因素，形成新的疾病。如骨质增生、肌肉增生和各种软组织硬化、钙化、骨化都是这种对抗性调节的结果。

第三种为，当异常的力学状态对人体的组织结构和生理功能产生影响和较大强度的破坏时，以上两种调节方法已经无效，人体则被迫采取第三种调节方法，即使其适应的调节方法，这种适应性的调节方法中间也有时夹杂着对抗性的调节，这种适应性的调节可以理解为人体的一种无可奈何的选择，因为这种调节只能保持一部分组织结构和生理功能不被破坏，但另一部分组织结构和生理功能将被破坏。

（三）人体对异常的力学状态的适应

当异常的力学状态对人体的组织结构和生理功能产生影响或较大强度的破坏，人体的自我调节功能长时间不能使其纠正时，人体则发挥另一种调节功能，使其逐渐适应，这也是人体避免进一步损伤的一种调节，这种调节可使人体相应的组织器官相对的保留一部分生命活动中必需的功能，这也可以说是人体对异常力学状态所造成的破坏无能力纠正时的一种对策。

比如，勾椎关节骨质增生以及项韧带钙化等，均是人体为了适应这种异常应力，通过钙化和骨化代偿的结果。其根本原因仍在软组织，而并非是骨组织自身出了问题，所以无论是针刀的诊断还是治疗都应该从软组织入手，而不是将增生的骨组织切除。

了解了人体对异常力学状态的适应性调节，对临床和科研都是重要的。因为懂得适应性调节这个道理，就能够知道那些组织结构和生理功能的异常改变是人体自我适应性调节的结果，就知道该怎样处理了，而不会盲目地蛮干。在进行科学研究的时候，懂得了人体有自身适应性调节的生理功能，就知道从何入手来研究有关问题，而不会走弯路。

过去恰恰就因为不懂人体有自我适应性调节的生理功能，对一些疾病制订了一些非常不恰当的治疗方案，使这些疾病治疗后还不如治疗前，甚至造成终身残废或死亡。对一些疾病进行病因病理的研究时花费了大量的人力、物力，而收效甚微。

三、腰部骨质增生的病因

骨质增生或称为骨刺，为临床常见的疾病。对它的发病原因，普遍说法都是退行性变，所谓退行性变就是骨骼老化退变。但是这一理论有好多临床现象无法解释，如许多年轻人踝关节、髋关节、腰椎、颈椎等部位都可能有骨质增生现象，这怎么能是老化退变呢？又如许多患风湿和类风湿关节炎的病人，他们的关节常有骨质增生，这也和老化退变联系不起来。如果把骨质增生或骨刺作为一种疾病，那么有好多中年人骨质增生很严重，但并无临床症状，这也无法解释。

那么骨质增生的根本原因到底是什么呢？通过多年的大量临床观察，并运用生物力学原理对骨性关节炎的病因进行研究，发现临床的腰部骨质增生，大多都与以下几种软组织损伤或者疾病有关：

（一）软组织损伤与骨质增生的关系

1. 关节附近有软组织损伤、软组织挛缩　关于关节附近有软组织损伤，这种损伤大都是慢性的，或急性损伤后的慢性期。慢性软组织损伤中肌肉、韧带挛缩是常见的一种病理变化。挛缩的肌肉、韧带长期处于紧张状态，长时间的紧张状态，使得它们受到超常拉力的牵拉，引起肌肉或韧带损伤，甚至少量的肌纤维将被拉伤拉断。每块肌肉或韧带在被牵拉状态下，两端的肌腱及其附着点处是应力最集中的地方，所以在肌肉长期被紧张牵拉的过程中，两端的肌腱及其附着点就有可能被拉伤。这时候人体的代偿机制为了加强肌腱和附着点处的强度，避免它们被损伤，就将大量的钙质和磷输送到这儿来，就形成了骨刺或肌肉钙化、骨化。

2. 关节扭伤后遗症　关节扭伤，即中医所说之骨错缝。首先是关节周围软组织（包括肌肉、韧带、筋膜、关节囊）的损伤，如果未得到恰当治疗，必然造成关节内的力平衡失调，进而引起关节错位。

（1）从关节的形态结构可观察到人体任何一个关节都不是平面相连，关节面都是凹凸不平的，但相对的关节面都很吻合。就象每个人的上下牙齿一样，很少是平面相接触的，大多是长短不齐，厚薄不一前后倾斜的，但是一咬合的时候，都是很吻合的，如不吻合，就不能咀嚼东西。而且正常情况下，关节所承受的压力仅在很小的范围内变化，分布于关节面每一个单位面积上的压力也相对稳定。

（2）当关节骨错缝后，关节就不那么吻合了，有些地方负重增加，有些地方负重减少，甚至不负重了，然而关节承受的压力并没有变，甚至还有增大，负重区受力的量就大幅度增加。关节面的每一部分所能承受的最大压力是一个常数，不能承受增加部分的压力。按压强定律公式知道，压力不变，受力面积越小，压强越大。骨错缝以后，关节内的受力面减少了，压力没有变，受力部分的压强增高了，关节软骨不能承受，必将有大量的软骨细胞被压坏、压死。所以，关节错缝移位不需很大的距离，只要移动 0.5mm以上的距离，就足以造成以上的结果。如将任何一个人的下颌骨向任何方向移动 0.5mm，上下两组牙齿就不能吻合。关节错缝与这个道理是一样的。

（3）引起关节力平衡失调的原因是骨关节周围软组织损伤

外力首先损伤软组织，然后引起骨组织的损伤。这里需要说明的是除了巨大的直接暴力快速对人体的损伤可直接导致骨折、脱位外，绝大部分损伤都是从软组织损伤开始的。软组织损伤后，人体通过粘连、瘢痕和挛缩进行代偿和调节，在调节过程中，骨关节周围软组织的粘连和瘢痕就会引起关节的位置发生改变，导致关节错位，如果超过其代偿限度，人体对异常应力有三种自我调节方式，人体会通过硬化、钙化、骨化的方式来代偿异常应力，钙化、骨化在影像学上就表现为骨质增生（骨刺）。Wolff 定律也支持这个观点。Wolff 定律指出，骨骼的生长会受到力学刺激影响而改变其结构。用之则强，废用则弱。

以上从各个方面、各个角度的分析论证，只能得到这样的结论：扭伤的关节，发生骨质增生或骨刺是"骨关节力平衡失调"引起。也就是说骨质增生或骨刺发生的根本原因是"力平衡失调"，用这个理论可以圆满解释临床上所有骨质增生和骨刺这一病理现象。

3. 单独的、较大的一个骨刺生长部位，必定是某一软组织的附着点　一个孤立的骨刺生长部位，必定是某一肌肉和韧带的附着点处。如跟骨骨刺总是位于跟骨结节上跖长韧带和跖腱膜的附着点上，根据上述观点，马上可以认定这一肌肉韧带必然是挛缩变性，处在紧张的牵拉状态。采取治疗措施将肌肉和韧带的紧张牵拉状态一解除，症状即可消失。治愈后，经长时间观察，骨刺也自然变钝，变小。

4. 脊柱骨质增生 发生在颈、胸、腰椎的骨质增生是不是退行性变呢？也不是，仍然是个力学问题。

人体的重量需要骨组织来承担，但力学的传导则必须通过软组织（肌肉、韧带、筋膜、关节囊）来进行。人是一个复杂的力学结构生命体。既是生命，就会随着时间的推移，逐渐当衰老。而人体的组织尤其是承担体重的脊柱骨组织与其周围的软组织长期持续受到重力的影响，脊柱周围的软组织会首先产生疲劳性损伤和积累性损伤，人体通过对异常应力的三种自我调节（见第四节），最终也产生骨质增生。而骨质增生的部位也是弓弦结合部（软组织在骨组织的附着处）。因为根据人体弓弦力学解剖系统，弓弦结合部是应力的集中的部位。

一般来说，由于脊柱骨质增生都没有临床症状。一方面是因为脊柱的关节多，力学传导的方式也相应很多，而骨质增生的过程是一个很慢长的过程，在这个过程中，人体已经适应了这种异常的环境。另一方面是因为骨质增生已经代偿了异常的应力，所以没有临床表现。如果超过了人体的代偿和调节能力，就是病态了。它的特点是，骨质增生可以出现在颈、胸、腰段任何脊柱节段

（二）疾病与骨质增生的关系

类风湿关节炎或风湿性关节炎关节周围常常有骨质增生出现。这两种病，如果得不到正确的治疗，关节周围的软组织就会由于炎性渗出、水肿、坏死，同样导致关节内三种力学平衡失调，最后引起骨质增生，可见，疾病所引起的骨质增生的原因仍然是"力平衡失调"而不是关节炎疾病的本身。

（三）骨质增生的病因是骨关节力平衡失调

通过对人体力学解剖结构以及人体对异常应力的调节机制的研究，以及对以上软组织损伤及疾病在临床是所出现骨质增生现象的分析都表明，不管情况千变万化，得出的结论都是一个："骨关节力平衡失调"是骨质增生的根本原因。搞清了这样一个根本病因，对于从根本上解决这类疾病所采取的治疗措施关系极大。可以根据这个根本病因研究出正确的治疗措施，使这一大类疾病的治疗问题迎刃而解。骨质增生有症状，有症状的称为骨质增生性疾病，是临床上需要积极治疗的范围；而没有症状的就不是骨质增生性疾病，也就没有必要去治疗它。

（四）骨质增生的本质

1. 骨质增生是人体力平衡失调的结果 力有3个要素：大小、方向、作用点。这3个要素缺一都不称之为力，没有无方向的力，没有无作用点的力，也没有无大小及没有"量"的力。力是矢"量"，它不同于一般的"量"，因此，在用 F 来表示力的时候，都在 F 的上面加上一个小箭头，即 $\vec{F}$，如牛顿第一定律 $\vec{F}=ma$，当它表示力的时候，即写成 $\vec{F}=ma$。骨质增生是有方向，大小和作用点的。骨质增生的作用点：均发生在弓弦结合部（软组织在骨骼的附着处）；骨质增生的纵轴方向：沿着弦的行经路线生长；骨质增生的大小：根据人体自身的条件（性别、年龄、身高、胖瘦等）不同，所受外力损伤

的程度不同，部位不同，骨质增生的大小、形状也是不同的。如鹰嘴形，钳夹形，圆锥形等等各种不同的形状。

2. 骨质增生是人体代偿的产物　骨质增生的本质是骨关节周围软组织的应力异常后，人体通过粘连、瘢痕和挛缩这种代偿方式已不能对抗异常的应力情况下，启动的第二套代偿调节机制。其病理基础是弓弦结合部的软组织的力平衡失调，病理发展过程是硬化→钙化→骨化。

3. 骨质增生不是由于骨骼本身退变或者缺钙的结果，而是慢性软组织损伤在骨关节的特殊表现方式　由此可见，骨质增生（骨赘）是为适应损伤后软组织所产生的异常应力改变而发生的，它既是生理的，又可转为病理的；它既可以使增生部位增加稳定性，但也可能成为对周围神经、血管等重要器官产生刺激和压迫的因素。而当消除骨关节周围软组织的异常高应力时，

骨质增生则可缩小或甚至吸收。

四、骨质增生的病理机制

（一）骨质增生的三个病理阶段

骨质增生形成的过程分为三个阶段：硬化、钙化和骨化。

1. 硬化　当骨关节周围软组织后，人体通过粘连、瘢痕和挛缩都不能对抗异常应力时，就会通过将软组织的结构变硬对抗这种力，这就是硬化阶段。

2. 钙化　当软组织的硬化仍然抵抗不了这种持续的强大的拉力，人体就将采取进一步的对抗措施，进一步加强软组织的强度，以求不被进一步损伤，就把大量的钙质输送到该软组织应力最集中的地方，使软组织钙化，此处的软组织的强度就进一步加强了，这就是软组织对抗超过正常拉力的钙化阶段，

3. 骨化　当钙化都对抗不了这种日益加强的拉力，人体就会在应力最集中的部位，使已经钙化的软组织骨化。这就是软组织对抗超过正常拉力的骨化阶段，也就是第三阶段。

（二）骨质增生的病理过程

人体在骨关节周围软组织损伤后，人体首先通过粘连、瘢痕和挛缩对损伤软组织进行自我修复的代偿，当异常力学状态已超过人体的代偿限度，无法纠正时，人体就会就采取对抗性调节的对策。但是，这种对抗性调节也有三个阶段：第一阶段，当软组织受到超过正常的拉力影响时，人体首先的对抗措施是让受害的软组织本身增生大量的强度大、弹性小的新的肌肉纤维，使该软组织变粗（肌肉）、变窄（筋膜、韧带）、变短（也就是挛缩），使这种超常的拉力不能再继续拉伤该软组织，这就是软组织的硬化阶段；如果这种对抗措施仍然抵抗不了这种持续的强大的拉力，人体就将采取进一步的对抗措施，进一步加强软组织的强度，以求不被进一步损伤，就把大量的钙质输送到该软组织应力最集中的地方，使软组织钙化，此处的软组织的强度就进一步加强了，这就是软组织对抗超过正常拉力的钙化阶段，也就是第二阶段；如果这种对抗措施，仍然对抗不了这种日益加强的超常拉力，人体就要采取更进一步的对抗措施，在应力最集中的部位生成许多新的骨细胞，并调动一切有关因素使骨细胞迅速分裂，使该处软组织骨化。这就是软组织对抗超过正常拉力的骨化阶段，也就是第三阶段。

下面以腰椎后纵韧带骨化为例分析腰部骨质增生的病因病理机制

1. 腰段弓弦力学系统 腰段关节弓弦力学系统由静态弓弦力学单元和动态弓弦力学单元及辅助装置组成。腰段关节静态弓弦力学单元以腰椎关节连结的骨为弓，以关节囊、韧带、筋膜为弦，维持腰椎关节的正常位置及静态力学平衡。腰部动态弓弦力学单元以腰椎关节连结的骨为弓，以骨骼肌弦，完成腰部运动功能及动态力学平衡。完成腰部的运动功能。软组织在骨的附着处称为弓弦结合部。由于弓和弦的组成材料不一样，所以弓弦结合部是应力集中部位，每个弦（肌肉、韧带、筋膜、关节囊）的行经路线不一样，所以，弦与弦的接触部也是应力集中部位（图3-11）。

2. 后纵韧带骨化的病因及病理机制 后纵韧带骨化，是一个弓弦力学系统弦的应力集中的一个典型例子。后纵韧带（图1-12）在椎管内椎体后方，细长而坚韧，起自C_2向下沿各椎体的后面至骶管，与骶尾后深韧带相移行。韧带的宽窄与厚薄各部也不同，于颈椎、上部胸椎及椎间盘的部分较宽；而下部胸椎、腰椎和各椎体的部分则相反。在较宽处，韧带的中部较厚而向两侧延展部较薄，故椎间盘向两侧突出者较多。后纵韧带含浅、深2层纤维，其浅层纤维可跨越3~4个椎体，深层呈"八"字形跨越一个椎间盘连于相邻的两椎体，"八"字弧形边缘部分紧靠椎弓根部，有椎体的静脉通过，后纵韧带有限制脊柱过度前屈的作用。在病理情况下，当人体长期过度前屈，就会引起后纵韧带（弦）的牵拉，引起弦的拉力增加，引起弦的紧张，最终在弦上形成骨质增生，即后纵韧带钙化，引发临床表现。从力学角度看，后纵韧带钙化其实就是将一个弓弦力学系统为2个弓弦力学系统，从而代偿了后纵韧带（弦）行经路线的拉力异常。

五、腰骶部骨质增生病因病理学理论对针刀治疗的指导作用

由于目前临床上是以退变理论为指导，认为疼痛是骨质增生本身造成的，所以故对骨质增生的治疗主要是针对骨质增生本身的局部治疗。如理疗及药物止痛，开放性手术切除骨刺等，但疗程长，后遗症多，疗效有限。

针刀医学关于骨质增生的病因病理学理论明确了骨质增生的发生发展规律，为针刀治疗奠定了形态病理学基础。针刀治疗就是通过松解相关弓弦结合部的粘连、瘢痕，达到调节骨关节的力平衡的目的。

下面还是以腰椎骨质增生为例，介绍腰骶部骨质增生病因病理学理论对针刀治疗的指导作用。

根据针刀医学慢性软组织损伤的理论及骨质增生的理论，人体的腰部以单关节弓弦力学系统为基础，构成了众多的形状腰椎关节的正常位置。腰段关节弓弦力学系统由静态弓弦力学单元和动态弓弦力学单元及辅助装置组成。腰段关节静态弓弦力学单元以腰椎关节连结的骨为弓，以关节囊、韧带、筋膜为弦，维持腰椎关节的正常位置及静态力学平衡。腰部动态弓弦力学单元以腰椎关节连结的骨为弓，以骨骼肌弦，完成腰部运动功能及动态力学平衡。腰椎椎体因为负重关系在所有脊椎椎骨中，体积最大，L_1~L_2椎体的横断面呈肾形，L_3椎体或L_4椎体过度为椭圆形，L_5椎体则成橄榄形。腰椎椎体从侧面观呈楔形，椎体前缘高度自L_1至L_5逐渐递增，而后缘高度则逐渐递减，以适应腰段脊往前凸。椎体由纵向及横向略呈弧形的骨小梁构成，交织成网，以抵抗压应力及

拉应力。从上述弓弦力学结构中，可以发现，椎体边缘是软组织的弓弦结合部，是应力最集中的部位，也是最容易受损的部位。行走时，软组织不断牵拉，其应力都集中在椎体边缘，人体通过硬化、钙化、骨化来代偿这种异常的应力，最终在椎体边缘长出骨刺。从力学角度看，骨刺其实就是缩短了关节连接（弓的长度），缩短关节囊、韧带、筋膜的长度（弦的长度），从而代偿了腰椎边缘处（弓弦结合部）的应力异常。

　　了解人体对软组织受到超常拉力时进行对抗调节的三个阶段，对于临床诊断和治疗是极有意义的。当看到软组织硬化时，就知道这是人体进行对抗调节的开始阶段；当看到软组织钙化时，就知道这是人体进行对抗调节的中间阶段；当看到软组织骨化时，就知道这是人体进行对抗调节的最后阶段。这使在治疗时能采取一个恰到好处的治疗方法，既不会治疗过分，也不会治疗不及，既将病治好又不会给人体造成不必要的损伤。

　　在针刀的治疗中，对于不同的阶段，方法也不尽相同，但治疗的宗旨是相同的，均是对软组织进行松解，而非针对增生的骨组织，并且松解的部位大同小异，也都是其应力集中点。不同就在于，病情轻，则针刀松解的部位相对较少、针刀相对较小、手法相对较轻；病情重，则针刀松解的部位相对较多、针刀相对较大、手法相对较重。具体的操作在此不再赘述，总之，方法均为目的服务，而针刀治疗的目的就是在于松解彻底，恢复力学平衡。

第三节　腰骶部针刀治疗理论与经筋理论的关系

一、经筋理论概述

　　《灵枢·经筋》对十二经筋进行了详细的描述。"肌肉解利"是经筋的生理常态，经筋病主要表现为筋急、筋纵和特殊经筋病3个方面，其中筋急为病多表现为十二经筋的痹症，以经筋牵掣、拘挛、疼痛、转筋、强直、关节运动障碍为主要特征。一般的观点认为经筋包括神经和肌、腱、腱围结构、筋膜、韧带、关节囊等软组织，筋急为病多为软组织损害。经筋病按病位划分可分为经筋所过局部的经筋本身病候与内脏病候，《灵枢·经筋》首先提及手足六筋病—经筋所过部位支转筋痛的局部病候，其中阴器扭痛、舌卷、耳中鸣痛等亦属于经筋所过的局部病症，此外在手三阴筋病中还出现了胸痛息贲、胁急吐血、伏梁唾血脓等内脏病候。

二、针刀治疗理论与经筋理论的关系

　　通过对经筋理论的深入探讨以及临床经验的总结，针刀医学提出软组织在人体内占有重要地位，以软组织改变为切入点横向看待疾病的发生和发展并以针刀软组织松解术为手段治疗疾病。针刀医学认为软组织纤维化、增生、肥厚等多种原因可引起软组织的力学发生变化，如长度缩短、相对运动受限、张力增高或者腔隙内压增高等异常改变等，这些异常力学改变能够参与或者导致某些疾病的发病过程。软组织异常力学改变能够对局部和外周产生影响。①对局部的影响：过高的软组织张力或腔隙内压，造成局部组织慢性缺血性损害而引起疼痛。②对外周的影响：这些异常性质改变也能通过影响病变软组织附近的神经、血管、骨关节、特殊器官等参与某些疾病的发病过程。并且通过对病变软组织的微创松解可以解除其对神经、血管、骨关节等组织器官的影响，达到治疗疾病的目的。越来越多的研究显示软组织改变可参与某些疾病的发病过程，例如：纤维化的软组织带来的缺血和牵张刺激使局部神经末梢敏感性增高，是软组织压痛点和痛性结节形成的原因之一；周围神经卡压综合征的重要原因之一就是软组织改变，可通过针刀手术切开减压治疗；牵系学说认为椎动脉型颈椎病的发病机制与椎动脉周围的纤维粘连带有关，由于反复的急慢性损伤形成的颈椎周围软组织粘连，可导致颈椎错位，引起椎动脉扭曲，产生相关的临床症状，也可采取针刀手术松解颈段粘连；髌外侧支持带挛缩可改变髌股关节力线，与髌股关节骨性关节炎关系密切，针刀手术同样可以通过外侧支持带松解手术达到治疗目的。

三、针刀松解部位的选择与"以痛为腧"的关系

《灵枢·经筋》强调"以痛为腧"，即在疼痛点、痛性结节或者条索点进行治疗，收到良好的效果。可见"以痛为腧"是治疗经筋病的基本原则之一，但"以痛为腧"的治疗有效率高而治愈率低的现象普遍存在，而且由于经筋的解剖定位不清，极大地阻碍了经筋理论的发展和临床应用。针刀医学在研究经筋理论的基础上，提出了疾病的形成不是一个点的问题，而是通过人体弓弦力学解剖系统在病变部位形成以点成线、以线成面、以面成体的立体网络状的病理构架。痛点治疗只是治疗点之一，更重要的是要破坏疾病的病理解剖构架才能治愈疾病。

四、针刀治疗与经筋刺法的关系

1. 针刀治疗与经筋刺法的关系 针刀治疗是采用针刀将病变的软组织切开松解，使病变软组织减张减压或延长长度，破坏疾病的病理构架，解除其对血管、神经、骨关节的影响。针刺治疗经筋病的方法可分为火针治疗、单针多向刺、多针刺3类，《灵枢·经筋》反复提到"燔针劫刺，以知为数，以痛为腧"，指出经筋拘急疼痛可用火针治疗。一般认为火针治疗具有针和灸的双重作用，可振阳气、通经络、行气血、散风寒。火针治疗有软组织松解作用：第一，火针直径较粗，甚至有三头火针，因此火针治疗形成的伤口较大，软组织松解效果比毫针好；第二，高温具有扩大伤口和止血作用，因为外科手术用的电刀就是通过高频电流对组织加热，实现对组织的分离和凝固，从而起到切割和止血的作用。多针刺是在病变局部用多支毫针刺入，一般认为可增强刺激，促使针感放散传导，《灵枢·官针》记载有傍针刺、齐刺、扬刺等刺法，是治疗经筋病的常用手法。一般认为单针多向刺可扩大刺激范围，加强针感，有关刺法为恢刺法、分刺法、合谷刺法等。

针刀与针灸治疗的相同点在于两者都是作用于人体软组织，针刀与针灸治疗的不同点是针灸治疗以得气为主，达到疏经通络的目的。而针刀治疗点是明确的人体解剖结构，针灸是以点的刺激治疗病变，针刀是以短线切割切开、松解病变软组织。在针法和刀法操作方面也不一样，针灸可以以针灸尖为圆心作顺向或者反向的捻转，达到补泻目的。而针刀不行，因为针刀刃的作用是切割，针刀刀法操作必须与重要神经血管走行方向一致，不能随意捻转，否则就可能切断神经血管，造成医疗事故。针灸的合谷刺法通过一

个针孔向不同的方向刺入，以得气为有效。针刀提插刀法也可以通过一个针孔向不同方向进行切割，但必须搞清楚刀下的组织结构，是筋膜、肌肉，韧带还是关节囊？根据不同的病变切割不同的解剖组织，才能达到治疗目的。

2. 针刀治疗是对经筋病刺法的发展　针刀治疗是对上述经筋病刺法的发展。首先，针刀治疗将经筋理论中的病变定位从"以痛为腧"的病变点治疗提升到对疾病病理构架治疗的高度上来。其次，针刀治疗将以人体解剖结构为基础，将针灸针刺法中某些模糊的概念进行了解剖学的量化。如《针灸大成·火针》："切忌太深，恐伤经络，太浅不能去病，惟消息取中耳"，何为太浅？何为太深？到达什么层次为适中？与人体的解剖关系是什么？针刀治疗是在人体弓弦力学解剖系统的基础上，对疾病进行准确定位，并确定针刀需要松解的人体解剖结构。根据病情对病变部位的不同软组织如筋膜、韧带、肌肉、关节囊、滑囊等分别进行松解或者切割。这对进一步研究经筋经理提供了解剖形态学基础。

综上所述，如果说针刀医学有什么创造性、突破性的建树，那是在吸收老一辈专家开辟的中医现代化道路的结晶成果基础上的必然结果。针刀医学的主要内容之一，就是将中医学现代化，而且是从基础理论方面使之现代化。

由此，针刀医学关于中医现代化的研究并不是笔者心血来潮，而是历史的要求，时代的必然，要将中医现代化也不是笔者妄自空想，而是有它客观的条件作基础的。也就是说，针刀医学关于中医现代化的研究，是在中医现代化有其历史必然趋势的背景下，并有充分的性、现实性的条件下开始和成形的。

第五章
腰椎间盘突出症的诊断

第一节 腰椎间盘突出症的临床表现

1. 发病年龄与性别 多发生于 30~50 岁的青壮年，男女无明显区别。患者多有反复腰痛发作史。

2. 腰痛伴坐骨神经痛是本病的主要症状 腰痛常局限于腰骶部附近，程度轻重不一。坐骨神经痛常为单侧。疼痛沿大腿后侧向下放射至小腿外侧、足跟部或足背外侧。行走时间长、久站或咳嗽、喷嚏、排便等腹压增高时均可使症状加重，休息后可缓解。疼痛多为间歇性，少数为持续性。

3. 下肢麻木 多局限于小腿后外侧、足背、足外侧缘的麻木或皮肤感觉减退。

4. 脊柱侧弯 多数患者有程度不同的脊柱侧弯。侧弯多突向健侧。

5. 压痛伴放射痛 用拇指深压棘突旁，患部常有压痛，并向患侧下肢放射。

6. 患侧直腿抬高试验阳性 患者仰卧，两下肢放平。先抬高健侧，记录能抬高的最大度数；再抬高患侧，当抬高到产生腰痛和下肢放射痛时，记录其抬高度数，严重者抬腿在 15°~30°。再降低患侧至疼痛消失时，将踝关节背屈，症状立即出现，此为加强试验阳性，可与其他疾病引起的直腿抬高试验阳性相鉴别。

7. 反射和感觉改变 神经根受累后，可发生运动功能和感觉功能障碍。腓肠肌肌张力减低，拇背伸肌力减弱。

L_2~L_3 神经根受累时，膝反射减低；L_4 神经根受累时，膝、跟腱反射减弱；L_5 和 S_1 神经根受累时，跟腱反射减弱。神经根受累严重或过久，相应腱反射可消失。

8. X 线检查 在正位平片上，腰椎侧弯是重要的 X 线表现，侧弯多数是由突出的间隙开始向健侧倾斜，患侧间隙较宽。侧位片可见腰椎生理前凸减小或消失，甚至向后凸，椎间盘突出的后方较宽，所谓前窄后宽表现。早期突出的椎间隙多无明显改变，晚期椎间隙可明显变窄，相邻椎体边缘有骨赘生成。

第二节 腰椎间盘突出症的体格检查

一、视诊

1. 步态

（1）行走蹒跚，不敢伸直下肢，躯干重心集中在健侧下肢，脊柱向健侧倾斜，多见于腰椎间盘突出症。

（2）直腰行走，稍坚持一段时间，继而出现跛行，且腿痛、腿麻等，蹲下休息一段时间后缓解，但行走一会又出现以上症状者，可见于腰椎管狭窄症。

（3）行走步伐短小缓慢，斜肩，手扶髋部，腰部挺直不动，两髋及两膝微屈，蹒跚而行。多见于急性腰部扭挫伤。

（4）蹒跚步态，走路时身体左右摇摆称为鸭步。见于佝偻病、进行性肌营养不良等。

（5）跨阈步态，由于踝部肌腱、肌肉松弛，患足下垂，行走时高抬患肢起步，见于腓总神经损伤。

（6）"挺胸式"步态，见于进行性肌营养不良症等。

2. 站位腰部有无畸形

（1）腰部各结构及骨性标志　两侧髂嵴及大粗隆是否等高；腰骶菱形区是否正常；两侧臀皱襞是否对称。

（2）脊柱腰段后凸与前凸

①腰段后凸　主要见于外伤性脊柱骨折、脱位所致的成角畸形。

②腰段前凸增加　又称挺腰畸形，常伴有腰骶角增大，骨盆倾斜角增大。常见于腰椎滑脱症，两侧先天性髋关节脱位或炎症所致的髋关节屈曲畸形、膝屈曲畸形，水平位骶椎，进行性肌营养不良症等。

③腰段前凸减小　腰椎间盘突出常使腰椎的前凸减小，消失，甚至出现后凸。另外腰椎结核、强直性脊柱炎也可使前凸减小。

（3）脊柱侧弯　脊柱侧弯可分为很多种类。

①按弯曲方向分

侧凸　即部分脊柱棘突偏离身体中线称脊柱侧弯，有左侧凸、右侧凸、"S"形、反"S"形，"C"形、反"C"形。

旋转性侧弯　也称扭曲性侧弯，是因为腰椎横突一面高、一面低形成的，这种弯曲是最复杂，最难治的。

②按性质分

功能性侧弯　a. 往往由某种不正确姿势引起，常在学龄期儿童发现。这类脊柱弯曲畸形并不严重、当患者平卧或用双手拉住单杠悬吊时。畸形可自动消失。脊柱本身无结构性异常，脊椎骨、韧带、肌肉、神经等无器质性改变。这类侧弯是可逆性的，可以在某些姿势下矫正。b. 由于肢体短缩，两侧下肢不等长，髋关节内收或外展挛缩畸形等原因，造成骨盆倾斜，可引起脊柱代偿性侧弯。所以在检查脊柱侧弯患者时，也要考虑骨

89

盆的因素。c. 由于肌肉痉挛、脊神经根受刺激（如腰椎间盘突出症）、脊椎炎症引起腰背部疼痛及脊柱旁肌肉的痉挛，患者为了缓解疼痛，致使脊柱向某一侧倾斜，产生保护性体位侧弯。

病理性侧弯　又称器质性侧弯，由各种疾病引起的，如脊髓空洞症、大脑性瘫痪、佝偻病、小儿麻痹或外伤、压扁性骨折、大叶性肺炎等使肌肉的张力不平衡所致。患者发病年龄愈小，弯曲畸形也愈严重。为不可逆性改变，不能用改变姿势体位的办法纠正。此类侧弯较重，曲度比较固定，脊柱前屈时更加明显，严重的侧弯往往伴有胸廓畸形。

③按发病原因分

骨性侧弯　由脊椎骨及其附属结构的先天性发育异常或后天性疾病、创伤等破坏椎骨所致。

神经肌肉性脊柱侧弯　是因为神经或肌肉的疾病导致腰背部软组织受伤，动态平衡失调，两侧肌力不平衡所致，常见于脊髓灰质炎患者。

特发性脊柱侧弯　为临床最为常见的一种类型，其发病原因尚不清楚，临床表现脊柱有一个原发性侧凸和一个继发性代偿性侧凸，由于脊柱同时有旋转畸形，弯腰时一侧肋骨特别隆起，称为剃刀背畸形。

代偿性脊柱侧弯　指其他原因引起的代偿性脊柱弯曲，最常见的如下肢长度不等引起的骨盆偏斜，髋关节内收、屈曲、外展畸形引起的骨盆倾斜等。

二、触诊

1. 骨触诊　检查时患者站立，医者坐在患者后面，将两手置于两侧髂嵴顶部，两拇指放在腰背部中线第四、五腰椎之间，检查腰椎后面棘突，逐个触诊，是否有压痛、畸形。若两个棘突之间摸到阶梯状畸形，可能有腰椎滑脱。最常见的是第五腰椎在第一骶椎上方向前滑脱，或第四腰椎在第五腰椎上方向前滑脱。

检查腰椎前面时，让患者仰卧，两膝关节屈曲，使腹肌松弛，医者用手放在脐下，轻轻向下压迫，触诊第五腰椎和第一骶椎椎体的前面。

2. 软组织触诊　在棘突线上触诊时，如棘上韧带或棘间韧带撕裂伤，触诊有压痛。

（1）棘突触诊　患者俯卧位，或坐位检查。

①用拇指尖逐个按压，一高一低，顺序向下，高处为棘突，低凹处为棘间，如腰椎有病变，可在相应的病变区有压痛。

②用食、中两指夹住棘突，从上向下滑行触诊。

③用食、中、环3指，中指在棘突尖，食指与环指夹住棘突两侧，由上向下滑行触诊。

触诊注意棘突有无异常隆起或凹陷，棘突间隙有无变宽，棘上韧带及棘间韧带有无增厚肿胀及压痛。一般轻触即痛多由棘上韧带病变所致，较深的压痛可能来自棘间韧带。棘突的排列是否在一条直线上，有无侧弯或棘突偏歪。如局部棘突偏歪，说明该椎体旋转，关节突关节紊乱，可进行小针刀松解治疗；要注意有无隐性脊柱裂或腰椎向前滑脱，主要看腰骶部棘突凹陷或呈台阶状。

（2）压痛点　压痛点对腰腹疾病的鉴别诊断具有重要意义。在进行触诊寻找压痛点之前，嘱患者指出准确疼痛部位，以便了解疼痛的准确部位以及痛点痛区范围的大小。

　　根据患者的主诉痛点，从外周向痛点中心用拇指触诊法确定压痛点位置。

　　寻找压痛点的方法是：自上而下依次按压棘突、棘间韧带、腰骶关节、关节突关节、横突、椎旁肌、肋脊角、骶髂关节等，压痛点多是病变或损伤组织的部位。表浅压痛说明病变或损伤浅在，多为棘上、棘间韧带，筋膜，肌肉的损伤；深在的压痛表明可能是椎体或附件有病变或损伤。在临床体检中，肌肉处于松弛情况下可检查出深层的压痛点，肌肉处于紧张情况下只能检查出浅层的压痛点。

　　①棘突间隙压痛　即在上下两个棘突之间凹陷处有压痛，主要见于椎间盘突出及棘间韧带损伤等病症。

　　②棘突压痛　即在棘突处压痛，主要见于椎体及椎弓的创伤或疾病，。严重的腰椎间盘突出，尤其是中央型突出也可出现疼痛，并引起坐骨神经放射痛。

　　③腰椎棘突与骶中嵴压痛　主要是腰背筋膜（$L_1 \sim S_4$）附着处，根据无菌性炎症病变所在位置，可引起腰痛、腰骶痛、骶尾痛。单独发病者少见，多与腰部深层肌劳损同时发生。

　　④棘旁压痛　是指上、下棘突间隙向两侧旁开 2～3cm 处的较深压痛，此处的深部组织为后小关节囊、黄韧带及椎间孔，这些部位的创伤或病变，均可发生压痛。腰椎间盘突出由于神经根常挤压于突出物与关节突及肥厚的黄韧带之间，故亦可发生明显的压痛及坐骨神经放射痛。如系 $L_3 \sim L_4$ 椎间盘突出，则受压的是第四腰神经根，此神经根参与股神经及坐骨神经的构成，除坐骨神经痛外，还可引起大腿前及膝前内侧的放射痛。

　　⑤腰椎横突压痛　腰椎横突有诸多的肌肉、筋膜附着，在其前方有腰大肌、腰方肌，背侧有竖脊肌，在横突尖端有横架于横突和棘突之间的横突棘肌，上、下横突之间有横突间肌。此外腹横肌、腹内斜肌和腹外斜肌亦借助腰背筋膜起于 $L_1 \sim L_4$ 横突。在各腰椎横突中，L_3 横突较长，受力最为集中，最容易受到损伤及劳损，引起疼痛及不同程度的放射痛，多见于 L_3 横突综合征。L_3 横突尖部位置较浅，触诊时很易摸到，正常在重压时亦有疼痛，故必须在中等压力下有明显疼痛时才有意义，单侧腰痛者可与对侧作比较以助鉴别。

　　⑥髂嵴部压痛　髂后上棘内侧压痛点，多为髂腰韧带附着处；髂后下棘压痛点，为骶髂韧带附着处；髂嵴压痛点，在髂嵴最高处的稍后下方至髂后下棘处，为背阔肌、臀大肌和臀中肌的附着处，稍下处为臀上皮神经；髂嵴外侧压痛点，位于髂前上棘稍偏后处，为阔筋膜张肌的起点处。

　　⑦肋间神经压痛　常见部位有 3 处：在肋间隙后端，近脊柱旁的肋间神经主干处；腋中线处肋间神经外侧皮支发出点；胸骨外缘 1cm 处肋间神经前皮支部位。

　　⑧腰背肌压痛　腰背部两侧肌肉局限性或较散在性压痛，见于腰肌劳损。

　　⑨肋脊角压痛　在第十二肋与竖脊肌外缘相交处。见于肾脏疾患、L_1 横突骨折、腰方肌损伤。

　　⑩腰骶关节　见于该关节或竖脊肌附着处劳损，椎间盘突出症，同时可能有椎弓裂。

　　⑪骶骨背面　见于韧带损伤或劳损。

　　⑫髂腰角　见于 L_5 横突、髂腰韧带损伤或劳损，一侧 L_5 横突骶化，假关节形成等。

　　⑬腰三角区　即 $L_4 \sim L_5$ 旁 6～8cm 处可触及点状压痛或皮肤过敏区，此压痛点（区）主要由于腰深筋膜纤维织炎或脂肪疝（中年妇女多见）致使末梢神经受卡压所致。

⑭骶髂关节下缘　此处深部有骶髂韧带，骶髂关节损伤时，此处特别敏感。

⑮骶尾交界处　见于骶尾部挫伤、韧带损伤或骨折、脱位。

⑯坐骨切迹　臀上神经由骶髂关节之前面经过，且由此出骨盆，任何使骶髂关节前面组织肿胀的病变，均可影响臀上神经而出现疼痛。

⑰竖脊肌附着处　竖脊肌下缘附着点，位于髂后上棘内缘，向下经骶髂关节内缘至骶骨背面；竖脊肌棘突附着处，位于 L_1～S_5 紧靠棘突两旁；竖脊肌下部的肌腹，位于 L_1～S_1 的两侧椎板。

⑱髂胫束　位于髂前上棘与股骨大转子之间，为阔筋膜张肌、臀大肌与臀中肌联合部，髂胫束损伤，则有明显压痛，且可摸到条索状物。弹响髋即是由髂胫束挛缩引起。

⑲臀上皮神经　位于髂嵴中部下缘 2～3 横指宽处，臀大肌与臀中肌劳损时，有明显压痛，也可摸到条索状物。

⑳臀下皮神经　髂后上棘下缘 2～3 横指宽处，为臀下神经进入臀大肌处，此处有压痛，为臀大肌劳损。

㉑坐骨神经干　在股骨大转子与坐骨结节之间，为坐骨神经所经过，腰骶部有病变时压痛明显。

㉒坐骨神经干的梨状肌出口处　位于坐骨结节与骶骨裂孔的连线上中、外 1/3 的交点处，此处有压痛，为梨状肌劳损与坐骨神经粘连所引起。

三、叩诊

患者俯卧位，医者半握拳，以小鱼际处依次叩击 L_1～S_5 各个棘突，注意有无深部叩击痛及其叩痛部位。叩诊对胸椎病变及深在组织的病变有重要的诊断意义。深部椎体病变如结核、椎间盘炎等，叩诊时出现深部疼痛，而压痛不明显。

四、腰椎运动检查

腰椎因没有肋骨的限制，所以腰椎的前屈、后伸、旋转运动范围比胸椎大。腰部运动有前屈、后伸、侧弯、旋转 4 种。

1. 前屈运动　检查时患者取站立位，医者站于侧方，一手扶患者腰骶部，另一手扶住胸部，嘱患者向前弯腰，弯腰时防止膝关节和髋关节屈曲而出现代偿性骨盆前倾。检查时注意观察棘突移动，是否有节律地逐渐形成均匀弧形。注意竖脊肌的肌张力，腰椎前屈运动有无障碍。腰椎前屈运动正常可达 80%～90%，也可嘱患者站立位尽可能向前弯腰，用双手手指去接触足趾，若触不及足趾，可测量出中指指尖到足趾间的距离。腰部前屈运动受限的常见病有脊椎骨折或脱位、棘上韧带或棘间韧带撕裂、腰椎间盘突出症、强直性脊柱炎。

2. 后伸运动　检查时患者取站立位，医者站在患者身后，一手扶住患者腰骶部，嘱其向后作腰部过伸运动。注意防止患者骨盆后倾及下肢关节屈曲，以代替腰椎后伸运动。腰椎后伸正常可达 30°，影响腰部后伸运动的常见病有腰椎滑脱、强直性脊柱炎等。

3. 侧弯运动　检查时患者取站立位，医者双手面定患者两侧髂嵴部，防止骨盆向一侧倾斜。嘱患者尽量向一侧作侧弯运动，然后再向另一侧尽量作侧弯运动，腰椎侧弯运动正常，可达 20°～30°，检查时注意观察有无运动障碍，同时比较两侧的活动范围。

影响腰椎侧弯运动常见病有腰椎横突骨折，腰背部软组织损伤等。

4. 旋转运动　检查时患者取站立位，医者两手固定患者两侧髂嵴，保持骨盆平衡。嘱患者向左侧旋转躯干，然后旋转回到原来的位置，再向右侧旋转躯干，注意观察旋转运动范围，正常可达 30°。两侧作对比。若出现运动障碍或有疼痛，常由腰部软组织损伤、腰椎横突骨折等伤病引起。

5. 腰椎间盘突出症运动试验　本试验可判断腰椎间盘突出物与脊神经根的位置关系。

（1）突出的椎间盘位于神经根之前，站立时腰前屈度越大，腰痛越重；如果偏向健侧方向前屈或侧屈，疼痛更加剧烈；若偏向患侧方向做前屈或侧屈，则疼痛减轻。

（2）突出的椎间盘位于神经根内侧，站立位前屈并向健侧旋转时，疼痛加剧；反方向运动神经根不受牵拉则疼痛减轻。

（3）突出的椎间盘位于神经根外侧，疼痛反应与突出物位于神经根内侧者相反。即当站立位前屈并向患侧旋转时，疼痛加剧，如向健侧旋转，疼痛减轻。

6. 脊柱活动度记录方法　以直立姿势为 0°，可用文字记录，如前屈 90°，后伸 30°，左右侧屈各 30°，左右旋转各 30°。

7. 腰椎运动范围（图 5-1）及有关肌肉作用

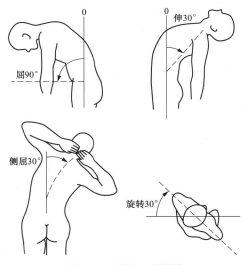

图 5-1　腰椎运动范围

（1）前屈 90°　前屈肌为腹直肌、腹外斜肌、腹内斜肌、腹横肌和髂腰肌。
（2）后伸 20°～30°　后伸肌为竖脊肌、横棘肌。
（3）侧屈 20°～30°　侧屈肌为腰方肌、腹外斜肌、腹内斜肌和腹横肌。
（4）旋转 30°　旋转肌为腹外斜肌、腹内斜肌和腹横肌。

五、特殊试验检查

1. 骨盆倾斜试验　令患者侧立，在髂前上棘与髂后上棘之间贴一直尺，令患者弯腰，若直尺无倾斜或少许倾斜，说明患者利用腰椎的弯曲来减轻腰骶关节的移动；反之，若

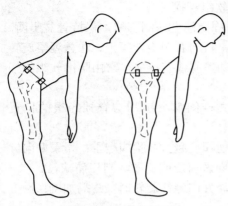

图 5-2 骨盆倾斜试验

腰椎保持伸直而骨盆倾斜明显，说明弯曲中心在髋关节，为腰骶关节病变的表现（图 5-2）。

2. 拾物试验 患者站立，在患者脚前放一物品，嘱拾地上物品，正常时能弯腰将物品拾起。如仅弯曲两膝和髋关节，腰部挺直不能弯曲，以一手扶膝部支持僵直的腰部，小心谨慎地屈膝下蹲拾物或不能拾起物体，即为阳性。见于腰椎强直等。多适用于小儿。

3. 颈静脉压迫试验 医生以手指压迫两侧胸锁乳突肌前缘处的颈内静脉（检查者可站在患者后面，双手拇指放在颈后棘突上，其余 4 指分别放置于两侧胸锁乳突肌前缘；亦可站于患者前面用拇指压迫），用力适度，持续 1～3 分钟，如出现腰痛并向患肢放射，即为阳性。常见于腰椎间盘突出症及其他椎管病变。其原理为由于颈内静脉受压，致使静脉回流障碍，使脑脊液压力、椎管内压力均升高，神经根受压加重，故产生疼痛。

4. 足嘴试验 患者单足站立，双手捧起另一足并尽力向上举，若出现腰骶部疼痛并稍偏向抬足侧，说明腰骶关节可能有疾患；若对侧骶髂关节后部疼痛，可能为对侧骶髂关节疾患。本试验为腰骶关节屈曲和骨盆旋转运动（图 5-3）。

5. 奈里（Neri）试验 让患者站立做鞠躬动作，如患肢立刻有放射性疼痛并屈曲，此试验为阳性。见于坐骨神经痛、腰椎间盘突出症、腰椎滑脱等（图 5-4）。

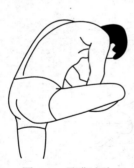

图 5-3 足嘴试验

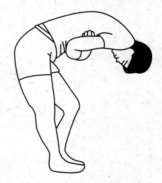

图 5-4 奈里（Neri）试验

6. 弯腰压迫试验 患者两足并拢站立，向前弯腰时，腰椎有病变其腰部呈强直状态，竖脊肌痉挛明显，在弯腰同时压迫两侧髂嵴，反复数次，如腰骶关节有病变，则腰痛加剧；骶髂关节病变时，影响较小或阳性率低（图 5-5）。

7. 坐位屈颈（Lindner）试验 患者取坐位，伸直双下肢，使坐骨神经保持一定的张力，然后使颈前屈。腰椎间盘突出症时，因脊髓牵动增加神经根刺激而出现患侧下肢放射痛（图 5-6）。

8. 坐位伸膝（Beachjelef）试验 患者取坐位，两小腿下垂，医生将其小腿伸直（被动）。正常人端坐时，可伸直双膝并向前弯腰。腰椎间盘突出症患者，则因坐骨神经牵

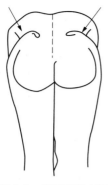

图 5-5　弯腰压迫试验

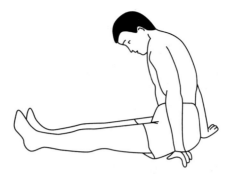

图 5-6　坐位屈颈试验

拉痛而不能伸直小腿，或由坐位改变为半坐位以缓解神经根牵拉，为阳性。

9. 卢尔斯（Larreys）征与迈纳（Minor）征　患者坐于凳子上，坐下时小心翼翼，手先撑在凳子上，再以半个臀部坐下，且让患侧臀部悬空，上身向健侧倾斜，如先不用手支撑，突然坐下，患侧骶髂关节因受振动和压力而出现剧痛，即为卢尔斯征阳性，见于骶髂关节疾病，或坐骨神经痛；由坐位站起时，需先用手支撑，下肢屈膝状态下支地负重，然后站起，此种立起姿势，即为迈纳征阳性，见于坐骨神经痛。

10. 堪贝尔（Compboll）征　患者坐位或站位，骶髂关节有病变时，骨盆不动，躯干可以前倾；腰骶关节病变时，则骨盆及躯干同时前倾。

11. 直腿抬高试验　又称拉塞格征。患者仰卧，两腿伸直，分别做直腿抬高动作，观察双侧肢体抬高的幅度，然后检查者一手托于踝部的后方，另一手压于膝前方，在保持膝关节伸直的同时，用托于踝部的手将下肢徐徐抬高，直至患者感到下肢有放射性疼痛及检查者感到有明显阻力，此时下肢与床面所形成的角度，即为直腿抬高度。

一般正常人直腿抬高可达 80°～90°，并且不发生疼痛。直腿抬高的程度在个体间可有较大差异，幼年、青年人直腿抬高大于中、老年人。检查时必须注意：①主动与被动直腿抬高的度数及疼痛部位。②如为单侧疾病，应进行两侧腿对比，并记录两腿的抬高度。③在抬高受限制的同时，必须有臀部、下肢的放射痛，方可定为阳性。④健侧抬高而患侧痛者亦有意义，一般称为交腿试验阳性，或健侧直腿抬高试验。

直腿抬高试验主要用于腰椎间盘突出、腰椎侧隐窝狭窄、腰椎后小关节增生、腰椎神经根管狭窄及其韧带肥厚等刺激或压迫腰神经疾病的诊断与鉴别诊断，其原理是当直腿抬高时，坐骨神经受牵拉而紧张，加重了突出的椎间盘对神经根的压迫和刺激。坐骨神经来源于第四、五腰神经根及第一、二、三骶神经根，临床最多见的 $L_4 \sim L_5$ 之间的椎间盘突出压迫的是第五腰神经根，引起的疼痛和麻木感主要在小腿外侧，而 L_5、S_1 间的椎间盘突出压迫的是第一骶神经根，引起的疼痛和麻木感以小腿后侧为主。阔筋膜张肌和膝关节后关节囊紧张亦可造成直腿抬高受限。

12. 直腿抬高加强试验　体位同直腿抬高试验，当抬高患者下肢发生疼痛后，略放低患侧下肢使其不感疼痛，医者一手握住足部突然背屈，若患者突然疼痛加剧或引起患肢后侧的放射性疼痛即为阳性。其机制是坐骨神经受到突然的牵拉而更为紧张，借此可以区别由于髂胫束或膝关节后关节囊紧张所造成的直腿抬高受限。因为足背屈只加剧坐骨神经及小腿腓肠肌的紧张，对小腿以上的肌筋膜无影响。此方法亦可用于鉴别椎间盘突出与梨状肌综合征，梨状肌综合征此试验为阴性。

13. 双侧膝髋屈曲试验 又称骨盆回旋试验、腰骶关节试验。患者仰卧，使其双侧膝关节及髋关节尽量屈曲，检查者将手置于屈曲的小腿上段前方，将患者膝部尽量下压并推向头部方向，使臀部离开床面，腰部被动前屈（图5-7），在此检查中患者的腰骶关节及骶髂关节均将发生活动，如这2个关节有病变即可引起疼痛，根据疼痛的部位做进一步的检查来确定具体病变位置。腰部软组织损伤腰椎椎间关节病变或腰椎结核等均可使本试验阳性。腰椎间盘突出症此试验常为阴性。

14. 抱膝试验 患者仰卧，两手抱膝使髋、膝关节尽量屈曲，如有腰肌劳损、腰骶关节疾病等，其患处出现疼痛。腰椎间盘突出症一般不出现疼痛（图5-8）。

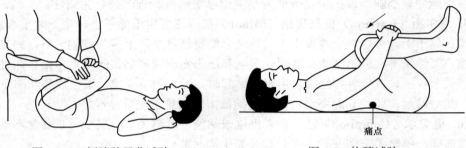

图5-7 双侧膝髋屈曲试验　　　　　图5-8 抱膝试验

15. Goldthwait 试验 患者仰卧位，两下肢伸直，检查者右手触诊腰椎棘突，左手帮助依次作直腿抬高试验。在一侧抬高过程中，若检查者未触知腰椎运动而患者已感觉疼痛，说明可能有骶髂关节炎或该关节韧带损伤。若疼痛发生于腰椎运动之后，病变可能位于腰骶关节或骶髂关节，但以前者可能性为大。若将两侧试验作对比，双侧下肢分别抬高到同样高度，引起同样的疼痛，说明腰骶关节病变的可能更大（图5-9）。

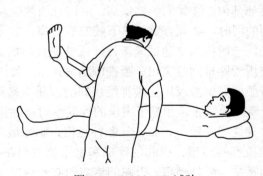

图5-9 Goldthwait 试验

16. 比弗尔（Beevor）征 患者在仰卧位抬头坐起时，注意肚脐位置有无移动或偏向某一侧。正常人肚脐位置不变。如果 T_{11}、T_{12} 节段损伤或受压迫等，则下腹壁肌肉无力或瘫痪，而上腹壁肌肉肌力存在，在坐起时肚脐向上移动；如果一侧腹肌瘫痪或无力，而另一侧肌力正常，肚脐则向健侧偏移。

17. 仰卧挺腹试验 患者仰卧，双手置于身侧，以枕部及两足跟为着力点，将腹部及骨盆用力向上挺起，如腰痛及患肢放射性痛者为阳性。在保持此姿势的情况下，检查者将两手加压患者颈部静脉，若患肢有放射痛者为阳性，或者在挺腹姿势下用力咳嗽，有患肢放射痛者为阳性。如没有出现阳性，则令患者仍保持挺腹姿势，深吸气后停止呼吸，腹部用力鼓气，约 30s，患肢有放射痛者为阳性。此试验的原理是通过以上各步操作，使腹腔内压力不断增加，腔静脉回流受阻而返回至椎静脉系统，促成椎管内压力升高，最后加压颈静脉，使颅内静脉回流受阻而造成椎管内压力进一步增加，引起原已受压的神经根发生疼痛，与颈静脉压迫实验有着相同的原理。同时，这种姿势也有可能使髓核进一步向后突出压迫神经根而引起疼痛（图 5-10）。

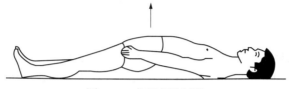

图 5-10　仰卧挺腹试验

18. 屈颈试验　又称尼雷（Hepu）试验。患者仰卧，平躺，双腿伸直，医者一手按压胸骨，使胸腰椎不发生前屈运动，一手置于枕部托起头部，使颈椎逐渐前屈，直至颏部靠近胸部，出现腰及患肢疼痛，即为阳性。颈部前屈时，可使脊髓在椎管内上升 1～2cm，神经根也随之受到牵拉，当椎管内有致压物使脊神经根或马尾神经受压，则屈颈时通过牵拉硬脊膜囊而加剧症状，以腰椎间盘脱出（突出）症及椎管内肿瘤为多见。此外在此试验中棘突的韧带依次向下相继被拉紧，故棘间韧带、棘上韧带损伤时，亦可出现阳性，有严重颈椎病者不宜做此试验（图 5-11）。

19. 布鲁金斯基（Brudzinski）征　患者仰卧，平躺，两手置于胸前。主动屈颈和仰卧起坐，如出现腰痛和患侧下肢后侧放射痛，而引起患肢立即屈曲，即为阳性。见于腰椎间盘突出症等（图 5-12）。

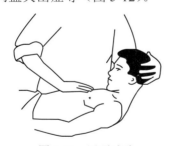

图 5-11　屈颈试验

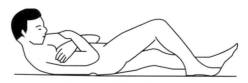

图 5-12　布鲁金斯基征

20. 陆温（Lewin）试验　患者仰卧，两腿伸直，两手不用力置于胸前，做起身动作，如此时出现下腰部或一侧骶髂关节处疼痛，即为阳性。见于腰骶关节或疼痛侧骶髂关节病变（图 5-13）。

21. 梨状肌紧张试验　检查时患者仰卧位，将患肢伸直，并做内收内旋动作，如坐骨神经有放射性疼痛，再迅速将患肢外展外旋，疼痛随即缓解则为试验阳性。或让患者取俯卧位，屈曲患侧膝关节，检查者一手固定骨盆，一手握持患肢小腿远侧，推动小腿作髋关节内旋及外旋运动，若发生上述反应则为试验阳性。

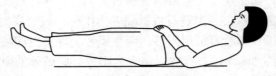

图 5-13　陆温试验

22. 腘神经压迫试验　平卧，令患者髋膝关节各屈 90°，然后膝关节逐渐伸直，至开始有坐骨神经痛时停止，再将膝关节稍屈曲至刚刚不痛的体位。检查者在此位置上用手指深压股二头肌腱内侧腘窝部之腘神经，此时如有由腰至下肢的放射性痛即为阳性。多见于腰椎间盘突出症，而其他腰部疾患多为阴性。本试验可以用来鉴别腰椎间盘突出症与腰部其他疾患。

23. 轴位牵引试验　患者仰卧，两肘直伸，双手握床头的栏杆或由一助手自患者腋下固定躯干。检查者用手沿其躯干的纵轴方向牵引健侧下肢，并让患者在膝伸直位抬高患侧下肢，观察抬高之度数或足跟与床面的距离，与不牵引时相比，抬高度数是否增加及有无痛弧消失。抬高度数增加且痛弧消失者，说明是可复位之腰椎间盘突出症；否则，可能有粘连或为固定之突出。

24. 踇趾背伸试验　患者仰卧位，检查者两手分别置于两侧踇趾背侧，嘱其用力将两侧踇趾背伸，正常时两侧踇趾背伸对称有力，如一侧无力或比对侧明显减弱即为阳性。因踇长伸肌一般为第五腰神经支配，腰椎间盘突出症时神经根受压，患侧踇长伸肌力减退，故踇趾背伸力减弱。

25. 腰背伸试验　患者俯卧位，两下肢伸直，检查者固定其小腿，嘱患者两手抱住枕后部向上伸腰，如腰及患肢出现疼痛，即为阳性。见于腰椎间关节病变或腰肌劳损。由于骨盆已固定，故骶髂关节有病变时，此试验不会引起疼痛（图 5-14）。

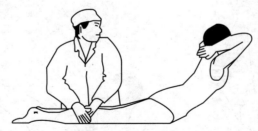

图 5-14　腰背伸试验

26. 俯卧伸腰试验　患者俯卧，两下肢伸直，检查者右手托住患者双膝上部，左手扶住腰骶部，然后右手用力徐徐抬高双下肢，使腰部过伸，如腰部产生疼痛，即为阳性（图 5-15）。

27. 脊柱超伸试验　又称儿童试验。患儿俯卧，检查者握住患儿双小腿向上提起，正常时不疼，脊柱后弯自如，如有病变则不能后弯，脊柱僵直，腹部离开床面，即阳性。此试验适用于小儿胸腰椎强直畸形的检查（图 5-16）。

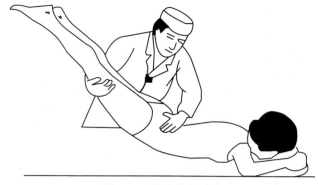

图 5-15　俯卧伸腰试验

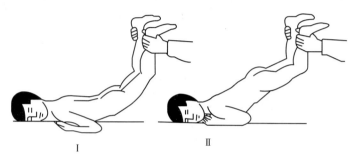

Ⅰ　　　　　　　　　　Ⅱ

图 5-16　脊柱超伸试验（Ⅰ正常，Ⅱ僵直）

28. 股神经牵拉（Yeoman）试验　患者俯卧，下肢伸直，检查者一手压住骶部，另一手握住患侧踝部或托住膝部，将患侧下肢过度伸展，如出现大腿前放射样疼痛，即为阳性，表示可能有股神经受压，多见于 $L_3 \sim L_4$ 椎间盘突出症。做此检查时应注意，下肢后伸亦可使骨盆横轴产生旋转扭力，在骶髂关节有病时，也会引起疼痛。

29. 跟臀（Ely）试验　也称俯卧屈膝试验。患者俯卧，双下肢伸直，检查者握住一侧足部，并使髋关节后伸尽量屈曲膝关节，使足跟贴近臀部，正常时足跟贴近或接触到臀部，股前及腰骶部无不适，也无骨盆抬离床面。若股前牵拉痛、股前放射痛、下腰椎部位疼痛或骨盆离开床面者均为阳性。此试验牵涉的结构较多，大腿前方软组织、股神经均可受到牵拉，骨盆可向前旋转而使腰椎前凸增加，骶髂关节亦可发生不同程度的旋转活动，故参与组成股神经的 $L_3 \sim L_4$ 神经根受压（如腰椎间盘突出）、骶髂关节病变、下腰椎及腰骶关节病变等均可引起疼痛；髋关节屈曲挛缩、阔筋膜张肌及髂胫束挛缩等也可出现阳性结果（图 5-17）。

30. 封闭试验

（1）普鲁卡因封闭试验　用 0.5%～1.0%普鲁卡因 10～20ml 作压痛点封闭，有助于对病变做粗

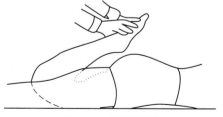

图 5-17　跟臀试验

略的定位诊断。如果注射于皮下疼痛即消失，则多为韧带、筋膜等疾患；如注射于椎弓板疼痛消失者多为肌肉疾患；如经上述注射后疼痛不减者为椎管内疾患。

（2）氯乙烷致冷封闭试验　在距离皮肤表面 30cm 处，用氯乙烷直接喷射，喷射线

与皮肤成锐角，并逐渐转动方向，每次喷射持续时间不得超过 30 秒，以免冻伤。表面麻醉后疼痛仍然存在，往往表示有深在的器质性损害存在。这种方法亦有人应用于治疗运动员比赛期间的软组织损伤。

31. Ober 试验　患者背向检查者侧卧于检查床上，下方的髋关节及膝关节屈曲，使腰椎前凸变平，检查者用一手掌托推患者的骨盆后上方，勿使骨盆倾向后方，另一手握住上方小腿下段，先使髋关节及膝关节屈曲，然后使髋关节外展再后伸，此时手仅轻轻扶小腿，使外展的下肢自由下坠（即使髋关节在后伸位内收）。不能自由下坠而支持于外展位者为阳性，同时可看到及摸到阔筋膜张肌和髂胫束明显紧张。本试验用于检查阔筋膜张肌及髂胫束有无挛缩，其机制是阔筋膜及髂胫束虽已挛缩，但在髋关节屈曲外展时，仍相对的较为松弛，故髋关节仍可自由后伸。髋关节到达外展后伸位后，髂胫束和阔筋膜变得紧张，髋关节即不能自由地从外展位内收（图 5-18）。

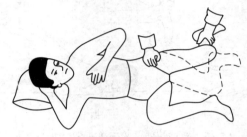

图 5-18　Ober 试验

阔筋膜张肌及髂胫束挛缩引起一侧髋关节屈曲，造成骨盆前倾而直接影响到下位腰椎，而使其前凸增加，故可成为下腰痛的一个原因。

32. 腰部扭转试验　患者左侧卧位，左下肢伸直，右下肢屈曲，检查者左手把住患者右肩部向后扳，右手把住右侧髂嵴部向前推，两手同时用力，方向相反。以同样方法再行右侧卧检查，使腰部扭转，若有疼痛即为阳性。见于腰部疾患。

33. 展髋试验　患者健侧卧位，两下肢伸直。将患侧下肢抬起，使髋关节外展，如大腿前侧疼痛，即为阳性，提示股神经受损。

六、肌张力及肌容积检查

嘱患者完全放松，触摸股四头肌、股内收肌、腓骨长短肌、跨长伸肌、趾长伸肌、跨长屈肌等，两侧对比肌张力有无增强或减弱，肌肉有无萎缩，若有萎缩要两侧周径对比测量，以确定萎缩程度。

七、神经反射检查

1. 生理反射

（1）腹壁反射　患者仰卧，两下肢稍屈曲使腹壁放松，然后用钝尖物迅速轻划过上、中、下腹部皮肤。正常人体在受刺激的部位可见腹壁肌收缩。上部反射消失见于胸髓 7～8 节病损；中部反射消失见于胸髓 9～10 节病损；下部反射消失见于胸髓 11～12 节病损；双侧上、中、下 3 部反射均消失见于昏迷或急腹症患者；一侧腹壁反射消失见于同侧锥体束病损。除以上病因外，肥胖者、老年人及经产妇由于腹壁过于松弛，也会出现腹壁反射的减弱或消失。

（2）提睾反射　用钝尖物由下向上轻划股内侧上方皮肤，可引起同侧提睾肌收缩，使睾丸上提，其反射中枢在腰髓1～2节。双侧反射减弱或消失，见于腰髓1～2节病损，一侧反射减弱或消失，见于锥体束病损，也可见于老年人、阴囊水肿、精索静脉曲张、睾丸炎、副睾炎等。

（3）膝腱反射　坐位检查时，小腿完全松弛下垂，卧位时在其腘窝处托起下肢，使髋、膝关节均稍屈曲，以叩诊锤叩击髌骨下方之股四头肌腱，正常反应为小腿伸展。反射中枢在腰髓2～4节（图5-19）。

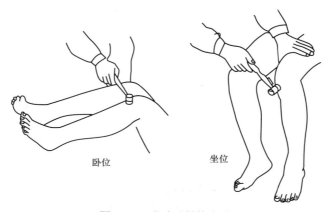

图 5-19　膝腱反射检查法

（4）跟腱反射　患者仰卧，髋、膝关节稍屈曲，下肢取外旋外展位，医者用左手托患者足掌，使足呈过伸位；或让患者跪予椅上，双足悬于椅座外，以叩诊锤轻叩跟腱。正常反应为腓肠肌收缩，足向跖面屈曲。反射中枢在骶髓1～2节（图5-20）。

2. 病理反射

（1）Babinski（巴彬斯基）征　患者仰卧，髋、膝关节伸直，医者以手持患者踝部，用钝尖物由后向前划足底外侧至小趾跖关节处再转向踇趾侧。正常表现为足趾向跖面屈曲，为正常跖反射，即巴彬斯基征（简称巴氏征）阴性；如出现踇趾背屈，其余四趾呈扇形分开，则称巴氏征阳性，见于锥体束损害（图5-21）。

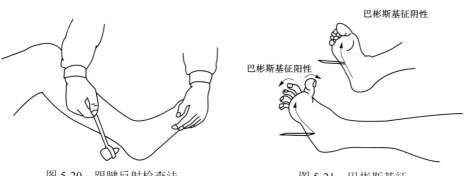

图 5-20　跟腱反射检查法　　　　图 5-21　巴彬斯基征

（2）髌阵挛　患者仰卧，下肢伸直，医者用拇指与食指捏住髌骨上缘，用力向下快速推动数次，然后保持一定的推力，阳性反应为股四头肌节律性收缩使髌骨上下运动。

（3）踝阵挛　患者仰卧，医者一手托住患者腘窝部，使髋、膝关节稍屈曲，另一手紧贴患者足掌前端，用力在短时间内将足背屈，并保持一定推力。如该足（腓肠肌与比目鱼肌）呈有节律性屈伸运动即为阳性。

八、皮肤感觉障碍区检查

检查时注意双侧对比，由上向下或由下向上，并仔细询问患者的两侧感觉有无异常，如是否发麻、发木、疼痛程度轻重有无变化，是痛敏还是迟钝，是否有皮厚感，是否有隔着一层物体划的感觉（如穿着袜子在上面划）等，并让患者体会清楚在肢体某一部位（如足趾），以哪里感觉最迟钝。

第三节　腰椎间盘突出症影像诊断

一、腰部影像检查的优选原则

（一）X线检查的优选原则

X线检查方法包括普通检查、特殊检查和造影检查，一个合格的临床医生应了解各种检查方法的适应证、禁忌证和优缺点，根据临床初步诊断，选择恰当的检查方案。一般应按"因时因地制宜，先简单后复杂，求准确不滥用"的原则，因此，如果普通检查能达到诊断目的，应首选普通检查，若普通检查发现病变但不能明确诊断时再考虑后续补充检查，如特殊检查和造影检查。有时还需结合其他影像学检查方法，相互验证补充。对于可能产生严重副反应和有一定危险的检查方法，选择时更应严格掌握适应证，不可视作常规检查加以滥用，以免给患者带来痛苦和损失。

腰部X线检查的适应证：X线检查对腰部疾病有相当好的诊断效果，临床上对一部分腰部疾病可以根据X线表现直接作出诊断，如骨骼畸形、变异、骨折、骨质破坏、骨质疏松、脱位等，一些疾病可以根据X线表现，提示某些方面的异常，通过推理作出间接诊断或进一步检查，如：腰椎的序列、曲度、椎体及关节的微小错位、椎管的矢状径等，另外，还可以利用X线检查对疾病的治疗效果进行评价。

（二）CT检查的优选原则

CT图像是真正意义的数字断层图像，不同灰度反映了组织对X线的衰减或称吸收程度，X线的衰减与人体组织密度相关，因此CT图像显示的是人体某个断层的组织密度分布图，其图像清晰，密度分辨力明显高于普通X线照片，能分辨出普通X线无法分辨的密度差异较小的组织，而且无周围解剖结构重叠的干扰，从而可发现较小的病灶，提高了病变的检出率和诊断的准确率，同时也扩大了X线的诊断范围。三维CT后处理技术还能多方位显示骨关节结构的空间关系，方便临床医生制定治疗方案。

腰部CT检查的适应证：CT可以在X线的基础上对腰部疾病作出更精确的诊断，如椎间盘的病变、椎骨骨病、椎管狭窄的原因、椎管内占位性病变、椎骨外伤、后纵韧带钙化、小关节的增生等。

（三）MRI 检查的优选原则

MRI 图像的构成和对比的基础是组织内部的 T_1、T_2 弛豫时间和质子密度的不同，并以不同灰阶的形式显示为黑白图像。目前常规是采用加权的方法来分别显示这几种因素，即对同时出现的两个或两个以上的因素通过技术处理加强其中某一因素的表达而同时削弱另一因素的表达。在 MRI 中，最常采用的是 T_1 加权和 T_2 加权两种方法。另外，介入两者之间的是质子密度加权，质子密度 WI 上表示的是质子密度因素。水分子的弥散也是一个图像对比构成的因素，在特殊的弥散加权成像序列中，水分子的弥散可形成特殊的弥散 WI（Diffusion-WeightedImaging 简称 DWI）。各种不同加权因素的图像对比构成，是临床诊断中判断正常或异常的基础。T_1 加权像反映的是组织间 T_1 弛豫的差异，有利于观察解剖结构。T_2 加权像主要反映组织间 T_2 弛豫的差别，对显示病变组织较好。如何获取各种加权因素的 MRI 图像是由 MRI 成像序列决定的，如在 SE 序列中，通过调整重复时间（repetitiontime，TR）和回波时间（echotime，TE），可获得不同加权的图像。短 TR、短 TE 可获得 T_1 加权像，长 TR、长 TE 可获得 T_2 加权像，长 TR、短 TE 可获得质子加权像。

腰部 MRI 检查的适应证：MRI 可以对腰椎椎间盘的膨出、突出、脱出、硬膜囊的情况，椎管内的情况，椎体骨质及终板的情况，神经根的情况作出明确的定位、定性诊断。

二、腰椎 X 线检查

（一）腰椎正常 X 线表现

腰椎椎体正、侧、斜位均呈长方形，内为骨松质呈网状高密度影，外为骨密质呈线状光滑高密度影，上、下缘称终板。椎弓由椎弓根、椎弓板、上下关节突、横突和棘突组成，正位似蝴蝶状，侧位似海马状，斜位似小狗样。椎弓与椎体还组成椎孔、椎管和椎间孔。椎间隙是椎间盘的投影，为相邻椎体终板之间的半透明间隙。自下胸椎起椎间隙有向下逐渐增宽的趋势，至 $L_5 \sim S_1$ 间隙又变窄。观察椎间隙以侧位最好。观察腰椎旁的腰大肌以正位片最佳，呈灰色的中等密度影。从正位观察，椎骨排列呈纵形柱状，正常是一条直线，位于椎体的中间，自上而下，腰椎骨体积递渐增大。腰椎的关节突间隙从内下略斜向外上方，两侧对称，椎体内有纵行的骨小梁影像。在椎体阴影内，左右各有一椭圆形之椎弓根断面影（图 5-22），相邻椎体间的透亮间隙称椎间隙，其宽度大致相同。在腰椎的正中线上呈上、下排列的有如水滴状影像为棘突。上部腰椎的棘突比较下倾，其远端可与下位椎体之上缘重叠。下部腰椎的棘突比较平直，其投影多在本椎体的范围内，同时两侧横突正常多在同一水平线。在侧位 X 线片上，腰椎呈前凸弧形排列，以 L_4 前凸最为明显，距弧弦中点为 18～25mm，各椎体之间的后缘线从上而下应随脊柱生理弯曲而呈自然的弧形连续曲线。椎间隙宽度一般为 8～15mm，以 $L_4 \sim L_5$ 椎间隙为最宽，$L_5 \sim S_1$ 椎间隙最窄，通常为 5～

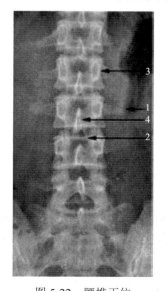

图 5-22　腰椎正位

1. 横突；2. 终板；3. 椎弓根；4. 棘突

10mm。椎间隙的前后宽度通常为前宽后窄（图 5-23），邻椎骨两切迹之间构成椎间孔。在斜位 X 线片上，腰椎体仍为扁方形，在椎体的中央部有一致密圈为近片侧椎弓根的断面影，由该影向前伸出之宽条状模糊影系近片侧之横突，由该影向上突起之锥形骨块影为近片侧之上关节突。由椎弓根向后下延伸之宽带状阴影为近片侧椎板，由此椎板影向下伸突之指状骨影为近片侧之下关节突，与下位椎骨的上关节突构成关节突关节，其关节间隙较正侧位片所见均清晰。腰椎椎板的外上部即上、下关节突间部，称为峡部，是峡部裂的好发部位，斜位片是显示峡部的最佳体位（图 5-24）。

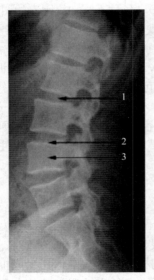 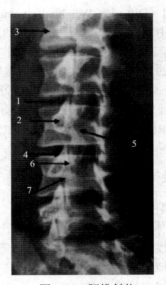

图 5-23　腰椎侧位　　　　　　　　图 5-24　腰椎斜位

1. 椎间隙；2. 终板；3. 椎体　　　　1. 椎间隙；2. 椎弓根；3. 横突；4. 上关节突；5. 椎弓板；
　　　　　　　　　　　　　　　　　6. 关节突关节；7. 椎弓峡部

（二）腰椎异常 X 线表现

1. 腰椎正位片的阅片内容

（1）棘突连线是否是一条直线　如某一椎体棘突偏离中线，有两种情况，一种可能是该椎体有轻度旋转移位，另一可能是先天畸形（图 5-25）。

（2）关节突间隙是否双侧对称　正常腰椎的关节突间隙从内下略斜向外上方，两侧对称。当一侧关节突间隙消失，说明此关节突关节有轻度的向前错位，如两侧关节突间隙全消失，说明椎体有旋转移位或关节滑脱嵌顿（图 5-26）。

（3）椎体上、下缘是否是一条直线　如某个椎体底面有两条线，上边一条线是椎体的前缘，下边一条线是椎体的后缘，则说明此椎体有俯旋移位。如椎体的上面呈两条线，上边一条线为椎体的前缘，下边一条线为椎体的后缘，则说明此椎体有仰旋移位（图 5-27）

（4）椎间隙左右是否等宽　腰段椎间隙有向下逐渐增宽的趋势，如果椎间隙明显变窄，可能为：①椎间盘周围的软组织（肌肉、韧带）严重粘连、挛缩，且张力较大；②椎间盘结构向椎体周边或某一侧逸出（图 5-28）。如腰椎间隙明显增宽，一是上位椎

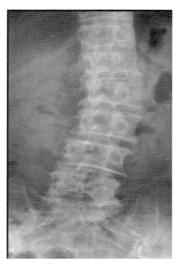

图 5-25　腰椎正位

如图所示棘突连线偏歪

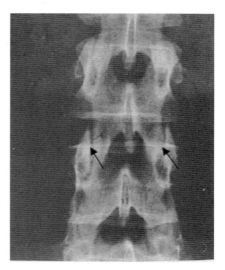

图 5-26　腰椎正位

箭头示关节突间隙关节不对称

体俯旋，二是下位椎体仰旋，或者是上位椎体俯旋，同时下位椎体仰旋。如果整个腰椎间隙和后关节突间隙都显示雾状模糊，说明已是强直性脊柱炎中晚期。

（5）骨质有无增生改变　如果椎体或小关节骨质密度增高，边缘呈唇样或骨赘样表现等骨质增生改变，说明附着该部位的韧带等软组织长期处于张力较高状态（图 5-29）。

（6）韧带有无钙化表现　如果在腰椎正中间有一白色的钙化带，说明腰椎棘间韧带长期处于挛缩紧张状态（图 5-30）。

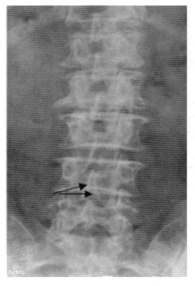

图 5-27　腰椎正位

箭头示椎体下缘双边

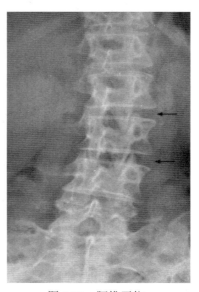

图 5-28　腰椎正位

箭头示椎间隙明显不对称，分别为椎间隙变窄、椎间隙增宽

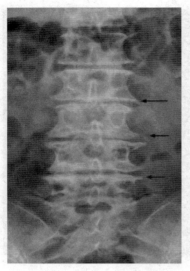

图 5-29　腰椎正位

箭头示椎体边缘增生，部分呈骨桥样改变

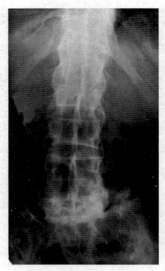

图 5-30　腰椎正位

箭头示腰椎棘间韧带钙化

（7）腰椎有无侧弯改变　如有侧弯说明凹侧腰段竖脊肌挛缩或痉挛（图 5-31）。

（8）腰椎横突是否平行　如第五腰椎两侧横突不在同一水平线上，一高一低，说明低的一侧髂腰韧带挛缩（图 5-32）。

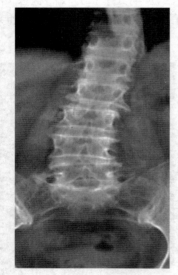

图 5-31　腰椎正位

图示腰椎侧弯

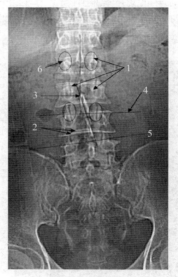

图 5-32　腰椎正位

箭头示腰椎两侧横突不在同一水平相线

2. 腰椎侧位片的阅片内容

（1）前缘上、下角连线　腰椎前缘的上下角的连线是向前凸的一条弧线。如某个椎体前缘超过弧线向前，说明此椎体向前移位；如某椎体前缘向后离开此线，说明此椎体向后移位；如某椎体上角向前超过此线，下角向后离开此线，说明此椎体俯旋移位。反之，如果某椎体下角向前超过此线，上角向后离开此线，则说明此椎体仰旋移位（图5-33）。

（2）腰椎骨质有无增生　观察椎体有无骨质增生表现。如椎体前缘出现唇样增生，说明此椎间盘长时间向前突出，如果已形成骨桥，说明此椎间盘向前突出的时间更长，此段前纵韧带已完全骨化（图5-34）。

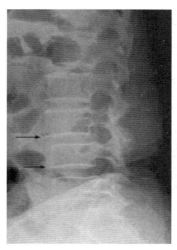

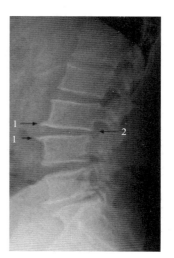

图5-33　腰椎侧位

椎体向前俯仰移位

图5-34　腰椎侧位

1. 腰椎唇样骨质增生；2. $L_3 \sim L_4$ 椎间隙后变窄，后纵韧带钙化

（3）椎间隙前后角是否平行　如上位椎体的后下角，下位椎体的后上角特别靠近或完全靠在一起，说明此段后纵韧带已经严重挛缩，长时间挛缩后，可出现后纵韧带钙化。在腰骶关节，如果骶骨和第五腰椎向前成角过大，说明腰骶部软组织（包括肌肉、韧带）都已严重挛缩（图5-35）。

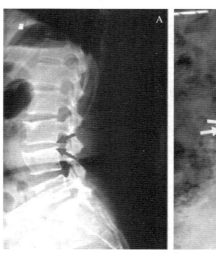

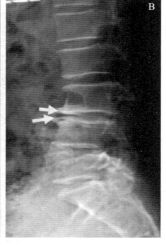

图5-35　腰椎侧位

A：后纵韧带挛缩；B：前纵韧带挛缩

（4）有无峡部裂　如有椎弓峡部裂则提示有腰椎滑脱，侧位片是观察和评估滑脱程

度最佳的位置（图 5-36）。

（5）Schmorl 结节　椎间盘、椎体软骨终板发生退变后，髓核可通过破裂的纤维环和软骨终板裂隙突入椎体内，在椎体的上缘或下缘形成半圆形骨质缺损影。Schmorl 结节可同时出现于单个或多个椎体边缘（图 5-37）。

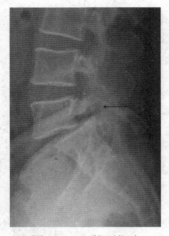

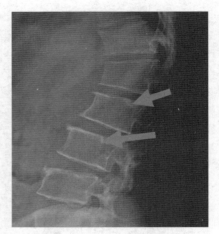

图 5-36　腰椎侧位片

L_5 椎弓峡部裂，伴 L_5 椎体向前滑脱

图 5-37　腰椎侧位片

箭头所示 Schmorl 结节

（6）腰椎的先天畸形　移行椎和融合椎，移行椎最常见的是腰椎骶化或骶椎腰化（图 5-38），两个或两个以上的椎体互相融合，称为融合椎体，多见于腰椎。椎体畸形包含半椎体畸形和蝴蝶椎（图 5-38）。

3. 腰椎斜位片的阅片内容　斜位为观察峡部裂的最佳投照位置，一般采取向左后/右后斜 40°～45°，可清晰显示出关节突间部缺损的直接征象。峡部裂者可在"狗颈部"显示一环形透亮带，宛如"狗颈"上戴着项圈（图 5-39）。骨缺损的边缘不规整或硬化

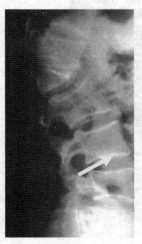

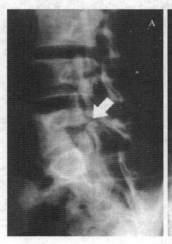

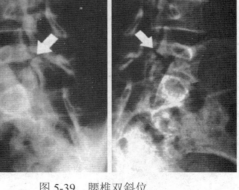

图 5-38　腰椎半椎体畸形

箭头示 L_1 椎体前 1/3 缺如，

后 2/3 形成一三角形

图 5-39　腰椎双斜位

A 图为腰椎右斜位片；B 图为腰椎左斜位片，

箭头示 L_5 峡部裂"项圈"征

增白，在其间隙内或周围可存有数量不等、大小不一的游离骨块。有时因关节失稳错位或投照角度的缘故，相邻的上下关节突可与缺损部相重合，以致将其部分裂隙掩盖。

三、腰椎 CT 检查

1969 年 Hounsfield 成功设计出计算机体层摄影（computed tomography，CT）装置，Ambrose 将它应用于临床，并于 1972 年在英国放射学会学术会议上发表，1973 年在英国放射学杂志报道。1979 年 Hounsfield 因此获 Nobel 生理学和医学奖。CT 装置的成功设计及应用于临床是医学影像学史上的一个重要的里程碑，它开创了数字化成像之先河，并解决了普通 X 线成像时组织结构相互重叠之弊端。

（一）腰椎正常 CT 表现

腰椎 CT 图像分别用骨窗观察腰椎骨质，软组织窗观察椎间盘及周围软组织结构。

椎间盘在 CT 图像上表现为与相邻椎体形状、大小一致密度均匀的软组织影，CT 值为 80～120Hu。CT 不能区分髓核与纤维环。椎间盘在颈段近似圆形，后缘多平直或稍后凸。

椎体前为前纵韧带，椎体后为后纵韧带，椎板内侧为黄韧带。

1. 定位像　在进行腰椎 CT 扫描时，首先要扫一帧腰椎的侧面定位像（图 5-40），定位像与普通 X 线侧位平片所见大体类似，可观察到腰椎的生理曲度、椎体后缘连线、椎管及椎间隙等。

2. 腰椎由椎体、椎弓、椎板、棘突、横突及上、下关节突所构成　椎体由周缘很薄的骨皮质和其内呈蜂窝状的骨松质组成，在横断面图像上呈卵圆形或肾形，横径大于矢径，其后缘略平直或凹陷。在适当的骨窗上可清楚地显示椎骨周线致密的骨皮质及椎体内的骨小梁结构。椎体终板层面见椎体后缘内凹，后方见椎间孔及上、下关节突。硬膜囊呈圆形软组织密度影，居椎管中央。硬膜囊与椎管壁之间有数量不等的脂肪组织。中部层面可见椎体、椎弓根和椎弓板构成的椎管骨环，尚见横突和棘突（图 5-41～图 5-43）。正常腰段椎管测得之矢状径为 15～25mm，通常 L_4 和 L_5 节段的矢状径要大于 L_1～L_3 节段。椎管之横径和横断面积也是以下腰段较上腰段稍大。

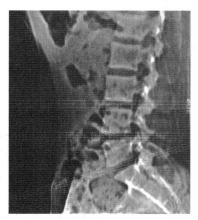

图 5-40　腰椎 CT 定位像

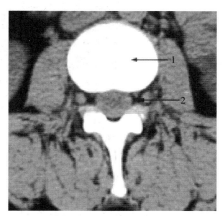

图 5-41　腰椎 CT（终板层面）软组织窗
1. 终板；2. 椎间孔

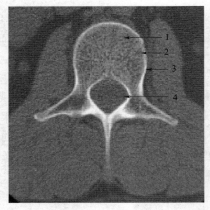
图 5-42　腰椎 CT（椎体中部层面）骨窗
1. 骨松质；2. 椎基静脉；3. 骨皮质；4. 椎管

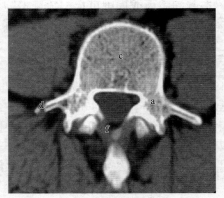
图 5-43　椎体中央层面
a. 椎弓根；c. 骨性椎骨；d. 横突；f. 黄韧带

3. 腰部椎间盘形态大致相似，呈肾形　在前纵韧带和后纵韧带与椎体相贴的部分，椎间盘的前方和后方可受到一定的限制。椎间盘层面见椎间盘呈高于硬膜囊而低于椎体的软组织密度影（CT 值为 80～120Hu），其后缘在年轻人显示略凹陷，与后纵韧带约走行一致。黄韧带呈线样软组织密度影，厚 2～4mm，居关节突和椎弓板内侧，通常 CT 上椎间盘周缘的密度要比中央为高。

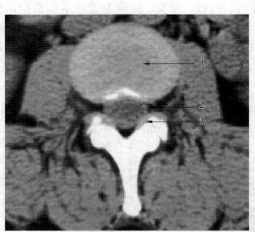
图 5-44　腰椎 CT（椎间盘层面）软组织窗
1. 椎间盘；2. 硬膜囊；3. 黄韧带

4. 关节突关节　由上、下关节突构成的关节突关节在 CT 上表现为相邻关节突皮质之间的窄小间隙，正常情况下该关节间隙的宽度为 1.5～2.0mm。上关节突位于下关节突的前外方，关节面由内前斜向外后，有时则近于矢状走向。矢状层面和冠状层面图像的重建有助于这些小关节的显示。

5. 韧带　前纵韧带覆盖着椎体和椎间盘的前缘及前外侧缘，后纵韧带覆盖着椎体和椎间盘的后缘中部。无论前纵韧带还是后纵韧带，除了发生钙化，通常在 CT 上无法与椎体或椎间盘结构相区分。由于后纵韧带较窄且主要在椎体后缘中部走行，而外侧部又较薄弱，所以这也许是椎间盘向后外方突出发生率较高的原因。黄韧带为一富有弹性的韧带，位于相邻椎板间的前部，起自于上一椎板下部之前面，插入下椎板之后面，在CT上的密度介于硬膜囊和椎间盘之间，与肌肉的CT值近似。在腰椎节段，黄韧带的厚度为3～4mm。位于棘突间的棘间韧带和沿棘突后方纵向走行的棘上韧带，由于其邻近脂肪组织的衬托，在适当层面上可显示较高的纤维组织密度影（图5-45）。

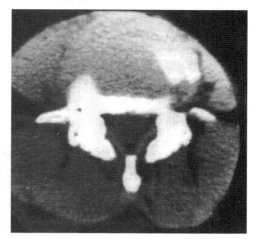

图5-45　腰椎CT轴位所见黄韧带

6. 椎间孔　椎间孔左右各一，位于相邻两个椎弓根的上下切迹之间，在关节突关节的前方，内端与侧隐窝相续，其中含有脂肪、部分黄韧带、前后脊神经根鞘及小的动、静脉。

7. 侧隐窝　腰椎椎管向两侧的延伸部，椎体后缘与椎弓根内缘及上关节突前线之间所形成的陷窝称为侧隐窝，呈漏斗形。侧隐窝呈上下走行，两侧对称，通常在椎弓根的上缘处最窄，其前后径（椎体后缘至上关节突前缘的距离）正常值应>5mm，若<3mm 则明确为狭窄。

8. 椎管碘液　造影是在蛛网膜下腔内注入含碘水溶性造影剂后，再做脊柱CT扫描的一种检查方法，可清楚地显示椎管内的解剖结构，特别是鞘膜囊的解剖。

9. 螺旋　CT处理上也有了更丰富的内容和更大的灵活性，可进行除常规轴位断层外的冠状位、矢状位及任意斜位或曲面断层，还可行各种骨与关节的三维立体重建及血管成像（图5-46）。

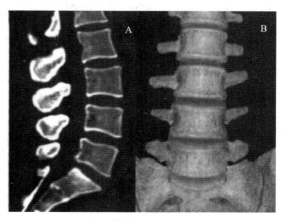

图5-46　腰椎多平面重组图像

A 为矢状位重组图像，B 为三维重建图像

（二）腰椎异常 CT 表现

1. 椎体骨质唇样增生　椎体骨质增生主要表现为骨突环外围所形成的骨赘，呈斑块

状、弧条状或不规则形态，多出现于椎体前缘和两侧。后侧少见，如有则往往介于后纵韧带的外侧与椎弓根的上下部之间，易导致椎间孔和/或侧隐窝狭窄而压迫神经根（图 5-47）。

2. 椎间隙　对椎间隙变窄的情况只可以从定位像上通过纵向比较来辨别和判断，多层螺旋 CT 扫描时，可通过冠状面或矢状面重建观察该椎间隙的变窄情况。一般退变严重或有椎间盘突出者，均可有椎间隙狭窄的表现，同时腰椎生理曲度也可相应减小或变直，甚至出现反向后凸（图 5-48）。

3. 腰椎间盘病变　纤维环钙化椎间盘膨出、突出、脱出，硬膜囊前或/和侧方、神经根受压移位或湮没（图 5-49），突出的椎间盘钙化。

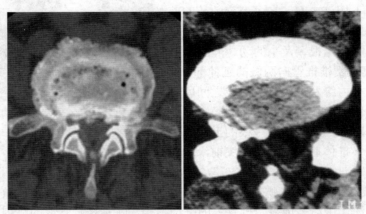

图 5-47　腰椎 CT 平扫

A 为软组织窗，椎体边缘及椎间关节骨质增生，双侧侧隐窝狭窄；

B 为骨窗，椎体后缘有骨赘，填充于右侧椎间孔内

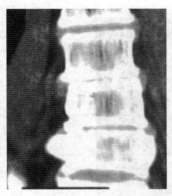

图 5-48　腰椎 CT 冠状面重建

椎间隙明显变窄

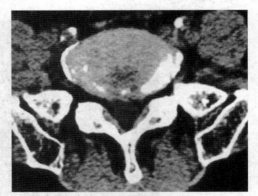

图 5-49　腰椎 CT 平扫（椎间盘层面）

图示椎间盘两侧均有不规则的弧条状高密度影

4. 腰椎韧带增厚并钙化　腰椎前后韧带或黄韧带会发生钙化和骨化（图 5-50）。

5. 硬膜囊外脂肪变窄、移位或消失（图 5-51）

6. 椎间盘真空征　有时可因髓核变性而出现真空现象，椎间盘区不规则透亮气体影，呈颗粒状、点条状或不规则状低密度影，CT 值为 $-200 \sim -500$ Hu（图 5-52）。

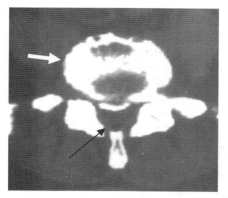

图 5-50　腰椎 CT 平扫（骨窗）

箭头示后纵韧带为一弧形高密度影显示其钙化

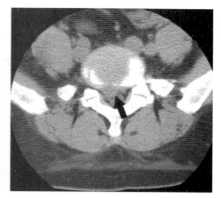

图 5-51　CT 平扫（椎间盘层面）

箭头示椎间盘突出，硬膜囊受压，硬膜外脂肪消失

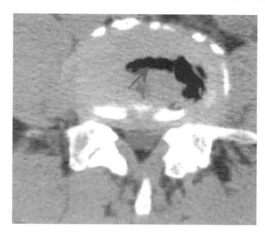

图 5-52　腰椎间盘 CT 平扫

箭头示椎间盘变性，其内"真空征"

7. 关节突骨关节病　在 CT 上显示为关节突增生肥大及有骨赘形成或关节囊钙化（图 5-53）。

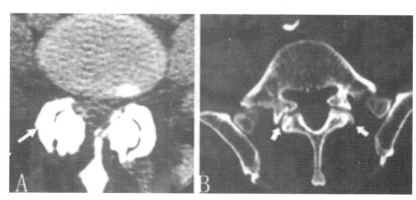

图 5-53　腰椎间盘 CT 平扫

图 A 箭头示双上关节突呈"C"字形与反 C 字形；图 B 箭头示关节突关节间隙内有纤细弧条形高密度影

8. 双边征 有人称双终板征，为腰椎滑脱的主要征象，如退变较严重，腰椎生理曲度明显变直甚至后凸者，此征也可出现在椎体的前缘，因此又称为"帽檐"征（图5-54）。

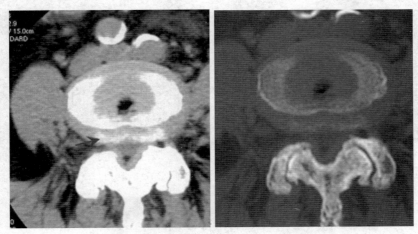

图 5-54 腰椎 CT 平扫（终板层面）

A 为软组织窗；B 为骨窗，箭头示"双边征"

9. 椎体边缘软骨结节 椎体前缘软骨结节，轴位像上患椎椎体前部呈半月形或扇形骨质缺损区，边缘不规则硬化，前方可见大小不等的梭形、条带形或不规则形游离骨块，有的骨块可分节段。骨块与椎体缺损区之间呈一横带状不规则透亮区。椎体后缘软骨结节，体后下/后上缘有低密度骨缺损区，多数位于正中，少数偏于一侧（图5-55）。

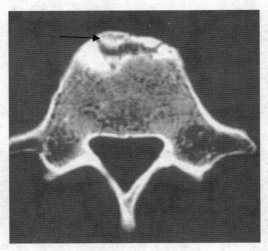

图 5-55 腰椎 CT 平扫（骨窗）

椎体前缘软骨结节

四、腰部 MRI 检查

核磁共振现象最早是由美国物理学家 Bloch 和 Purcell 于 1946 年发现和证实，并因此获得 1954 年诺贝尔物理学奖。1973 年美国的保罗·C·劳特伯（Paul C Lauterbur）

发明了磁共振成像技术（magnetic resonance imaging，MRI），1976 年英国的皮特·曼斯菲尔德（Peter Mansfield）首次成功地对活体进行了 MRI 成像。

（一）腰部正常 MRI 表现

腰椎矢状位 MRI 可显示椎体、椎间孔、椎间盘和脊髓、神经根组织。椎体侧后的上下关节突及小关节间隙、椎间孔形态、椎间孔内走行的神经根及周围的硬膜外脂肪组织均清晰可见，蛛网膜下腔内的脑脊液和脊髓的关系易于辨认。横轴位或斜横轴位像因所检查的平面是连续的，故可观察椎体、椎间盘、椎弓、上下关节突及椎管内黄韧带、脑脊液、脊髓、硬膜外脂肪等各自的组织结构及其关系。骨皮质 T1WI 和 T2WI 均呈低信号，骨松质信号随脂肪、水等含量的变化而异，一般 T1WI 呈中、高信号，T2WI 呈中、高信号，脂肪抑制序列呈低信号。椎间盘与椎体相邻，椎间盘 T1WI 呈较低信号，分不清髓核和纤维环；T2WI 髓核和内纤维环呈高信号，外纤维环呈低信号（图 5-56），上下软骨板呈低信号与相邻椎体终板皮质无法区分；正中矢状面 T2WI 椎间盘正中可见条状低信号影，其形成原因不明。

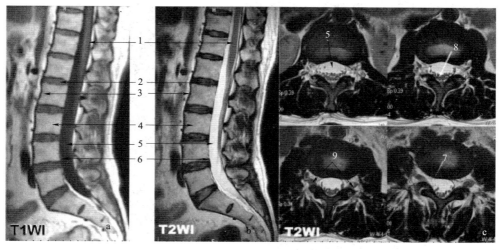

图 5-56 正常腰椎矢状面 MRI 表现

1. 脊髓；2. 椎间盘；3. 前纵韧带；4. 椎体；5. 蛛网膜下腔；6. 后纵韧带；7. 黄韧带；8. 马尾神经根；9. 神经根

（二）腰部异常 MRI 表现

1. 腰椎生理弧度变直或后突成角（图 5-57）。

2. 腰椎体骨质增生，出现骨赘、骨唇、骨桥等。椎体骨赘最常发生于椎体的前缘，亦可见于椎体两侧和后缘。MRI 表现为椎体骨皮质在椎体边缘部向外伸突，略呈三角形，早期呈长 T1、长 T2 信号，代表纤维性骨组织，后期其信号与椎体信号一致并延续，骨赘形成处常伴椎间盘组织的向外膨出和椎旁韧带的弧形外移（图 5-58）。

3. 腰椎间盘膨出、突出、脱出、髓核游离，硬膜囊受压致椎管狭窄或侧隐窝狭窄压迫神经根，突出椎间盘在横断面与矢状面呈半球形或舌状向后或侧后方突出，信号强度与椎间盘主体部分一致（图 5-59）。

4. 腰椎黄韧带增厚并钙化（图 5-60）。

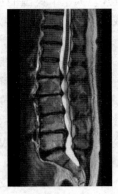 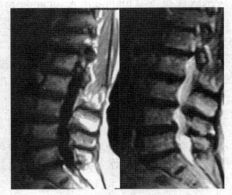

图 5-57　腰椎 T2WI 腰椎曲度变直　　　　　　图 5-58　腰椎骨质增生

图示腰椎诸椎体前后缘呈"骨唇"骨质增生

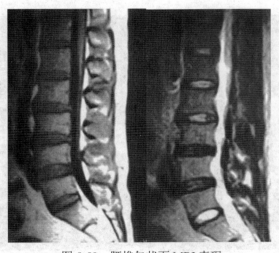 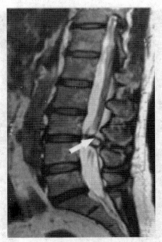

图 5-59　腰椎矢状面 MRI 表现　　　　　图 5-60　黄韧带钙化 MRI 表现

椎间盘变性、膨出 MRI 表现　　　　　　　箭头示黄韧带钙化

5. 椎体终板变性分三型。Ⅰ型：T_1WI 低信号，T_2WI 高信号，表示终板的急性炎症和邻近椎体的骨髓内水肿或富含血管的纤维组织最为常见；Ⅱ型：T_1WI 高信号，T_2WI 稍高信号，病理为骨髓的脂肪替代；Ⅲ型：T_1WI，T_2WI 均为低信号，病理为修复硬化、骨化（图 5-61）。

6. Schmorl 结节：椎体上下缘凹陷性骨缺损、边缘硬化（图 5-62）。

7. 椎体边缘软骨结节：①软骨结节，位于椎体外缘，局部骨质缺损，骨突环变形外移。软骨结节与相邻椎间盘连续且信号一致。软骨结节周围常有硬化带，多呈长 T1、短 T2 信号。软骨结节后骨块呈条状低信号（图 5-63）。②椎体后缘软骨结节，常合并明显的椎间盘突出而导致椎管狭窄，硬膜囊或脊髓受压变形及移位。由于骨突环之后移和后骨块底部的骨质增生，常合并椎体侧隐窝狭窄和神经根受压。

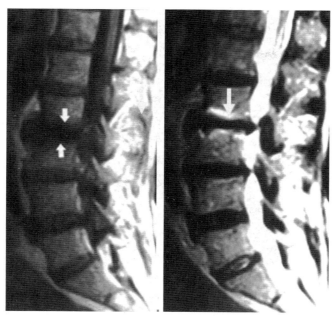

图 5-61　腰椎终板变性 I 型

箭头示相邻椎体边缘见条状长 T1、长 T2 异常信号

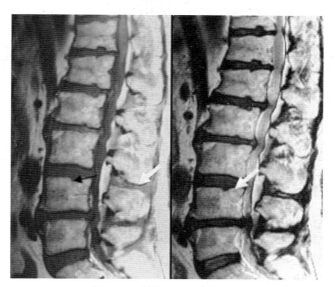

图 5-62　腰椎 T1WI 和 T2WI

箭头示腰椎椎体上下缘示多发局限性凹陷，与髓核等信号

　　8. 关节突关节骨赘形成。矢状位见上关节突变尖或圆钝肥大，突向椎间孔，横断面显示关节面边缘骨赘形成，呈低信号并与关节面相连。有的上关节突肥大增粗，内有小囊状破坏。

　　9. 椎弓峡部裂，如有则为腰椎滑脱，滑脱椎体多前移，相邻两个椎体后缘连线失去连贯性（图 5-64）。

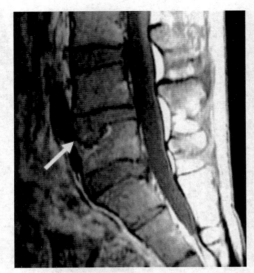

图 5-63　腰椎 T1WI

箭头示 L_5 前上角局限性骨缺损，与髓核等信号，缺损前方骨块前移

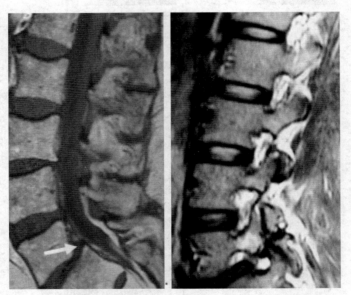

图 5-64　腰椎 T1WI 和 T2WI

箭头 T1WI 示椎体前移，椎管矢状径增大；T2WI 示腰峡部斜行裂隙呈低信号

第六章
针刀操作技术

第一节 针刀手术室的设置

针刀是一种闭合性手术，与普通手术一样，必须在无菌手术室进行，国家对手术室有严格的规定。但由于针刀是一个新生事物，由于投入少，疗效好，所以几乎所有专业的临床医生都有学习针刀的，有外科、骨科、内科、儿科、中医科、针灸科、推拿按摩科、神经内科、皮肤科等，还有一些医技人员。所以，大家对针刀手术的无菌观念不强，学习针刀的医生对针刀手术器械也缺乏严格的消毒，仅在消毒液中做短时间的浸泡，即重复使用，这样难以达到杀灭肝炎、HIV等病毒的消毒效果，极容易造成伤口感染，也容易染上肝炎和HIV等经血液传播的疾病。

有条件的医院应建立针刀专用手术室，一般医院要开展针刀，也必须有单独的针刀手术间。手术室基本条件包括：手术区域应划分为非限制区、半限制区和限制区，区域间标志明确，手术室用房及设施要求必须符合有关规定。为了防止手术室空间存在的飞沫和尘埃所带有的致病菌，应尽可能净化手术室空气。

1. 空间消毒法

（1）紫外线消毒法　多用悬吊紫外线灯管（电压220V，波长253.7mm，功率30W），距离1m处，强度＞70μW/cm²，每立方米空间用量＞115W，照射时间大于30分钟。室温宜在20℃～35℃，湿度小于60%。需有消毒效果监测记录。

（2）化学气体熏蒸法

①乳酸熏蒸法　用80%乳酸12ml/m³加12ml，加热后所产生的气体能杀灭空气中细菌。加热后手术间要封闭4～6小时。

②福尔马林（甲醛）熏蒸法　用40%甲醛4ml/m³加水2ml/m³与高锰酸钾2g/m³混合，通过化学反应产生气体能杀灭空气中细菌。手术间封闭12～24小时。

除了定期空间消毒法外，尽量限制进入手术室的人员数；手术室的工作人员必须按规定更换着装和戴口罩；患者的衣物不得带入手术室；用湿法清除室内墙地和物品的尘埃等。

2. 手术管理制度

（1）严格手术审批制度正确掌握手术指征，大型针刀手术由中级职称以上医师决定。

（2）术前完善各项常规检查如血常规检查、尿常规检查、凝血功能检查，对中老年人应做心电图、肝肾功能检查等。

（3）手术室常用急救药品如中枢神经兴奋剂、强心剂、升压药、镇静药、止血药、阿托品、地塞米松、氨茶碱、静脉注射液、碳酸氢钠等。

（4）手术室基本器械配置应配有麻醉机、呼吸机、万能手术床、无影灯、气管插管、人工呼吸设备等。

第二节　针刀手术的无菌操作

1. 手术环境：建立针刀治疗室，室内紫外线空气消毒 60 分钟，治疗台上的床单要经常换洗、消毒，每日工作结束时，彻底洗刷地面，每周彻底大扫除 1 次。

2. 手术用品：消毒小针刀、骨科锤、手套、洞巾、纱布、外固定器、穿刺针等需高压蒸气消毒。

3. 医生、护士术前必须洗手。用普通肥皂先洗 1 遍，再用洗手刷沾肥皂水交替刷洗双手，特别注意指甲缘、甲沟和指蹼。继以清水冲洗。

4. 术野皮肤充分消毒，选好治疗点，用棉棒沾紫药水在皮肤上做一记号。然后用 2%碘酒棉球在记号上按压一下使记号不致脱落，以记号为中心开始逐渐向周围 5cm 以上涂擦，不可由周围再返回中心。待碘酒干后用 75%酒精脱碘 2 次。若用 0.75%碘伏消毒皮肤可不用酒精脱碘。之后，覆盖无菌小洞巾，使进针点正对洞巾的洞口中央。

5. 手术时医生、护士应穿干净的白大衣、戴帽子和口罩，医生要戴无菌手套。若做中大型针刀手术，如关节强直的纠正、股骨头缺血性坏死、骨折畸形愈合的折骨术，则要求医生、护士均穿无菌手术衣，戴无菌手套，患者术后常规服用抗生素 3 天预防感染。

6. 术中护士递送针刀等手术用具时，均应严格按照无菌操作规程进行。不可在手术人员的背后传递针刀及其他用具。

7. 一支针刀只能在一个治疗点使用，不可在多个治疗点进行治疗，以防不同部位交叉感染。连续给不同患者做针刀治疗时，应更换无菌手套。

8. 参观针刀操作的人员不可太靠近术者或站得太高，也不可随意在室内走动，以减少污染的机会。

9. 术毕，迅速用创可贴覆盖针孔，若同一部位有多个针孔，可用无菌纱布覆盖、包扎。嘱患者 3 天内不可在施术部位擦洗。3 天后，可除去包扎。

第三节　常用针刀刀具

一、Ⅰ型针刀

Ⅰ型针刀（图 6-1）根据其尺寸不同分为四种型号，分别记作 Ⅰ 型 1 号、Ⅰ 型 2 号、Ⅰ 型 3 号、Ⅰ 型 4 号。

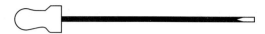

图 6-1　Ⅰ型针刀示意图

1. Ⅰ型 1 号针刀　全长 15cm，针刀柄长 2cm，针刀体长 12cm，刀刃长 1cm，针刀柄为一长方形或扁平葫芦形，针刀体为圆柱形，直径 1mm，刀刃为齐平口，末端扁平带刃，刀口线为 1mm，同时要使刀口线和刀柄在同一平面内，只有在同一平面内才能在刀刃刺入肌肉后，从刀柄的方向辨别刀口线在体内的方向。

2. Ⅰ型 2 号针刀　结构模型和Ⅰ型 1 号同，只是针刀体长度比Ⅰ型 1 号短 3cm，即针刀体长度为 9cm。

3. Ⅰ型 3 号针刀　结构模型和Ⅰ型 1 号同，只是针刀体长度比Ⅰ型 1 号短 5cm，即针刀体长度为 7cm。

4. Ⅰ型 4 号针刀　结构模型和Ⅰ型 1 号同，只是针刀体长度比Ⅰ型 1 号短 8cm，即针刀体长度为 4cm。

Ⅰ型针刀适应于治疗各种软组织损伤和骨关节损伤，接通电生理线路，以及其他杂病的治疗。

二、Ⅱ型针刀

Ⅱ型针刀（图 6-2）全长 12.5cm，针刀柄长 2.5cm，针刀体长 9cm，刀刃长 1cm，针刀柄为一梯形葫芦状，针刀体为圆柱形，直径 3mm，刀刃为楔形，末端扁平带刃，末端刀口线 1mm，刀口线和刀柄在同一平面内，刀口为齐平口。

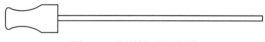

图 6-2　Ⅱ型针刀示意图

Ⅱ型针刀适用于深层大范围软组织松解、骨折固定及骨折畸形愈合的折骨术。

三、注射针刀

注射针刀（图 6-3）根据其长短分为两种。

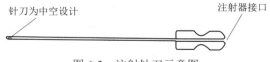

图 6-3　注射针刀示意图

1. 长型注射针刀　全长 10cm，针刀柄长 2cm，针刀体长 7cm，刀刃长 1cm，针刀柄为一扁平葫芦形，针刀体为圆柱形，直径 2mm，刀刃为锲形，末端扁平带刃，刀口线为 1mm，刀口为斜口。同时要使刀口线和刀柄在同一平面内，只有在同一平面内才能在刀刃刺入肌肉后，从刀柄的方向辨别刀口线在体内的方向。针刀柄、体、头均为中空设计，针刀柄端有一注射器接口，可接注射器。

2. 短型注射针刀　全长 7cm，针刀柄长 2cm，针刀体长 4cm，刀刃长 1cm，其他结构与长型注射针刀相同。

注射针刀用于针刀松解同时注射麻醉药物、封闭药物及神经营养药物等。

四、芒针刀

芒针刀（图6-4）根据其尺寸不同分为3种型号，分别记作1号、2号、3号。

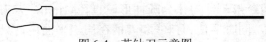

图6-4 芒针刀示意图

1. 芒针刀1号 全长10cm，针刀柄长2cm，针刀体长7cm，刀刃长1cm，针刀柄为一扁平葫芦形，针刀体为圆柱形，直径0.5mm，刀刃为楔形，末端扁平带刃，刀口线为0.4mm，刀口为齐平口，同时要使刀口线和刀柄在同一平面内，只有在同一平面内才能在刀刃刺入肌肉后，从刀柄的方向辨别刀口线在体内的方向。

2. 芒针刀2号 结构模型和芒针刀1号同，只是针刀体长度比芒针刀1号短3cm，即针刀体长度为4cm。

3. 芒针刀3号 结构模型和芒针刀1号同，只是针刀体长度比芒针刀1号短5cm，即针刀体长度为2cm。

芒针刀适用于眼角膜和其他黏膜表面的治疗，以及因电生理线路紊乱或短路引起的各种疾病的治疗。

五、特型针刀

根据疾病部位及种类不同，需要特制的针刀对病变部位进行松解。

髋关节弧形针刀：全长32cm，针刀柄长10cm，针刀体长9cm，刀刃2cm，针刀柄为一梯形葫芦状，直径2cm，针刀体为圆柱形，直径5mm，针刃部为弧形，末端扁平带刃，末端刀口线3mm，刀口线和刀柄在同一平面内，刃端是齐平口（图6-5）。

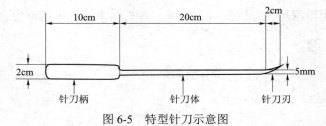

图6-5 特型针刀示意图

髋关节弧形针刀用于髋关节疾病的针刀松解，如股骨头坏死、髋关节强直、弹响髋等。

第四节 患者的体位选择

一、仰卧位

患者平卧于治疗床上，项部加软枕，头后仰，此体位适用于针刀松解侧颈部软组织的粘连、瘢痕、挛缩和堵塞。如针刀松解颈椎横突前后结节部的粘连和瘢痕以及针刀治疗咽喉部疾病（图6-6）。

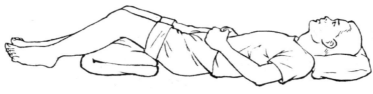

图 6-6 仰卧位

二、俯卧位

患者俯卧在治疗床上，此体位适用于松解踝足部后侧的粘连瘢痕（图6-7）。

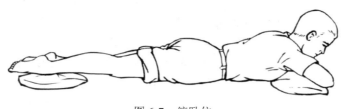

图 6-7 俯卧位

第五节 针刀治疗的麻醉方法

一、局部浸润麻醉

由针刀手术者完成局部麻醉。选用 1%利多卡因，1 次总量不超过 200mg。适用于单一的、局部的慢性软组织损伤及部分骨质增生的患者，如颈椎病、腰椎间盘突出症、腰椎管狭窄症等。

二、神经阻滞麻醉

需请麻醉科医生实施麻醉。适用于强直性脊柱炎、类风湿关节炎、骨性关节炎、创伤性关节炎引起的上下肢关节强直，肢体的外伤、手术后的瘢痕松解，股骨头缺血性坏死等。

三、全麻

需请麻醉科医生实施麻醉。适用于强直性脊柱炎、类风湿性关节炎所引起脊-肢联合畸形等。

第六节 常用针刀刀法

一、持针刀姿势

持针刀方法正确是针刀操作准确的重要保证。针刀不同于一般的针灸针和手术刀，针刀是一种闭合性的手术器械，在人体内可以根据治疗要求随时转动方向，而且对各种疾病的治疗刺入深度都有不同的规定。因此正确的持针刀方法要求能够掌握方向，并控制刺入的深度。以医者的右手食指和拇指捏住针刀柄，因为针刀柄是扁平的，并且和针刀刃在同一个平面内，针刀柄的方向即是刀口线的方向，所以可用拇指和食指来控制刀口线的方向。针刀柄扁平呈葫芦状，比较宽阔，方便拇、食指的捏持，便于用力将针刀刺入相应深度。中指托住针刀体，置于针刀体的中上部位。如果把针刀总体作为一个杠杆，中指就是杠杆的支点，便于针刀体根据治疗需要改变进针刀角度。无名指和小指置于施术部位的皮肤上，作为针刀体刺入时的一个支撑点，以控制针刀刺入的深度。在针刀刺入皮肤的瞬间，无名指和小指的支撑力和拇、食指的刺入力的方向是相反的，以防止针刀在刺入皮肤的瞬间，因惯性作用而刺入过深。另一种持针刀方法是在刺入较深部位时使用长型号针刀，其基本持针刀方法和前者相同，只是要用左手拇、食指捏紧针刀体下部。一方面起扶持作用，另一方面起控制作用，防止在右手刺入针刀时，由于针刀体过长而发生针刀体弓形变，引起方向改变（图6-8）。

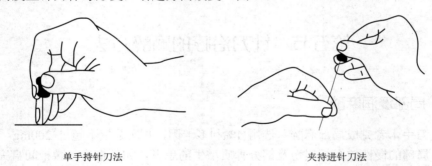

单手持针刀法   夹持进针刀法

图6-8 持针刀方法

以上两种是常用的持针刀方法，适用于大部分的针刀治疗。治疗特殊部位时，根据具体情况持针刀方法也应有所变化。

二、进针刀方法

（一）进针刀四步规程

1. 定点 在确定病变部位和精确掌握该处的解剖结构后，在进针部位用紫药水做一记号，局部碘酒消毒后再用酒精脱碘，覆盖上无菌小洞巾。

2. 定向 使刀口线和大血管、神经及肌肉纤维走向平行，将刀口压在进针点上。

3. 加压分离 在完成第二步后，右手拇、食指捏住针柄，其余3指托住针体，稍加压力不使刺破皮肤，使进针点处形成一个长形凹陷，刀口线和重要血管、神经以及肌肉纤维走向平行。神经和血管就会被分离在刀刃两侧。

4. 刺入　当继续加压，感到一种坚硬感时，说明刀口下皮肤已被推挤到接近骨质，稍一加压，即穿过皮肤。此时进针点处凹陷基本消失，神经和血管即膨起在针体两侧，此时可根据需要施行手术方法进行治疗。

所谓四步规程，就是针刀进针时，必须遵循的 4 个步骤（图 6-9），每一步都有丰富的内容。定点就是定进针点，定点的正确与否，直接关系到治疗效果。定点是基于对病因病理的精确诊断，对进针部位解剖结构立体的微观掌握。定向是在精确掌握进针部位的解剖结构前提下，采取各种手术入路确保手术安全进行，有效地避开神经、血管和重要脏器。加压分离，是在浅层部位有效避开神经、血管的一种方法。在前 3 步的基础上，才能开始第四步的刺入。刺入时，以右手拇、食指捏住针刀柄，其余 3 指作支撑，压在进针点附近的皮肤上，防止刀锋刺入过深，而损伤深部重要神经、血管和脏器，或者深度超过病灶，损伤健康组织。

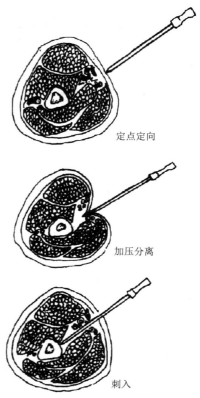

定点定向

加压分离

刺入

图 6-9　针刀进针四步规程

（二）常用针刀手术入路

1. 针刀入皮法　按照针刀四步进针规程，当定好点，将刀口线放好以后（刀口线和施术部位的神经、血管或肌肉纤维的走行方向平行），给刀锋加一适当压力，不使刺破皮肤，使体表形成一长形凹陷，这时刀锋下的神经、血管都被推挤在刀刃两侧，再刺入皮肤进入体内，借肌肉皮肤的弹性，肌肉和皮肤膨隆起来，长形凹陷消失，浅层的神经、血管也随之膨隆在针体两侧，这一方法可有效地避开浅层的神经、血管，将针刀刺入体内。

2. 按骨突标志的手术入路　骨突标志是在人体体表都可以触知的骨性突起，依据这些骨性突起，除了可以给部分病变组织定位外，也是手术入路的重要参考。骨突一般都是肌肉和韧带的起止点，也是慢性软组织损伤的好发部位。

3. 以横突为依据的手术入路　在治疗颈部慢性软组织损伤疾患时，以横突为依据，先按手术入路 1 的方法刺入，当刀锋到达横突以后，再移动刀锋至病变组织部位进行治疗。这样可以做到心中有数，易掌握进刀深度，而不会使刀锋刺入胸腔、腹腔，也不会损伤颈椎横突前方的重要组织。应注意，脊柱附近软组织损伤疾病的手术入路都是从背侧，不可从前方入路。

三、常用针刀刀法

1. 纵行疏通法　针刀体以皮肤为中心，刀刃端在体内沿刀口线方向做纵向运动。主要以刀刃及接近刀刃的部分刀体为作用部位。其运动距离以厘米为单位，范围根据病情而定，进刀至剥离处组织，实际上就已经切开了粘连病变组织，如果疏通阻力过大，可以沿着肌或腱等病变组织的纤维走行方向切开，则可顺利进行纵行疏通（图 6-10）。

2. 横行剥离法　横行剥离法是在纵行疏通法的基础上进行的，针刀体以皮肤为中心，刀刃端在体内垂直刀口线方向做横向运动。横行剥离使粘连、瘢痕等组织在纵向松解的基础上进一步加大其松解度，运动距离以厘米为单位，范围根据病情而定（图 6-11）。

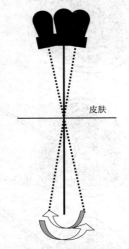

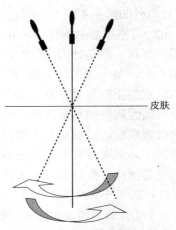

图 6-10　针刀纵行疏通法示意图　　　图 6-11　针刀横行剥离法示意图

纵行疏通法与横行剥离法是针刀手术操作最基本和最常用的刀法。临床上常将纵行疏通法与横行剥离法相结合使用，简称纵疏横剥法，纵疏横剥 1 次为 1 刀。

3. 提插切割法　刀刃到达病变部位以后，切割第 1 刀，然后针刀上提 0.5cm，再向下插入 0.5cm，切割第 2 刀，如此提插 3 刀为宜（图 6-12）。适用于粘连面大、粘连重的病变。如切开棘间韧带，挛缩的肌腱、韧带、关节囊等。

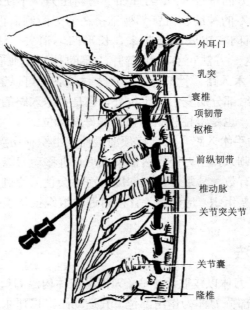

图 6-12　侧面观腰椎棘间韧带针刀松解术

4. 骨面铲剥法　针刀到达骨面，刀刃沿骨面或骨嵴将粘连的组织从骨面上铲开，感觉针刀下有松动感时为度（图 6-13）。此法适用于骨质表面或者骨质边缘的软组织（肌肉起止点、韧带及筋膜的骨附着点）病变。如肩周炎喙突点、肱骨外上髁、枕骨上、下项线点等的松解。

5. 通透剥离法　针刀刺破囊壁，经过囊内，刺破对侧囊壁（图 6-14）。此法适用于腱鞘囊肿、滑囊积液、肩峰下滑囊炎、髌下脂肪垫损伤等疾病。

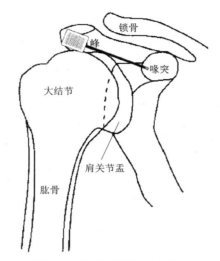

图 6-13　针刀铲剥法示意图

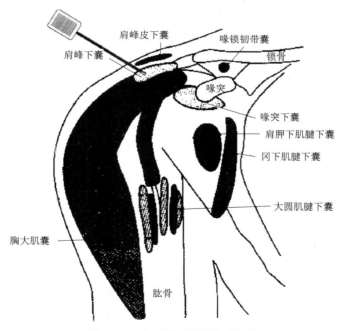

图 6-14　针刀通透剥离法示意图

6. 注射松解剥离法　应用注射针刀，在针刀刺入过程中，同时注射麻药，此法可将局部麻醉和针刀手术同时进行（图 6-15）。适用于第三腰椎横突综合征、臀上皮神经卡压综合征等。

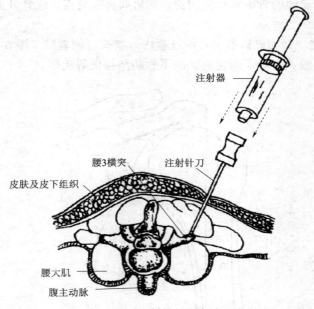

注射器

腰3横突　　　注射针刀
皮肤及皮下组织

腰大肌
腹主动脉

图 6-15　针刀注射松解剥离法示意图

第七节　针刀术后处理

一、针刀术后常规处理

1. 全身情况的观察　针刀手术后绝对卧床 1～2 小时，防止针刀口出血，其间注意观察病人生命体征变化，如出现异常，随时通知医生及时处理。

2. 预防针刀口感染　针刀术后立即用创可贴覆盖针刀口，防止针刀口感染，72 小时后去除创可贴。

3. 术后用药　常规服用抗生素 3 日预防感染。

二、针刀意外情况的处理

（一）晕针

晕针是指在针刀治疗过程中或治疗后半小时左右，患者出现头昏、心慌、恶心、肢冷汗出、意识淡漠等症状的现象。西医学认为晕针多为"晕厥"现象，是由于针刀的强烈刺激使迷走神经兴奋，导致周围血管扩张、心率减慢、血压下降，从而引起脑部短暂的（或一过性）供血不足而出现的缺血反应。

晕针本身不会给机体带来器质性损害，如果在晕针出现早期（患者反应迟钝，表情呆滞或头晕、恶心、心慌等）及时采取应对措施，一般可避免发生严重晕针现象。据统计，在接受针刀治疗患者中，晕针的发生率约为1%～3%，男女之比约为1:1.9。

1. 发生原因

（1）体质因素　有些患者属于过敏性体质，血管、神经功能不稳定，多有晕厥史或肌肉注射后的类似晕针史，采用针刀治疗时很容易出现晕针现象。

在饥饿、过度疲劳、大汗、泄泻、大出血后，患者正气明显不足，此时接受针刀治疗亦容易导致晕针。

（2）精神因素　恐惧、精神过于紧张是不可忽视的原因。特别是对针刀不了解，怕针的患者。对针刀治疗过程中出现的正常针感（酸、胀、痛）和发出的响声，如针刀在骨面剥离的"嚓嚓"声，切割硬结的"咯吱、咯吱"声，切割筋膜的"嘣、嘣"声往往使患者情绪紧张加剧。

（3）体位因素　正坐位、俯坐位、仰靠坐位、颈椎牵引状态下坐位针刀治疗时，晕针发生率较高。卧位治疗时晕针发生率低。

（4）刺激部位　在肩背部、四肢末端部位治疗时，针刀剥离刺激量大，针感强，易出现晕针。

（5）环境因素　严冬酷暑，天气变化、气压明显降低时，针刀治疗易致晕针。

2. 临床表现

（1）轻度晕针　轻微头痛、头晕、上腹及全身不适、胸闷、泛恶、精神倦怠、打呵欠、站起时有些摇晃或有短暂意识丧失。

（2）重度晕针　突然昏厥或摔倒，面色苍白，大汗淋漓，四肢厥冷，口唇乌紫，双目上视，大小便失禁，脉细微。

通过正确处理，患者精神渐渐恢复，可觉周身乏力，甚至有虚脱感，头部不适，反应迟钝，口干，轻微恶心。

3. 处理方法

（1）立即停止治疗，将未起的针刀一并迅速拔出，用创可贴保护针孔。

（2）扶患者去枕平卧，抬高双下肢，松开衣带，盖上薄被，打开门窗。

（3）症轻者静卧片刻，或给予温开水送服即可恢复。

（4）症重者，在上述处理的基础上，点按或针刺人中、合谷、内关穴。必要时，温灸关元、气海，一般2～3分钟即可恢复。

（5）如果上述处理仍不能使患者苏醒，应给予吸氧或做人工呼吸、静脉推注50%葡萄糖10ml或采取其他急救措施。

4. 预防

（1）初次接受针刀治疗的患者要先做好解释工作，打消其顾虑。

（2）选择舒适持久的体位，一般都可采取卧位治疗。

（3）治疗前应询问病史、过去史，对有晕针史的患者及心脏病、高血压病患者，治疗时应格外注意。

（4）选择治疗点要精、少，操作手法要稳、准、轻、巧。

（5）患者在大饥、大饱、大醉、大渴、疲劳、过度紧张、大病初愈或天气恶劣时，暂不宜做针刀治疗。

（6）对个别痛觉敏感部位，如手、足部、膝关节部或操作起来较复杂、较费时间的部位，可根据情况用 0.5%～1%利多卡因局麻。必要时也可配合全麻、硬膜外麻醉等。

（7）对体质较弱、术中反应强烈、术后又感疲乏者，应让患者在候诊室休息 15～30 分钟，待恢复正常后再离开，以防患者在外面突然晕倒。

（二）断针

在针刀手术操作过程中，针刀突然折断没入皮下或深部组织里，是较常见的针刀意外之一。

1. 发生原因

（1）针具质量不好，韧性较差。

（2）针刀反复多次使用，在应力集中处也易发生疲劳性断裂。针刀操作中借用杠杆原理，以中指或环指做支点，手指接触针刀处是针体受剪力最大的部位，也是用力过猛容易造成弯针的部位，所以也是断针易发部位，而此处多露在皮肤之外。

（3）长期使用消毒液造成针身有腐蚀锈损，或因长期放置而发生氧化反应，致使针体生锈，或术后不及时清洁刀具，针体上附有血迹而发生锈蚀，操作前又疏于检查。

（4）患者精神过于紧张，肌肉强烈收缩，或针刀松解时针感过于强烈。患者不能耐受而突然大幅度改变体位。

（5）发生滞针针刀插入骨间隙，刺入较硬较大的变性软组织中，治疗部位肌肉紧张痉挛时，仍强行大幅度摆动针体或猛拔强抽。

2. 临床现象
针体折断，残端留在患者体内，或部分针体露在皮肤外面，或全部残端陷没在皮肤、肌肉之内。

3. 处理方法

（1）术者一定要保持冷静，切勿惊慌失措。嘱患者不要紧张，切勿乱动或暂时不要告诉患者针断体内。保持原来体位，以免使针体残端向肌肉深层陷入。

（2）若断端尚留在皮肤之外一部位，应迅速用手指捏紧慢慢拔出。

（3）若残端与皮肤相平或稍低，但仍能看到残端时，可用左手拇、食指下压针孔两侧皮肤，使断端突出皮外，然后用手指或镊子夹持断端拔出体外。

（4）针刀断端完全没入皮肤下面，若断端下面是坚硬的骨面，可从针孔两侧用力下压，借骨面做底将断端顶出皮肤。或断端下面是软组织，可用手指将该部捏住将断端向上托出。

（5）若针刀断在腰部，因肌肉较丰厚，深部又是肾脏，加压易造成断端移位而损伤内脏。若能确定断针位置，应迅速用左手绷紧皮肤，用 2%利多卡因在断端体表投影点注射 0.5cm 左右大小的皮丘及深部局麻。手术刀切开 0.5cm 小口，用刀尖轻拨断端，断针多可自切口露出。若断针依然不外露，可用小镊子探入皮肤内夹出。

（6）若断针部分很短，埋入人体深部，在体表无法触及和感知，必须采用外科手术探查取出。手术宜就地进行，不宜搬动移位。必要时，可借助 X 线照射定位。

4. 预防

（1）术前要认真检查针具有无锈蚀、裂纹，左手垫小纱布捋一下针体，并捏住针体摆动一下试验其钢性和韧性。不合格的针刀不宜使用。

（2）术前应叮嘱患者，针刀操作时绝不可随意改变体位，尽量采取舒适耐久的姿势。

（3）针刀刺入深部或骨关节内治疗应避免用力过猛，操作时如阻力过大，绝不可强力摆动。滞针、弯针时，也不可强行拔针。

（4）医者应熟练手法，常练指力，掌握用针技巧，做到操作手法稳、准、轻、巧。

（5）术后应立即仔细清洁针刀，洗去血污等，除去不合格针刀，一般情况下针刀使用两年应报废。

（三）出血

针刀刺入体内寻找病变部位，切割、剥离病变组织，而细小的毛细血管无处不在，出血是不可避免的。但刺破大血管或较大血管引起大出血或造成深部血肿的现象屡见不鲜，不能不引起临床工作者的高度重视。

1. 发生原因

（1）对施术部位血管分布情况了解不够，或对血管分布情况的个体差异估计不足而盲目下刀。

（2）在血管比较丰富的地方施术不按四步进针规程操作，也不问患者感受，强行操作，一味追求快。

（3）血管本身病变，如动脉硬化使血管壁弹性下降，壁内因附着粥样硬化物而致肌层受到破坏，管壁变脆，受到突然的刺激容易破裂。

（4）血液本身病变，如有些患者血小板减少，凝血时间延长，血管破裂后，出血不宜停止。凝血功能障碍（如缺少凝血因子）的患者，一旦出血，常规止血方法难以遏制。

（5）某些肌肉丰厚处，深部血管刺破后不易发现，针刀术后又行手法治疗或在针孔处再行拔罐，造成血肿或较大量出血。

2. 临床表现

（1）表浅血管损伤针刀起出，针孔迅速涌出色泽鲜红的血液，多为刺中浅部较小动脉血管。若是刺中浅部小静脉血管，针孔溢出的血多是紫红色且发黑、发暗。有的血液不流出针孔而瘀积在皮下形成青色瘀斑，或局部肿胀，活动时疼痛。

（2）肌层血管损伤针刀治疗刺伤四肢深层的血管后多造成血肿。损伤较严重，血管较大者，则出血量也会较大，使血肿非常明显，致局部神经、组织受压而引起症状，可表现局部疼痛、麻木，活动受限。

（3）椎管内血管损伤针刀松解黄韧带时，如果用力过猛或刺入过深可刺破椎管内动脉，易在椎管内形成血肿压迫脊髓。因压迫部位不同而表现不同的脊髓节段压迫症状。严重者可致截瘫。若在颈椎上段损伤，可影响脑干血供，而出现生命危险。

3. 处理方法

（1）表浅血管出血用消毒干棉球压迫止血。手足、头面、后枕部等小血管丰富处，针刀松解后，无论出血与否，都应常规按压针孔 1 分钟。若少量出血导致皮下青紫瘀斑者，可不必特殊处理，一般可自行消退。

（2）较深部位血肿局部肿胀疼痛明显或仍继续加重，可先做局部冷敷止血或肌注止血敏。24 小时后，局部热敷，理疗，按摩，外擦活血化瘀药物等以加速瘀血的消退和吸收。

（3）椎管内出血较多不易止血者，需立即进行外科手术。若出现休克，则先做抗休克治疗。

4. 预防

（1）熟练掌握治疗局部精细、立体的解剖知识。弄清周围血管运行的确切位置及体表投影。

（2）严格按照四步进针规程操作，施术过程中密切观察患者反应。认真体会针下感觉，若针下有弹性阻力感，患者有身体抖动、避让反应，并诉针下刺痛，应将针刀稍提起、略改变一下进针方向再刺入。

（3）术前应耐心询问病情，了解患者出凝血情况。若是女性，应询问是否在月经期，平素月经量是否较多。有无血小板减少症、血友病等，必要时，先做出凝血时间检验。

（4）术中操作切忌粗暴，应中病则止。若手术部位在骨面，松解时针刀刀刃应避免离开骨面，更不可大幅度提插。值得说明的是针刀松解部位少量的渗血有利于病变组织修复的，它既可以营养被松解的病变组织，又可以调节治疗部位生理化学的平衡，同时又可改善局部血液循环状态等。

（四）针刀引起创伤性气胸

针刀引起创伤性气胸是指针具刺穿了胸腔且伤及肺组织，气体积聚于胸腔，从而造成气胸，出现呼吸困难等现象。

1. 发生原因　主要是针刀刺入胸部、背部和锁骨附近的穴位过深，针具刺穿了胸腔且伤及肺组织，气体积聚于胸腔而造成气胸。

2. 临床表现　患者突感胸闷、胸痛、气短、心悸，严重者呼吸困难、发绀、冷汗、烦躁、恐惧，到一定程度会发生血压下降、休克等危重现象。检查：患侧肋间隙变宽，胸廓饱满，叩诊鼓音，听诊肺呼吸音减弱或消失，气管可向健侧移位。如气串至皮下，患侧胸部、颈部可出现握雪音，X线胸部透视可见肺组织被压缩现象。

3. 处理方法　一旦发生气胸，应立即出针刀，采取半卧位休息，要求患者心情平静，切勿恐惧而反转体位。一般漏气量少者，可自然吸收。同时要密切观察，随时对症处理，如给予镇咳消炎药物，以防止肺组织因咳嗽扩大创孔，加重漏气和感染。对严重病例如发现呼吸困难、发绀、休克等现象需组织抢救，如胸腔排气、少量慢速输氧、抗休克等。

4. 预防　针刀治疗时，术者必须思想集中，选好适当体位，注意选穴，根据患者体型肥瘦，掌握进针深度，施行手法的幅度不宜过大。对于胸部、背部的施术部位，最好平刺或斜刺，且不宜太深，以免造成气胸。

第七章

腰椎间盘突出症的针刀治疗

第一节 腰椎间盘突出症的针刀整体松解治疗

腰椎间盘突出症的根本病因是腰部的软组织损伤后所致的一种人体自身代偿性疾病，引起腰椎错位和椎间盘突出的根本原因都是软组织损伤，故只针对椎间盘本身的治疗，如手术摘除椎间盘、药物融盘、椎间盘切吸等治疗方法，都是治标之法。针刀整体松解腰部软组织的粘连、瘢痕、挛缩和堵塞，让椎间盘承受的压力在人体自身调节范围以内，才是治本之策。以往针刀治疗多以压痛点为治疗定位点，短时间有效，但复发率高。根据网眼理论，笔者设计了"回"字形针刀会师术，对腰部软组织的关键病变点进行整体治疗，辅以手术矫正腰椎的微小错位，明显提高针刀治疗腰椎间盘突出症的疗效，大幅度降低复发率。

1. 第 1 次采用"回"字形针刀整体松解术 "回"字形针刀整体松解术适用于 $L_3\sim$ L_4、$L_4\sim L_5$、$L_5\sim S_1$ 的腰椎间盘突出症、腰椎间盘脱出症、多发性腰椎管狭窄症及腰椎骨性关节炎的治疗。

如为 $L_3\sim L_4$ 椎间盘突出症，椎管内外口松解为 $L_3\sim L_4$、$L_4\sim L_5$ 间隙，如为 $L_4\sim L_5$、$L_5\sim S_1$ 椎间盘突出症，椎管内外口松解为 $L_4\sim L_5$、$L_5\sim S_1$ 间隙。

腰部的整体松解包括 $L_3\sim L_5$ 棘上韧带、棘间韧带；左右 $L_3\sim L_5$ 腰椎横突，经腰椎横突根部 $L_3\sim L_4$、$L_4\sim L_5$、$L_5\sim S_1$ 椎管外口的松解，胸腰筋膜的松解，髂腰韧带的松解，在骶正中嵴上和两侧骶骨后面竖脊肌起点的松解以及 $L_4\sim L_5$、$L_5\sim S_1$ 棘突间隙两侧经黄韧带松解左右椎管内口。从各个松解点的分布上看，很像"回"字形状。棘上韧带点、棘间韧带点、左右 $L_3\sim L_5$ 腰椎横突点、骶正中嵴上和两侧骶骨后面竖脊肌起点的连线共同围成"回"字外面的"口"，而两侧 4 点椎管内口的松解点的连线围成"回"字中间的"口"，故将腰部的针刀整体松解术称为"回"字形针刀松解术。这种术式不仅仅是腰椎间盘突出症针刀松解的基础术式，也是腰椎管狭窄症针刀整体松解的基础术式，只是在治疗腰椎管狭窄症时，椎管内松解的部位有所不同。下面从每个松解点阐述"回"字形针刀整体松解术的针刀操作方法（图 7-1）。

（1）体位
①俯卧位，腹部置棉垫，使腰椎前屈缩小。适用于一般患者。

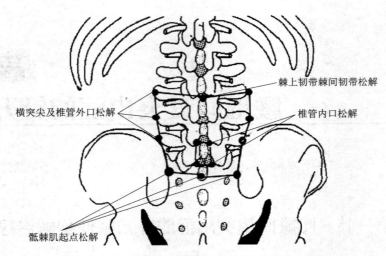

横突尖及椎管外口松解

棘上韧带棘间韧带松解

椎管内口松解

骶棘肌起点松解

图 7-1 "回"字形针刀整体松解术各松解部位示意图

②俯卧位，在治疗床上进行骨盆牵引，牵引重量为 50kg，目的是使腰椎小关节距离拉大，棘突间隙增宽，便于针刀操作。牵引 5 分钟后进行针刀治疗。适用于肥胖患者或者腰椎间隙变窄的患者。

（2）体表定位　L_3、L_4、L_5 棘突及棘间，L_3、L_4、L_5 横突，骶正中嵴及骶骨后面，$L_3 \sim L_4$ 或 $L_4 \sim L_5$，$L_5 \sim S_1$ 黄韧带。

（3）消毒　施术部位用碘伏消毒 2 遍，然后铺无菌洞巾，使治疗点正对洞巾中间。

（4）麻醉　1% 利多卡因局部麻醉。

（5）刀具　使用 I 型针刀。

（6）针刀操作

① L_3、L_4、L_5 棘上韧带及棘间韧带松解（图 7-2）

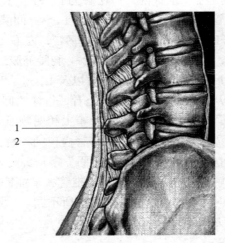

图 7-2　腰棘上韧带和棘间韧带松解示意图

以松解 L_3 棘上韧带及 $L_3 \sim L_4$ 棘间韧带为例。

　　a. 第 1 支针刀松解棘上韧带：两侧髂嵴连线最高点与后正中线的交点为第四腰椎棘突，向上摸清楚 L_3 棘突顶点，在此定位，从棘突顶点进针刀，刀口线与脊柱纵轴平行，针刀经皮肤、皮下组织，直达棘突骨面，在骨面上纵疏横剥 2～3 刀，范围不超过 1cm，然后贴骨面向棘突两侧分别用提插刀法切割 2 刀，深度不超过 0.5cm。其他棘上韧带松解方法与此相同。

　　b. 第 2 支针刀松解棘间韧带：以松解 L_3～L_4 棘间韧带为例。两侧髂嵴连线最高点与后正中线的交点为第四腰椎棘突，向上即到 L_3～L_4 棘突间隙，在此定位，从 L_4 棘突上缘进针刀，刀口线与脊柱纵轴平行，针刀经皮肤、皮下组织，直达棘突骨面，调转刀口线 90°，沿 L_4 棘突上缘用提插刀法切割 2～3 刀，深度不超过 1cm。其他棘间韧带松解方法与此相同。

　　②针刀松解横突及椎间孔外口　横突松解包括横突尖部的松解和横突上下缘的松解以及横突根部的松解。横突尖部的松解主要松解竖脊肌、腰方肌及胸腰筋膜在横突尖部的粘连和瘢痕。横突上下缘的松解主要松解横突间韧带。横突根部的松解主要松解椎间孔外口神经根的粘连和瘢痕。

　　a. 横突松解（图 7-3）：以 L_3 横突为例。摸准 L_3 棘突顶点，从 L_3 棘突中点旁开 3cm，在此定位。刀口线与脊柱纵轴平行，针刀经皮肤、皮下组织，直达横突骨面，刀体向外移动，当有落空感时，即到 L_3 横突尖，在此用提插刀法切割横突尖的粘连、瘢痕 2～3

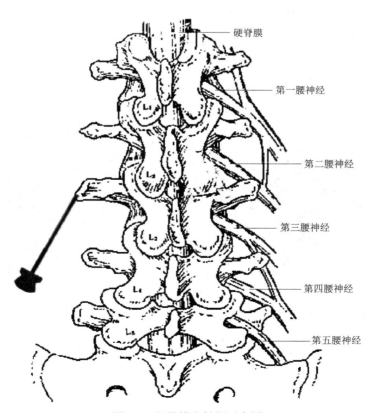

图 7-3　腰椎横突松解示意图

硬脊膜

第一腰神经

第二腰神经

第三腰神经

第四腰神经

第五腰神经

刀，深度不超过 0.5cm，以松解竖脊肌、腰方肌及胸腰筋膜（图 7-4）在横突尖部的粘连和瘢痕，然后调转刀口线 90°，沿 L_3 横突上下缘用提插刀法切割 2～3 刀，深度不超过 0.5cm，切开横突间韧带。其他横突尖松解方法与此相同。

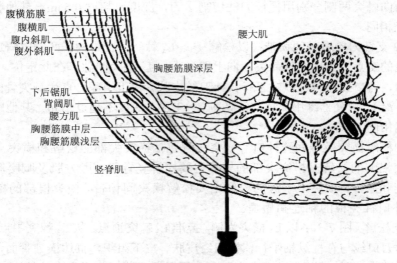

图 7-4　针刀松解胸腰筋膜示意图

　　b. L_4～L_5 椎间孔外口松解（图 7-5，图 7-6）：将松解 L_5 横突的针刀退至竖脊肌内，刀口线与脊柱纵轴平行，调整针刀体，使之与脊柱纵轴呈 45° 角进针刀，贴 L_5 横突上缘骨面到达横突根部，当有落空感时，即到椎间孔外口，用提插刀法切割外口处的粘连和瘢痕 2 刀，深度不超过 0.5cm。

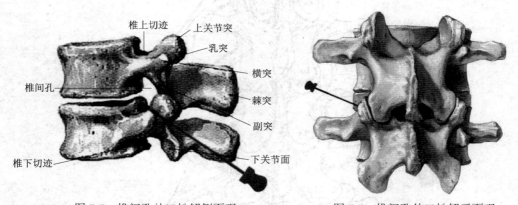

图 7-5　椎间孔外口松解侧面观　　　　　图 7-6　椎间孔外口松解后面观

　　③针刀通过黄韧带松解神经根管内口　黄韧带为连结相邻两椎板间的韧带，左右各一，由黄色弹力纤维组织组成，坚韧而富有弹性，协助围成椎管，黄韧带有限制脊柱过度前屈并维持脊柱于直立姿势的作用。在后正中线上，左右黄韧带之间存在 1～2mm 的黄韧带间隙（图 7-7），偶尔有薄膜相连，即后正中线上是没有黄韧带的，或者只有很薄的黄韧带。所以在此处做椎管内松解，要找到突破黄韧带的落空感较困难。所以，做椎

管内松解，不在后正中线上定位，而是在后正中线旁开 1cm 处定位。若针刀切破黄韧带时，可感觉到明显的落空感。

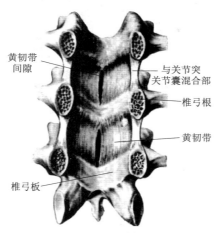

图 7-7　黄韧带间隙示意图

以松解 L_4～L_5 椎管内口为例（图 7-8，图 7-9）。摸准 L_4～L_5 棘突间隙，从间隙中点旁开 1cm 定位。刀口线与脊柱纵轴平行，针刀体向内，与矢状轴呈 20° 角。针刀经皮肤、皮下组织、胸腰筋膜浅层、竖脊肌，当刺到有韧性感时，即到黄韧带。稍提针刀，寻找到 L_5 椎板上缘，调转刀口线 90°，在 L_5 椎板上缘切开部分黄韧带。当有明显落空感时，即到达椎管内，立刻再调转刀口线与人体纵轴一致，贴部分椎弓根骨面缓慢进针刀，在盘黄间隙平面，达神经根管内口。此时，患者有局部胀感，针刀再向内达后纵韧带处，在此用提插刀法切割 2～3 刀，深度不超过 0.5cm，以松解神经根管内口的粘连、瘢痕。其他椎管内口松解方法与此相同。

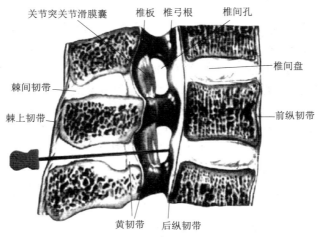

图 7-8　椎管内口松解示意图（1）

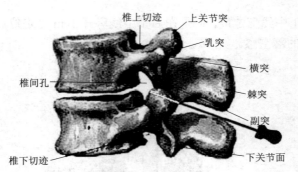

椎上切迹　　　上关节突
　　　　　　　　　乳突
　　　　　　　　　横突
椎间孔　　　　　　棘突
　　　　　　　　　副突
椎下切迹　　　　下关节面

图 7-9　椎管内口松解示意图（2）

④髂腰韧带松解（图 7-10）

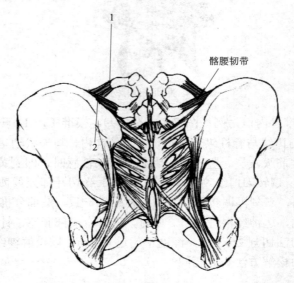

1
髂腰韧带
2

图 7-10　针刀松解髂腰韧带起止点示意图

a. 第 1 支针刀松解髂腰韧带起点：以 L_4 横突起点为例。摸准 L_4 棘突顶点，从 L_4 棘突中点旁开 3～4cm，在此定位。刀口线与脊柱纵轴平行，针刀经皮肤、皮下组织，直达横突骨面，刀体向外移动，当有落空感时，即到 L_4 横突尖，在此用提插刀法切割横突尖肌肉起点的粘连、瘢痕 2～3 刀，深度不超过 0.5cm。

b. 第 2 支针刀松解髂腰韧带止点：在髂后上棘定位，刀口线与脊柱纵轴平行，针刀经皮肤、皮下组织，直达髂后上棘骨面，针刀贴髂骨内侧骨面进针 2cm，后用提插刀法切割髂腰韧带止点的粘连、瘢痕 2～3 刀，深度不超过 0.5cm。

⑤竖脊肌起点松解（图 7-11）

a. 第 1 支针刀松解竖脊肌骶正中嵴起点：两侧髂嵴连线最高点与后正中线的交点为第四腰椎棘突，向下摸清楚 L_5 棘突顶点，顺 L_5 棘突沿脊柱纵轴在后正中线上向下摸到的骨突部即为骶正中嵴，在此定位，从骶正中嵴顶点进针刀，刀口线与脊柱纵轴平行，针刀经皮肤、皮下组织，直达骶正中嵴骨面，在骨面上纵疏横剥 2～3 刀，范围不超过 1cm，然后，贴骨面向骶正中嵴两侧分别用提插刀法切割 2 刀，深度不超过 0.5cm。

b. 第 2、3 支针刀松解竖脊肌骶骨背面的起点：在第1 支针刀松解竖脊肌骶正中嵴起点的基础上，从骶正中嵴分别旁开 2cm，在此定位，从骶骨背面进针刀，刀口线与脊柱纵轴平行，针刀经皮肤、皮下组织，直达骶骨骨面，在骨面上纵疏横剥 2～3 刀，范围不超过 1cm。

（7）注意事项

①"回"字形针刀整体松解术的第 1 步是要求定位准确，特别是腰椎棘突的定位十分重要，因为棘突定位直接关系到椎间隙的定位和横突的定位。所以若棘突定位错误，将直接影响疗效。如果摸不清腰椎棘突，可先在 C 型臂机透视下将棘突定位后，再做针刀松解。

②横突的定位：棘突中点向水平线方向旁开 3cm，针刀体与皮肤垂直进针刀，针刀均落在横突骨面，再向外移动刀刃，即能准确找到横突尖，此法简单实用，定位准确。

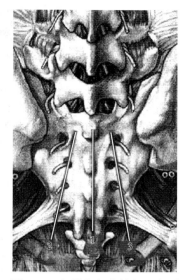

图 7-11　竖脊肌起点松解示意图

③椎管内松解切开部分黄韧带，可以扩大椎管容积，降低椎管内压，并对神经根周围的粘连、瘢痕直接松解。但在具体操作时，一定要注意刀口线的方向。第 1 步，针刀进入皮肤、皮下组织时，刀口线与人体纵轴一致，在切开黄韧带时，需调转刀口线 90°，否则不能切开黄韧带，切开黄韧带有落空感以后，立刻调转刀口线，再次与人体纵轴一致，否则可能切断神经根，造成医疗事故。如果此时患者有坐骨神经窜麻痛，为针刀碰到了神经根，暂时停止进针，数分钟后，缓慢进针刀，达后纵韧带，由于针刀刃只有数微米，加上神经根是圆形的，由有生命活性的神经细胞组成，当外力刺激它时，只要不是剧烈、疾速的刺激，它都会收缩、避让，这是生命活体对刺激的应激反应。所以，刀口线的方向和进针刀的快慢决定了针刀手术的安全性，按照针刀闭合性手术的操作规程进行椎管内松解是有安全保证的。

④为了防止针刀术后手法复位的腰椎间关节再错位，以及防止针刀不慎刺破硬脊膜，引起低颅压性头痛，"回"字形针刀整体松解术后，要求患者 6 小时内不能翻身，绝对卧床 5～7 天。

2. 第 2 次针刀松解腰椎关节突关节囊

（1）体位　让患者俯卧于治疗床上，肌肉放松。

（2）体表定位　L_4～L_5，L_5～S_1 关节突关节（图 7-12）。

（3）消毒　用施术部位，用碘伏消毒 2 遍，然后铺无菌洞巾，使治疗点正对洞巾中间。

（4）麻醉　1%利多卡因局部麻醉。

（5）刀具　使用 I 型针刀。

（6）针刀操作（图 7-13）

①第 1 支针刀松解 L_5～S_1 左侧关节突关节囊粘连、瘢痕、挛缩　摸准 L_5 棘突顶点处定位，在 L_5 棘突中点向左旁开 3cm 进针刀，刀口线与脊柱纵轴平行，针刀体与皮肤垂直，针刀经皮肤、皮下组织、胸腰筋膜浅层、竖脊肌，到达骨面，刀刃在骨面上向外移动，可触及一骨突部，此为 L_5 的下关节突，再向外移动，刀下有韧性感时，即达 L_5～

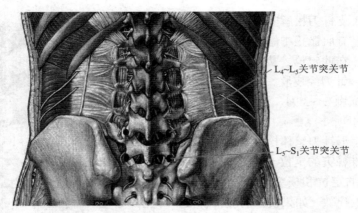

图 7-12　针刀松解腰椎关节突关节囊体表定位

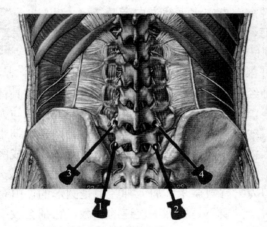

图 7-13　针刀松解腰椎关节突关节囊

S_1 关节突关节囊，在此用提插刀法切割 2～3 刀，深度不超过 0.5cm，以松解关节突关节囊的挛缩、粘连和瘢痕。

②第 2 支针刀松解 L_5～S_1 右侧关节突关节囊粘连、瘢痕、挛缩　针刀操作方法同第 1 支针刀。

③第 3 支、第 4 支针刀分别松解 L_4～L_5 关节突关节囊　针刀操作方法参照第 1 支针刀。

3. 第 3 次松解胸腰结合部的粘连和瘢痕　由于胸腰结合部是胸腰椎生理曲线转折点，也是胸腰椎重要的受力点，依据慢性软组织损伤病因病理学理论和软组织损伤病理构架的网眼理论，对此处进行松解。

（1）体位　俯卧位，肩关节及髂嵴部置棉垫，以防止呼吸受限。

（2）体表定位（图 7-14）　T_{11}～L_2 棘突、棘间、肋横突关节及 L_1 关节突关节。

（3）消毒　在施术部位，用碘伏消毒 2 遍，然后铺无菌洞巾，使治疗点正对洞巾中间。

（4）麻醉　1%利多卡因局部麻醉。

（5）刀具　使用 I 型针刀。

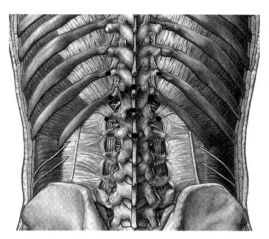

图 7-14　针刀松解胸腰结合部的体表定位

（6）针刀操作（图 7-15）

①第 1 支针刀松解 T_{12}～L_1 棘上韧带、棘间韧带　在 T_{12} 棘突顶点下缘定位，刀口线与人体纵轴一致，针刀体先向头侧倾斜 45°，与胸椎棘突呈 60° 角，针刀经皮肤、皮下组织，直达棘突骨面，纵疏横剥 2～3 刀，范围不超过 0.5cm，然后将针刀体逐渐向脚侧倾斜，与胸椎棘突走行方向一致，从 T_{12} 棘突下缘骨面沿 T_{12}～L_1 棘间方向用提插刀法切割棘间韧带 2～3 刀，范围不超过 0.5cm。

②第 2 支针刀松解 T_{12} 左侧肋横突关节囊　从 T_{12}～L_1 棘间中点旁开 2～3cm 进针刀，刀口线与人体纵轴一致，针刀体与皮肤呈 90° 角，针刀经皮肤、皮下组织、胸腰筋膜浅层、竖脊肌达横突骨面，沿横突骨面向外到肋横突关节囊，纵疏横剥 2～3 刀，范围不超过 2mm。

③第 3 支针刀松解 T_{12} 右肋横突关节囊　针刀松解方法参照第 2 支针刀松解方法。

T_{11}～T_{12}、L_1～L_2 棘上韧带、棘间韧带、关节突关节囊的松解参照 T_{12}～L_1 的针刀松解操作进行。

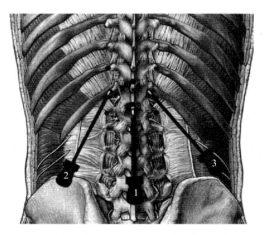

图 7-15　针刀松解胸腰结合部示意图

4. 第 4 次针刀松解坐骨神经行经路线

（1）体位　俯卧位。

（2）体表定位　坐骨神经行经路线（图 7-16）。

（3）消毒　用施术部位，用碘伏消毒 2 遍，然后铺无菌洞巾，使治疗点正对洞巾中间。

（4）麻醉　1%利多卡因局部麻醉。

（5）刀具　使用 I 型针刀。

（6）针刀操作（图 7-17）

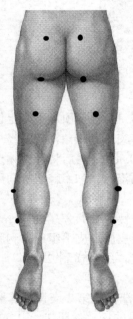 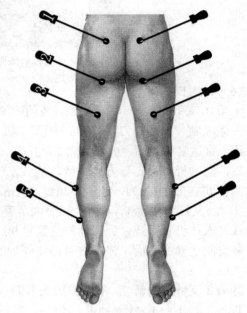

图 7-16　针刀松解坐骨神经行经路线体表定位　　图 7-17　针刀松解坐骨神经行经路线示意图

①第 1 支针刀松解梨状肌处坐骨神经的粘连、瘢痕、挛缩　以髂后上棘和尾骨尖连线中点与股骨大转子尖连线中内 1/3 的交点处进针刀，刀口线与人体纵轴一致，针刀经皮肤、皮下组织、筋膜、肌肉，达梨状肌下孔处，提插刀法切割 2～3 刀。如患者有下肢串麻感，说明针刀碰到了坐骨神经，此时，停止针刀操作，退针刀 2cm，稍调整针刀方向，再进针刀，即可避开坐骨神经。

②第 2 支针刀松解臀横纹处坐骨神经的粘连、瘢痕、挛缩　在股骨大粗隆与坐骨结节连线中点处进针刀，刀口线与人体纵轴一致，针刀经皮肤、皮下组织、筋膜、肌肉，达坐骨神经周围，提插刀法切割 2～3 刀。如患者有下肢串麻感，说明针刀碰到了坐骨神经，此时，停止针刀操作，退针刀 2cm，稍调整针刀方向，再进针刀，即可避开坐骨神经。

③第 3 支针刀松解大腿中段坐骨神经的粘连、瘢痕、挛缩　在大腿中段后侧正中线上进针刀，刀口线与人体纵轴一致，针刀经皮肤、皮下组织、筋膜、肌肉，达坐骨神经周围，提插刀法切割 2～3 刀。如患者有下肢串麻感，说明针刀碰到了坐骨神经，此时，

停止针刀操作，退针刀 2cm，稍调整针刀方向，再进针刀，即可避开坐骨神经。

④第 4 支针刀松解腓总神经行经路线上的粘连、瘢痕、挛缩　在腓骨头下 3cm 进针刀，刀口线与人体纵轴一致，针刀经皮肤、皮下组织、筋膜、肌肉，直达腓骨面，纵疏横剥 2～3 刀，范围 1cm。

⑤第 5 支针刀松解腓总神经行经路线上的粘连、瘢痕、挛缩　在腓骨头下 6cm 进针刀，刀口线与人体纵轴一致，针刀经皮肤、皮下组织、筋膜、肌肉，直达腓骨面，纵疏横剥 2～3 刀，范围 1cm。

（7）注意事项　在松解坐骨神经周围粘连、瘢痕、挛缩时，有时会碰到坐骨神经，此时，停止针刀操作，退针刀 2cm 后，调整针刀体的方向再进针刀即可。应该特别注意的是，针刀的刀口线一定要与人体纵轴一致，即使针刀碰到坐骨神经也不会造成该神经的明显损伤，但如果针刀的刀口线方向与人体纵轴垂直，就可能切断坐骨神经，造成不可逆的严重医疗事故。

5. 第 5 次针刀松解胸腰筋膜及髂腰韧带起止点粘连瘢痕

（1）体位　俯卧位。

（2）体表定位　胸腰筋膜及髂腰韧带（图 7-18）。

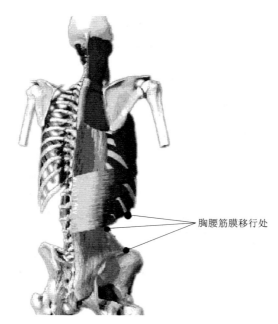

胸腰筋膜移行处

图 7-18　针刀松解腰背筋膜体表定位

（3）消毒　用施术部位，用碘伏消毒 2 遍，然后铺无菌洞巾，使治疗点正对洞巾中间。

（4）麻醉　1%利多卡因局部麻醉。

（5）刀具　使用 I 型针刀。

（6）针刀操作（图 7-19）

①第 1 支针刀松解上段胸腰筋膜　在第十二肋尖定位，刀口线与人体纵轴一致，针

刀体与皮肤呈 90° 角。针刀经皮肤、皮下组织，直达第十二肋骨，调转刀口线 45°，使之与第十二肋骨走行方向一致，在肋骨骨面上左右前后方向铲剥 2~3 刀，范围不超过 0.5cm。然后贴骨面向下到肋骨下缘，提插刀法切割 2 刀，范围不超过 0.5cm。

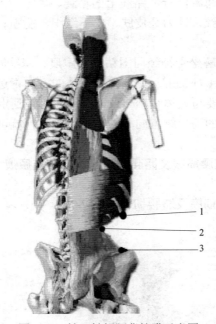

图 7-19 针刀松解腰背筋膜示意图

②第 2 支针刀松解中段胸腰筋膜 第三腰椎棘突旁开 8~10cm 定位，刀口线与人体纵轴一致，针刀体与皮肤呈 90° 角。针刀经皮肤、皮下组织，达肌层，当有突破感即到达胸腰筋膜移行处，在此纵疏横剥 2~3 刀，范围不超过 0.5cm。

③第 3 支针刀松解下段胸腰筋膜 在髂嵴中份压痛点定位，刀口线与人体纵轴一致，针刀体与皮肤呈 90° 角。针刀经皮肤、皮下组织，直达髂嵴，调转刀口线 90°，在髂嵴骨面上内外前后方向铲剥 2~3 刀，范围不超过 0.5cm。

6. 第 6 次针刀松解顽固性压痛点 轻中型患者经过 5 次针刀松解后，临床表现基本消失，但有些严重的患者在腰部仍有部分痛性结节或者顽固性压痛点，此时，通过临床触诊发现这些压痛点或者痛性结节，进行针刀精确松解。其针刀手术操作方法与针刀治疗其他部位慢性软组织损伤的针刀操作方法相同。

第二节 腰椎间盘突出症手术后复发的针刀治疗

所谓腰椎间盘突出症手术后复发，是指开放性手术治疗腰椎间盘突出症后，症状一度改善或者消失，但一段时间以后，再次出现原有的症状和体征，甚至比治疗前更严重。有文献报告，约有 20% 的患者开放性手术后症状持续存在。对这一类患者，现有的治疗手段收效甚微。根据慢性软组织损伤的理论和闭合性手术的理论及网眼理论，对开放手术后复发的患者，应用针刀对手术切口的瘢痕、粘连进行整体松解，开创了腰椎间盘突出症术后复发治疗的新领域。

依据闭合性手术的理论及网眼理论对手术瘢痕及腰部软组织的粘连、瘢痕进行整体松解。

1. 第 1 次针刀松解手术瘢痕两端的粘连、瘢痕和挛缩

（1）体位

①俯卧位，腹部置棉垫。

②俯卧位，在治疗床上骨盆大剂量牵引，牵引重量 50kg，目的是使腰椎小关节距离拉大，棘突间隙增宽，便于针刀操作。牵引 5 分钟后进行针刀治疗。适用于肥胖患者或者腰椎间隙狭窄的患者。

（2）体表定位　手术切口瘢痕。

（3）消毒　在施术部位，用碘伏消毒 2 遍，然后铺无菌洞巾，使治疗点正对洞巾中间。

（4）麻醉　1%利多卡因局部麻醉。

（5）刀具　使用Ⅰ型针刀。

（6）针刀操作（图 7-20）

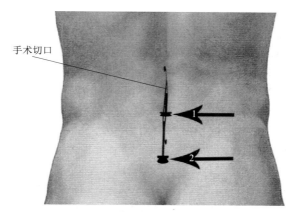

图 7-20　切口瘢痕松解示意图

①第 1 支针刀松解手术切口上部瘢痕、粘连　在手术切口瘢痕的上 1/3 定位，刀口线与脊柱纵轴平行，针刀体与皮肤垂直，针刀经切口瘢痕进入，用提插切法向瘢痕深面切割，当刀下有落空感时停止切割，提针刀到切口表面，针刀体向头侧倾斜 30°角，以提插切法向瘢痕深层切割，当刀下有落空感时停止切割，提针刀到切口表面，针刀体向脚侧倾斜 30°角，提插切法向瘢痕深层切割，当刀下有落空感时停止切割。此操作可根据切口瘢痕的大小，通过调整针刀体的方向对切口的粘连和瘢痕进行松解。

②第 2 支针刀松解手术切口下部瘢痕、粘连　在手术切口瘢痕的下 1/3 定位，针刀操作方法同第 1 支针刀。

（7）注意事项

①由于开放性手术破坏了局部的正常精细解剖结构，给针刀闭合性手术带来了很大

困难，所以针刀手术刀下的感觉不是正常的组织结构，而是瘢痕结缔组织，且针刀是在非直视下手术，稍有不慎，针刀可能损伤神经根，甚至切断神经根，造成不可逆的医疗事故，对患者带来终身痛苦。所以，作针刀松解的医生必须有深厚的针刀临床操作功底，对局部的应用解剖应熟练掌握，对腰椎间盘摘除术的手术过程有深入的了解，方可实施针刀松解。

②术后绝对卧床 2～3 周，在此期间，继续松解病变部位未松解到的瘢痕、粘连。

2. 第 2 次针刀松解切口瘢痕周围的粘连、瘢痕和挛缩

（1）体位

①俯卧位，腹部置棉垫。

②俯卧位在治疗床上骨盆大剂量牵引，牵引重量为 50kg，目的是使腰椎小关节距离拉大，棘突间隙增宽，便于针刀操作。牵引 5 分钟后进行针刀治疗。适用于肥胖患者或者腰椎间隙狭窄的患者。

（2）体表定位　手术切口瘢痕。

（3）消毒　用施术部位，用碘伏消毒 2 遍，然后铺无菌洞巾，使治疗点正对洞巾中间。

（4）麻醉　1%利多卡因局部麻醉。

（5）刀具　使用 I 型针刀。

（6）针刀操作（图 7-21）

①第 1 支针刀松解手术切口上部左侧的瘢痕、粘连　在手术切口瘢痕的上 1/3 左侧 0.5cm 定位，刀口线与脊柱纵轴平行，针刀体与矢状面呈 45°角，针刀经切口瘢痕进入，以提插切法向瘢痕深面切割，当刀下有落空感时，停止切割，提针刀到切口表面，针刀体向头侧倾斜 30°角，以提插切法向瘢痕深层切割，当刀下有落空感时，停止切割，提针刀到切口表面，针刀体向脚侧倾斜 30°角，以提插切法向瘢痕深层切割，当刀下有落空感时，停止切割，此操作可根据切口周围瘢痕的大小，通过调整针刀体的方向对切口周围的粘连和瘢痕进行松解。

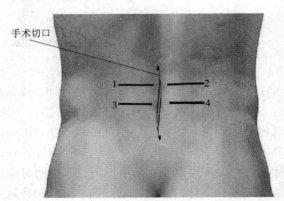

图 7-21　切口瘢痕松解示意图

②第 2 支针刀松解手术切口上部右侧的瘢痕、粘连　在手术切口瘢痕的上 1/3 右侧 0.5cm 定位，刀口线与脊柱纵轴平行，针刀体与矢状面呈 45°角，针刀经切口瘢痕进入，

以提插切法向瘢痕深面切割，当刀下有落空感时，停止切割，提针刀到切口表面，针刀体向头侧倾斜30°角，以提插切法向瘢痕深层切割，当刀下有落空感时，停止切割，提针刀到切口表面，针刀体向脚侧倾斜30°角，以提插切法向瘢痕深层切割，当刀下有落空感时，停止切割，此操作可根据切口瘢痕的大小，通过调整针刀体的方向对切口的粘连和瘢痕进行松解。

③第3支针刀松解手术切口左侧下部的瘢痕、粘连　在手术切口瘢痕的下1/3左侧0.5cm定位，针刀松解参照第1支针刀松解方法。

④第4支针刀松解手术切口左侧的瘢痕、粘连　在手术切口瘢痕的下1/3右侧0.5cm定位，针刀松解参照第2支针刀松解方法。

（7）注意事项

①由于开放性手术破坏了局部的正常精细解剖结构，给针刀闭合性手术带来了很大困难，针刀手术刀下的感觉不是正常的组织结构，而是瘢痕结缔组织，且针刀是在非直视下手术，稍有不慎，针刀可能损伤神经根，甚至切断神经根，造成不可逆的医疗事故，对患者带来终身痛苦。所以，作针刀松解的医生必须有深厚的针刀临床操作功底，对局部的应用解剖应熟练掌握，对腰椎间盘摘除术的手术过程有深入的了解，方可实施针刀松解。

②术后绝对卧床2～3周，在此期间，继续松解病变部位未松解到的瘢痕、粘连。

3. 第3次针刀松解第三腰椎横突处、腰肋韧带起止点及髂腰韧带起止点的粘连、瘢痕和挛缩

（1）体位　俯卧位。

（2）体表定位　第三腰椎横突尖；第十二肋骨内下缘压痛点，髂嵴后份压痛点，腰椎横突；L_4、L_5横突，髂嵴后份。

（3）消毒　施术部位用碘伏消毒2遍，然后铺无菌洞巾，使治疗点正对洞巾中间。

（4）麻醉　1%利多卡因局部麻醉。

（5）刀具　使用Ⅰ型针刀。

（6）针刀操作（图7-22，图7-23）

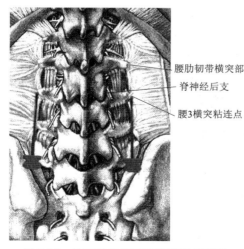

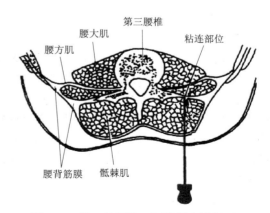

图7-22　针刀松解第三腰椎横突后面观　　　图7-23　针刀松解第三腰椎横突横断面观

①第三腰椎横突处的松解

针刀松解腰 3 横突处的粘连瘢痕 摸准 L_3 棘突顶点，从 L_3 棘突中点旁开 3cm，在此定位。刀口线与脊柱纵轴平行，针刀经皮肤、皮下组织，直达横突骨面，刀体向外移动，当有落空感时，即到 L_3 横突尖，在此用提插刀法切割横突尖的粘连、瘢痕 2～3 刀，深度不超过 0.5cm，以松解腰肋韧带在横突尖部的粘连和瘢痕，然后，调转刀口线 90°，沿 L_3 横突上下缘用提插刀法切割 2～3 刀，深度不超过 0.5cm，以切开横突间韧带。

②腰肋韧带处的松解

a. 第 1 支针刀松解第十二肋附着部 在第十二肋压痛点定位，刀口线与人体纵轴一致，针刀体与皮肤呈 90° 角，针刀经皮肤、皮下组织，直达肋骨，调转刀口线 45°，使之与第十二肋骨走行方向一致，在肋骨骨面上，前后左右方向铲剥 2～3 刀，范围不超过 0.5cm，然后，贴骨面向下到肋骨下缘，提插刀法切割 2 刀，范围不超过 0.5cm。

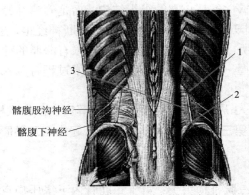

髂腹股沟神经
髂腹下神经

图 7-24 针刀松解腰肋韧带示意图

b. 第 2 支针刀松解髂嵴后份附着部 在髂嵴后份压痛点定位，刀口线与人体纵轴一致，针刀体与皮肤呈 90° 角，针刀经皮肤、皮下组织，直达髂嵴，调转刀口线 90°，在髂嵴骨面上内外前后方向铲剥 2～3 刀，范围不超过 0.5cm。

c. 第 3 支针刀松解横突附着部 在横突压痛点定位，以 L_4 横突为例。摸准 L_4 棘突顶点，从 L_4 棘突中点旁开 3cm，在此定位。刀口线与脊柱纵轴平行，针刀经皮肤、皮下组织，直达横突骨面，刀体向外移动，当有落空感时，即到 L_4 横突尖，在此用提插刀法切割横突尖的粘连、瘢痕 2～3 刀，深度不超过 0.5cm，以松解腰肋韧带在横突尖部的粘连和瘢痕。然后调转刀口线 90°，沿 L_4 横突上下缘用提插刀法切割 2～3 刀，深度不超过 0.5cm，以切开横突间韧带。其他横突尖松解方法与此相同。

③髂腰韧带处的松解

a. 第 1 支针刀松解髂腰韧带起点 以 L_5 横突为例。摸准 L_5 棘突顶点，从 L_4 棘突中点旁开 3～4cm，在此定位。刀口线与脊柱纵轴平行，针刀经皮肤、皮下组织，直达横突骨面，刀体向外移动，当有落空感时，即到 L_4 横突尖，在此用提插刀法切割横突尖的粘连、瘢痕 2～3 刀，深度不超过 0.5cm，以松解髂腰韧带起点，竖脊肌，腰方肌及胸腰筋膜。

b. 第 2 支针刀松解髂腰韧带止点 在髂后上棘定位，刀口线与脊柱纵轴平行，针刀经皮肤、皮下组织，直达髂后上棘骨面，针刀贴髂骨骨板进针 2cm，后用提插刀法切割髂腰韧带的粘连、瘢痕 2～3 刀，深度不超过 0.5cm。

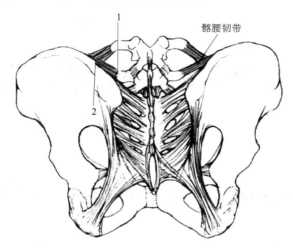

图 7-25　针刀松解髂腰韧带起止点示意图

（7）注意事项　在 L_3 横突尖及横突中部有诸多软组织附着，如胸腰筋膜中层起始部、腰大肌起点、横突间肌等，由于第三腰椎横突的长度是腰椎横突中最长的，所以受伤机会多，根据网眼理论，一侧的横突受损伤，对侧必然代偿，还有粘连和瘢痕，故还需针刀松解对侧第三腰椎横突。否则，易造成针刀治疗见效快，而复发率高。

4. 第 4 次针刀松解顽固性压痛点　一般患者经过 3 次针刀松解后，临床表现基本消失，但有些严重的患者在腰部仍有部分痛性结节或者顽固性压痛点，此时，通过临床触诊发现这些压痛点或者痛性结节，进行针刀精确松解。其针刀手术操作方法与针刀治疗其他部位慢性软组织损伤的针刀操作方法相同。

5. 手法治疗　针刀松解 L_3 椎横突处的粘连后需做手法。

（1）手法　患者立于墙边，背部靠墙，医生一手托住患侧腹部令其弯腰，另一手压住患者背部。当患者弯腰至最大限度时，突然用力压背部 1 次，然后让患者作腰部过伸。

（2）注意事项　针刀术后应先平卧 10～15 分钟后再做手法，尤其是中老年患者，对针刀手术有恐惧感，心情紧张，如做完针刀，即叫患者下床做手法，可引起体位性低血压、摔倒，引起意外事故。

第八章

腰椎间盘突出症针刀术后康复治疗与护理

第一节　腰椎间盘突出症针刀术后连续提腿复位手法

针刀术后进行手法治疗，针刀治疗后，立即做连续提腿复位手法，使其复位。连续提腿复位手法操作如下。

患者俯卧于治疗床上，第一助手将患者膝关节屈曲 90°，使小腿与大腿垂直，该助手站于治疗床上，靠近患者膝关节，弯腰握住患者双踝关节上缘；医者和第二助手站于治疗床两侧，用双手拇指指腹压于患椎旁压痛点（引起放射痛之点）上，两人各压住一侧。第一助手将双小腿垂直提起，使患者髂前上棘离开床面为止。在第一助手提双小腿的同时，术者和第二助手双拇指一起下压椎旁压痛点。用力的方向与脊柱矢状面呈 45°角。当第一助手放下小腿，患者膝部着床时，术者和第二助手也同时松开。第一助手见患者膝部已着床面，术者和第二助手已松开后，再提起患者的双小腿，高度如前。术者和第二助手在第一助手提起小腿的同时，再一次用双拇指按压患椎两侧压痛点。如此连续提压 15～20 次。将患者小腿放下、伸直，检查患椎两侧压痛点；无放射痛或放射痛明显减轻，即可停止整复，如放射痛无改变，可再做 1 遍；但一般不超过 3 遍。手法结束后，按脊柱外伤患者搬运方法送回病房。在搬送时保持患者躯干平直，仰卧于病床上，下肢可做屈伸活动，但躯干不得任意活动，更不得坐起，在床上可翻身，但也必须保持身体平直，不能扭转腰部，大小便时要保持腰部前凸位。需卧床 3 周。

连续提腿复位手法的治疗机制和力学分析：提腿复位手法是以人体一部分脊柱和大腿为杠杆，患者和第二助手的双拇指为支点，形成一个倒杠杆力，这个杠杆的一端是膝部，另一端是患椎以上 3 个椎体的位置，一般在 L_1 和 L_2 位置，这样杠杆的上段是 3～4 个椎体的长度，下段是患椎以下骶部和大腿的长度。按人体的一般长度计算，下段长度相当于上段长度的 5 倍左右。按杠杆原理，在下段末端膝部加 1kg 的力，在 L_1、L_2 位置就产生 5kg 的力。青壮年提腿力在 20kg 左右，这样上端就产生 100kg 的力。支点的力是两端力的总和，约为 120kg（术者和第二助手向下用力，借助医生本身的体重，便于用力，连续 4～5 次后，休息 1～2 分钟）。强大的支点力通过肌肉传递，直接作用于后纵韧带两侧的纤维环，推动其还纳。其次，这种复位法，使椎间盘上下的椎体对椎间盘产生了一种连续的活动的剪力，这种剪力加上两侧的支点力，强迫椎间盘还纳。另外，这种复位法使腰椎做连续的过伸运动，使患椎周围的软组织得到松解，使前纵韧带被拉长，这样还纳的椎间盘就不会受到迫使椎间盘后突的剪力的作用。术后，护理上所采取的一系列使还纳的椎间盘不再后突的措施，保证了复位的效果，一般不需做第二次复位治疗。连续提腿复位手法可能刺激脊柱前外侧的交感神经，引起术后尿潴留，一般情况下经腹部热敷、足三里针刀强刺激，均可自解小便，必要时可导尿。

第二节　腰椎间盘突出症针刀术后康复治疗

一、目的

针刀整体松解术后康复治疗的目的是进一步调节腰部弓弦力学系统的力平衡，促进局部血液循环，加速局部的新陈代谢，有利于损伤组织的早期修复。

二、原则

腰椎间盘突出症针刀术后48～72小时后可选用下列疗法进行康复治疗。

三、方法

1. 毫针法

处方一：调节腰部的弓弦力学系统，取L_2～L_5夹脊、上髎、次髎、秩边、腰阳关。

操作：患者俯卧位，常规消毒皮肤后，用0.30mm×50mm一次性毫针针刺，得气后，用强刺激或中等刺激，使针感向下肢远端放散。留针30分钟，每日1次，6次为1个疗程。

处方二：调节腰段脊-肢弓弦力学系统，取气海俞、关元俞、秩边、承扶、殷门、阳陵泉。

操作：患者俯卧位，常规消毒皮肤后，用0.30mm×50mm一次性毫针针刺，气海俞、关元俞直刺0.8～1.2寸，秩边直刺1.5～2寸，承扶、殷门直刺1～2寸，得气后，用平补平泻手法，留针30分钟，每日1次，6次为1个疗程。

处方三：调节颈部弓弦力学系统，取风府、大椎、C_3～C_7夹脊。

操作：患者俯卧位，常规消毒皮肤后，用0.30mm×40mm一次性毫针针刺，C_3～C_7夹脊以45°角刺入，针刺深度0.8～1.2寸，得气后，用平补平泻手法，留针30分钟，每日1次，6次为1个疗程。

处方四：调节颈段脊-肢弓弦力学系统，取天柱、天髎、天髎、天宗、天井。

操作：患者俯卧位，常规消毒皮肤后，用0.30mm×40mm一次性毫针针刺，天柱、天髎直刺0.5～0.8寸，天髎、天井、天宗直刺0.5～1寸；得气后，用平补平泻手法，留针30分钟，每日1次，6次为1个疗程。

2. 电针法　处方：L_3～L_4突出者，取L_3～L_4夹脊穴、志室、大肠俞、承扶、委中；L_4～L_5突出者，取L_4～L_5夹脊穴、肾俞、大肠俞、秩边、飞扬；L_5～S_1突出者，取L_5夹脊穴、肾俞、大肠俞、秩边。

操作：每次选2～4穴，得气后接G6805治疗仪，采用连续波，强度以患者耐受为度，每次 20 分钟。每日 1 次，6 次为 1 个疗程。

3. 灸法 处方：腰夹脊、秩边、次髎、环跳、委中、阳陵泉。

操作：采用清艾条温和灸，每穴 5~10 分钟，至局部皮肤发红为止。每日灸次，6 次为 1 个疗程。

4. 推拿疗法

处方一：正骨术。

操作：患者健侧卧位，健侧下肢伸直，患侧下肢屈髋屈膝，医者一手固定患侧的肩臂部，另一手固定患者臀部，反复推摇，使其放松，逐步将受力点调整至患椎部位，此时嘱患者深呼吸，医者瞬间发力，摇扳患椎及髋关节。正骨过程中不需刻意强调棘突错动或响声。

处方二：复合手法。

操作：①疼痛期：患处揉、捺、按 5 分钟，施以轻手法，患肢的环跳、委中、承山、阳陵泉和昆仑等穴点按 30 秒，以增强局部气血循行，缓解血脉凝涩，解除肌肉痉挛。②活动障碍期：患者患侧向上，侧身卧位，上侧腿屈曲，下侧腿伸直，医者面对患者采取斜扳手法，一手扶肩前部固定，另一手肘关节内侧抵患者臀部，两手相对，反复推摇，嘱咐患者尽量放松，待腰部被动旋转至最大限度时，医者手肘协调，突然顿锉稍加力，可听腰部有"咔"声响，但不需刻意强调棘突错动或响声。每日 1 次，6 次为 1 个疗程。

5. 中药内服法

处方一：黄芪 30g，丹参 30g，川芎 20g，白芍 15g，桃仁 15g，威灵仙 30g，骨碎补 10g，独活 15g，桑寄生 20g，杜仲 15g，细辛 9g，全蝎 6g，甘草 10g。

操作：文火煎煮中药 2 次，共取汁约 600ml，分 3 次服完，早晚各 1 次，7 日为 1 个疗程。

处方二：当归 10g，延胡索 10g，川芎 15g，三七 6g，杜仲 15g，续断 15g，香附 10g，威灵仙 20g，地龙 10g，牛膝 15g，甘草 6g。

操作：文火煎煮中药 2 次，共取汁约 600ml，分 3 次服完，早晚各 1 次，7 日为 1 个疗程。

处方三：桑寄生 30g，党参 12g，茯苓 15g，桂枝 10g，当归 20g，川芎 10g，白芍 20g，秦艽 12g，桃仁 15g，红花 15g，防风 12g，细辛 3g，杜仲 15g，牛膝 15g，独活 12g，补骨脂 10g，枸杞子 10g，全蝎 8g，甘草 6g。

操作：文火煎煮中药 2 次，共取汁约 600ml，分 3 次服完，早晚各 1 次，7 日为 1 个疗程。

6. 中药外治法

处方一：威灵仙 30g，桃仁 20g，红花 15g，羌活、独活各 10g，伸筋草 15g，桂枝 15g，川芎 15g，当归 15g，制川乌 10g，防风 10g。

操作：将上药共研细末，加醋拌湿后装入布袋中，放锅内蒸 15 分钟，待放温后热敷颈肩部，每日 2 次，每次 1 小时，1 剂药用 1 日，7 日为 1 个疗程。

处方二：葛根 40g，赤芍 20g，透骨草 30g，桑枝 20g，细辛 6g，桂枝 15g，威灵仙 30g，桃仁 150g，鸡血藤 30g，川芎 20g，红花 20g，当归 30g。

操作：将上述药物装入纱布袋中，加水 2000ml 煎煮，取汁 1000ml 作为熏蒸药液。

暴露颈部皮肤，使熏蒸药汽正对颈部皮肤，每次时间为 30 分钟，治疗时控制熏蒸温度，防止皮肤灼伤。7 日为 1 个疗程。

处方三：黄芪 100g，桑枝 60g，丹参 90g，透骨草 30g，细辛 9g。

操作：上述药物温火煎煮 2 次，每次 30 分钟，共浓缩成 1000ml，用 3 层纱布过滤备用。采用 DL-Z 型直流感应电疗机，治疗时将 10cm×10cm 的 3 层纱布浸透药液，用铅板正极放在患者增生部位上，负极放在患侧对应部位上。输出置于感应电流位置 8～12mA，开启开关，定时 30 分钟，每日 1 次，6 次为 1 个疗程。

7. 药膳疗法

处方一：丁香 15g，生姜 30g，白糖 50g。

操作：将白糖放入砂锅内，加少许水，用小火煮化，再加入丁香和生姜，继续煎熬至挑起不粘手为度；将糖倒入一搪瓷盆内，冷却后将其切成数块，随意食用。适用于椎动脉型颈椎病引起的颈项冷痛。

处方二：牛膝 10g，蹄筋 100g，鸡肉 600g，火腿 50g，蘑菇 25g，酒、姜、葱、盐、味精各适量。

操作：蹄筋加适量水，上笼蒸约 4 小时，待蹄筋酥软时取出，再用冷水浸泡 2 小时，剥去外层筋膜，洗净，切成长节。牛膝洗净后切成斜片，火腿洗净后切成丝，鸡肉洗净后切成小方块。取蒸碗将蹄筋、鸡肉放入，再放牛膝片、火腿丝、蘑菇丝、姜片、葱段、胡椒粉、酒、盐、味精调料，上笼蒸约 3 小时，待蹄筋酥烂后即可出笼。佐餐服食。

8. 物理治疗

处方一：低频电疗法。

操作：将正极放置于腰骶椎位置，两个负极分别放置于患椎间盘两侧腰痛部位。若腰痛症状不明显而以坐骨神经痛为主要症状者则把两负级放置于两侧坐骨神经处。电流强度选择以患者感到舒适为宜。一般治疗时间为 20～40 分钟，每日 1 次，6 次为 1 疗程。

处方二：中频电疗法。

操作：用 HL-γ 型电运动治疗仪，功率 30W、电流强度一般为 1～8mA，以患者耐受为佳，每日 1 次，每次 25 分钟，6 次为 1 疗程。

处方三：直流电疗法。

操作：目前多是利用直流电将治疗药液导入病灶，将阳极垫一套放于腰骶部或臀部，另一套置于小腿后外侧。非作用极放置在背部胸椎部位，电流量 5～30mA，每次 30 分钟，每日 1 次，6 次为 1 疗程。

处方四：药物离子导入法。

操作：药物离子导入法在祛风散寒，活血通络为主的药热敷基础上，再叠加上直流电或低频脉冲电流治疗腰椎间盘突出症的方法。可使药物成分进入组织间隙，达到舒筋活络、活血止痛的作用，有较好的止疼、消炎，改善神经、关节和肌肉功能状态的治疗效果。若单纯的腰骶部疼痛患者，正负极可同时置于腰部，正极放于患侧；若腰部及下肢放射疼痛者，可将正极置于腰部，负极放于小腿外侧，常用药物：若祛风除湿则可以川乌、草乌、桂枝、秦艽、羌活、独活、木瓜、当归、公英、威灵仙为主制备药液；若活血止痛则可以当归、红花、丹皮、桂枝、川芎、羌活、乳香、没药、伸筋草、透骨草、公英等为主制备药液。

处方五：超声疗法。

操作：超声波是频率超过 20000Hz、正常人耳听不到的机械振动波。其治疗作用是通过机械效应、热效应和理化效应来实现的，它对组织细胞能产生细微的按摩作用，使组织软化；热分布的特殊选择性以及对分子结构的影响，能刺激神经系统及细胞功能，提高代谢水平，促进组织的渗透性，加强血液循环。还可选择性作用于骨膜、筋膜、肌腱等组织的分界面上，起到显著的镇痛、抗炎、解除肌肉痉挛等作用。超声治疗可以针对痛点治疗，也可以移动治疗。每日 1 次，每次 8～10 分钟，6 次为 1 疗程。

处方六：磁疗法。

操作：磁疗治疗腰椎间盘突出症，可分为静磁场法和动磁法两种。静磁场法可通过睡卧磁疗床垫或佩带磁性腰围来实现。动磁法则需使用低频交变磁疗机，治疗时将磁头开放面接在腰部，电压通常 40～60V，每次 20～30 分钟，每日 1 次，6 次为 1 个疗程。

处方七：红外线疗法。

操作：针刀术后的腰椎间盘突出症患者，可选用穿透能力强的近红外线，对腰部照射，灯距一般 15～20cm，以患者舒适的热感为准，每日 1 次，每次 15～30 分钟，6 次为 1 疗程。

9. 康复锻炼法

（1）飞燕式锻炼（图 8-1）　①患者俯卧位，两臂自然放于体侧，两腿同时做后伸动作。②还原俯卧位，让患者两臂伸直后伸，头向后仰，胸背随后伸离床面。③学会上述动作后，再让患者在第二个动作基础上，将双下肢伸直并拢，尽力向后上方抬起。④最后把上、下肢及头、躯干的动作协调起来，只让腹部着床，呈一弧形，尽量保持一段时间，还原。如此反复 10～20 次，每日 3 次。开始可以在医生的辅助下完成，直到患者能独立完成为止。此方法以锻炼背伸肌为主，可防治腰椎间盘突出症术后出现慢性腰痛。

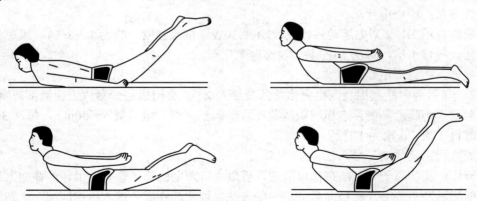

图 8-1　飞燕式锻炼

（2）仰卧架桥法（图 8-2）　患者仰卧，腰椎始终贴近床面，骨盆逐渐抬起离开床面，以头后枕部及两肘支持上半身，两脚支持下半身，成半拱桥，挺起躯干，使腰背尽力离床后伸。当挺起躯干架桥时，膝部稍向两边分开，重复 12～24 次。此方法可锻炼臀部和腹部肌肉。

（3）仰卧举腿法（图8-3）　患者仰卧，腿伸直，两手自然放置身体两侧。右腿伸直上抬（尽量抬高），角度可逐渐增大，双下肢交替。每个动作重复12～24次。注意：双下肢抬举角度应根据患者的耐受程度，不可勉强。

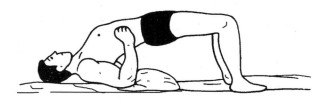

图8-2　仰卧架桥法

（4）蹬空增力法（图8-4）　患者仰卧位，腿伸直，两手自然放置体侧。左腿屈膝上抬（尽量贴近腹部），然后向斜上方蹬踏，双下肢交替进行，每个动作重复12～24次。

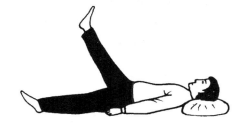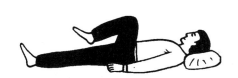

图8-3　仰卧举腿法示意图　　　　图8-4　蹬空增力法示意图

（5）左右旋腰法　患者两脚开立比肩稍宽，两手叉腰，拇指在前。腰部自左→前→右→后作回旋动作，重复12～24次。然后再改为右→前→左→后作回旋动作。两腿始终伸直，膝关节稍屈，上肢伸直，两手轻托腰部，回旋的圈子可逐渐加大。

第三节　腰椎间盘突出症针刀术后护理

一、生活起居护理

日常生活中，居室要阳光充足，空气新鲜流通。指导患者避湿寒，防外邪，要保暖，因为寒冷是腰椎间盘突出症的主要诱因。劳动出汗后应及时擦干，夏天要避免在潮湿的地上睡觉，做到起居有常。

平时要养成正确的姿势及选择合适的用具。

（1）正确的站立姿势　两眼平视，下颌微内收，胸部挺起，腰背平直，小腿微收，两腿直立，两足距离与肩同宽。此姿势使骨盆轻微后倾，人体的重力线正好通过腰椎及椎间盘的后部，增加了脊柱的支撑力，能有效地防止髓核突出。腰椎间盘突出症者宜穿带跟的平底鞋为好，鞋跟高度一般为3cm左右最为理想。另外久坐之后最好活动一下。

（2）正确的坐姿　上身挺直，收腹，下颌微收，两下肢并拢，保持腰椎前凸的坐位姿势，坐位高度要合适，双脚稳稳地放在地面上，避免过高或过低引起骨盆的前拉，导致下腰部的紧张。下肢屈髋屈膝，膝关节平面要略高于臀部。有可能的话，上肢应适当支撑身体一部分重量，上肢的支撑一般可减少低位间盘 50%的压力。关于坐具，最好不坐低于 20cm 的短凳，应坐有靠背的椅子，这样可承受躯体的部分重量，使腰背部处于相对松弛的状态，减少劳损的机会。沙发的靠背和坐垫都较柔软，并有一定的后倾度，所以沙发是比较理想的坐具。同时坐沙发时腰部加一个 3～5cm 厚的依托物，以降低腰椎间盘的压力，可以减少髓核再次突出的可能性。此外久坐之后最好活动一下。

（3）人的睡姿　有仰卧、侧卧、俯卧三种。仰卧位时，只要卧具合适，四肢保持自然伸直，脊柱的曲度变化不大，保持腰椎的生理前凸。侧卧位时，不会使脊柱侧弯，尤其是右侧卧位，既不影响血液循环，也不影响胃肠的消化。俯卧时，胸部受压，腰椎前凸增大，影响呼吸，所以，最好采用仰卧位与侧卧位。仰卧时在双下肢下方垫一软枕，使双髋、双膝屈曲，全身肌肉放松，椎间盘压力降低，减小椎间盘后突的倾向，同时也降低髂髋腰肌及坐骨神经的张力，能有效地预防腰椎间盘突出症的复发；床铺的选择宜选用木板床是比较合适的。另外，我国北方寒冷地区火炕较常见，具有与木板床相同的优点，可通过加温御寒，产生热疗的作用，有利于放松痉挛的肌肉，缓解或消除肌肉、关节疼痛。选择高度适宜的枕头，不仅对颈椎，而且对腰椎也非常有利。另外，枕头高度在 6～9cm（本人拳头立起的高度）较适合人体的生理需要。枕头的软硬度要适中，中间略凹，呈"元宝"状为宜。

（4）正确的洗漱姿势　膝部微屈下蹲，再向前弯腰，这样可以在较大程度上减低腰椎间盘所承受的压力，而且能降低腰椎小关节及关节囊、韧带的负荷。洗脸盆位置不要放置得太低，避免由于腰椎过度向前弯曲而加重腰部的负荷。此外，淋浴比盆浴好，可避免进出盆浴的弯腰动作。

（5）对于某些特殊人群，日常生活中亦要注意　如长期在办公室工作的人要注意：①选择合适的坐具，较为合理的坐具高低适中，并有一定后倾角的靠背，如有扶手更佳。另外，还应注意坐具与办公桌的距离及高度是否协调，长时间开会作报告时最好不坐沙发。②加强自身保护和锻炼。采取正确的办公坐姿，在工作一段时间后，调整自己的体位，不让腰椎长期处于某一强迫体位。另外还应注意加强腰背肌的锻炼，即不时地离开办公桌，做后伸、左右旋转等腰部活动或每天定期进行腰背肌的锻炼，如"五点支撑"、"燕飞"等，也可选择一些适合自己的保健操、太极拳等锻炼项目；③合理地使用空调，室温在 26℃左右较适宜，空调的风口切忌对着腰部及后背。

（6）汽车司机要注意　①座位适当地移向方向盘，使方向盘在不影响转向的情况下尽量靠近胸前，同时靠背后倾角度以 100°为宜，不要使后倾角度太大，并调整座位与方向盘之间的高度。座位过高易使腰椎过度过伸增加了腰部的负荷，诱发腰椎间盘突出症。②尽量避免连续开车超过 1 小时。需要长时间开车时，宜中途停车休息 5～10 分钟。③加强自身保护。如每天定期或休息时进行颈腰背部肌肉功能锻炼，多参加诸如游泳等体育运动。④合理使用车内空调。驾驶室内温度不可调得太低。凉气对患有腰椎间盘突出症的司机来说属于"风寒"之邪，容易诱发腰痛。⑤注意车底修理姿势。在车底修理时，应把双腿屈曲起来，减轻腰部负担，防止发生腰部肌肉劳损现象。

（7）孕妇要注意　①充分休息，可以在很大程度上减少腰部负担。②睡姿采用左侧卧位，双腿屈曲，以减少腰部负荷。③尽量避免弯腰等腰部过多、过度的活动，穿柔软轻便的平底鞋，适当地做一些保护腰部的体操。

此外，对于肥胖者尤其是腹部肥胖者要注意减轻体重，同时增加运动量，特别要加强腹部肌肉和腹部的活动两方面的锻炼，以减少腹部脂肪，增加腹部肌肉和腰部肌肉的力量。

工作中注意劳逸结合，避免某些运动和不良姿势，以防腰部负荷增加。如抬起重物时要注意胸部挺直，髋膝部屈曲，起身时下肢用力为主，站稳后再迈步；正确的弯腰和起立姿势：向前弯腰要循序渐进，不可过快过猛，从弯腰恢复至直立位时也要缓慢站起，不允许伴有自身明显的旋转；腰部前屈动作要减少，特别是不要长期做此动作；坐位时腰部略后倾，最好在腰后垫一靠垫支撑；提举任何物体时不论轻重大小，都应尽量贴近身体；不宜久坐久站，剧烈体力活动前先做准备活动；体力劳动时注意力要集中，避免突然大幅度的转身。尽量不要用力伸手或尽力去捡东西，避免弯腰动作，避免扭转身体接电话或趴伏在桌子上。

二、饮食护理

腰椎间盘突出症的患者术后应加强营养、调理饮食、增加机体抵抗力。一般术后 6 小时开始进半流质，如鱼汤、蛋汤、米汤等，渐渐过渡到普食，少量多餐（4～5 次/日），多吃蔬菜、水果及豆类食品，少吃或不吃肉及脂肪、胆固醇含量较高的食物，戒烟控酒。避免进食含渣较多的食物，以免过早排便时体位改变引起伤口疼痛和出血。在饮食方面做好如下几点：

1. 予高蛋白、高维生素、低脂半流饮食，食品种类应多样化，如鱼类、肉类、骨汤、蔬菜、水果等。合理调配，每日更换品种，长期卧床病人，多吃蔬菜、水果，预防便秘，必要时给予缓泻剂。手术后期，可给予适当的药膳，在骨肉汤中加入党参、怀山药、枸杞子各 2～3 克，以增食欲。

2. 按时定量，不过饥过饱，不暴饮暴食，少量多餐，饱食对身体健康不利。

3. 注意食物的色、香、味。要根据病人的饮食习惯，将食物采取不同的方式烹饪，以增进患者食欲，补充营养，恢复健康。并食用一些健脾胃的食物，如生姜、乌梅、麦芽、陈皮、葱蒜等。

4. 腰椎间盘突出症患者要多食含有钙、蛋白质、维生素 B 族、维生素 C、维生素 E 等的食物：①含钙多的食品有牛奶、酸奶、绿色蔬菜、芝麻、鱼类等；②含蛋白质多的食品有鸡蛋、豆制品、猪肉、鸡肉、牛肉、鱼肉、动物内脏等；③含维生素 B 多的食品有大米、大豆、花生、蔬菜等；④含维生素 C 多的食品有番茄、芹菜、青椒、油菜、草莓、红薯、土豆、橘子、柠檬等；⑤含维生素 E 多的食品有杏仁、蛋黄、大豆、莴苣叶、花生、鳝鱼、植物油等。

5. 有咳喘病史的患者，最好少食对食管有刺激性的食物，如辣椒、蒜等，以免引起腰腿痛，使症状加重；有烟、酒嗜好的腰椎间盘突出症患者最好戒烟、戒酒，这对疾病的早日恢复是有益的。

6. 此外，还可以适当选用一些药膳，以下可供选择：

（1）取淡菜、黄酒、韭菜适量，将淡菜浸入黄酒中，然后同韭菜共煮后服食。

（2）取韭菜根、陈醋适量，将韭菜根洗净，捣烂，加醋调和，敷于痛处。

（3）取丝瓜根及近根部的老藤适量，黄酒少许，将丝瓜根、藤焙干研末，每次取 6g，用黄酒送服，每日 2 次。

（4）取鲜鸡蛋 3 个，米醋 500g，将米醋放入砂锅中，烧开后放入鸡蛋，煮 8 分钟后取出，每日临睡前食用，至痊愈。

（5）取羊肾 1 对，羊肉 100g，枸杞子 10g，粳米 80g，将羊肾去臊腺筋膜，同羊肉、枸杞子、粳米加水适量同煮粥，服食。

（6）取羊胫骨 1 根、黄酒适量，将羊胫骨用火烤至焦黄色、砸碎，研细末，每次饭后以温黄酒送服 5g，每日 2 次。

（7）取牛肉 100g，粳米 50g，五香粉、精盐各适量，将牛肉切成薄片，与粳米加水适量同煮粥，粥熟后加五香粉和精盐调味，温热食用。

（8）取杜仲 30g，白酒 500g，将杜仲浸于白酒中，密封 7 日后开封饮服。每次 10～20g，每次 2～3 次。

（9）取老母鸡 1 只，老桑枝 60g，精盐少许，将母鸡去毛及内脏，洗净。桑枝刷洗干净，切成小段，加水适量与鸡共煮，待鸡烂汤浓时，加入精盐调味。食鸡肉饮汤等。

7. 腰椎间盘突出症药膳的常用中药：

（1）疏风散寒、行气散结、活络舒筋类：桂枝、海风藤、牛膝、枳壳、全蝎、白酒等。

（2）健骨强筋、补腰肾类：五加皮、威灵仙、白花蛇、川断、杜仲、狗脊等。

（3）通络活血、止痛类：当归、桃仁、丹参、三七、川芎、益母草等。

（4）对于肾阳虚者，还可用寄生、熟地、肉苁蓉、冬虫夏草等；对于肾阴虚者，还可用枸杞、女贞子、黄精、山药等；对于血瘀者，还可用乳香、没药、桃仁、红花等。

三、情志护理

大多数患者由于病程长，反复发作，多方求治未愈，严重影响工作、学习，加之对疾病缺乏正确认识，易产生焦虑、恐惧心理，对健康的恢复极为不利。医生应列举成功病例或让同室的病友作现身说法，使患者产生安全感、信任感，增强战胜疾病的信心，对手术有正确认识，积极配合治疗。医生及时了解病情、明确诊断；综合治疗、方案相宜；大医精诚、不失人情。可针对不同的患者采用疏导疗法、活套疗法，利用七情之间相互制约的关系来治疗患者已存在的病态心理；移情易性与暗示疗法，使患者的情感意志及对该病后果的担忧发生转移，阻断病痛与心理间的恶性循环。

四、对症处理及护理

1. 详细介绍病情，既不否认手术的难度，也要说明手术后的效果、术后的情况，使患者树立信心。说明手术后有可能发生的各种情况，力求使病人及家属在思想上做好充分准备。要求患者在术中、术后锻炼给予配合。

2. 根据手术情况，患者应卧床 1～3 周，如手术复杂，则需适当延长卧床时间。手术后，绝对平卧硬板床 6 小时，限制患者腰部活动，24 小时内由他人协助轴线翻身，24 小时后患者可自行翻身，体位以仰卧为宜，保持腰背部生理曲度，术后 3 日给予腰围在床上活动，避免急扭转及弯腰。

3. 密切观察病情变化，如：切口有无渗血、渗液、化脓、有无感染征象、伤口是否疼痛，双下肢感觉和运动有无异常，与术前相比有无改善等，如有其他不适症状及时与医生联系。患者术后 24 小时可练习直腿抬高以减少神经根粘连；72 小时后开始行腰背肌锻炼，如飞燕式、拱桥式等，每日 3～4 次，每日活动时间可适当增加以不感疲劳为宜，2 周后可佩带腰围下地站立行腰背肌锻炼，但避免做前屈活动。术后应避免腰椎间盘突出症诱发因素，如弯腰负重、咳嗽、便秘等，不吸烟，多食蔬菜、水果等纤维素多的食物。

4. 术后第二日可指导病人练习直腿抬高，取平卧位，膝关节伸直，脚上举，幅度适当，渐渐增加腿抬高度数，先单腿，后双腿，每日 3 次，每次 3～5 拍，以后每天每次增加 1 拍。术后 1 周进行腰背部锻炼，提高腰背部肌力，增强脊柱稳定性，方法为飞燕式，动作不宜过度，每日 1 次，每次 3 拍，腰背肌锻炼需要长期坚持。术后患者仍应多卧硬板床休息，加强腰背肌锻炼。6 个月内佩戴腰围，避免弯腰，提、抬重物和负重。

五、健康教育

进行卫生科普知识宣传，使患者了解有关腰椎病的有关知识，提高防病意识，增强治疗信心，掌握康复的方法。平时保持的正确体位和活动方法，纠正不良姿势。指导病人在参加各种活动和劳动之前，做一些适当的准备活动，以增强人体肌肉和关节的适应性，防止外伤的发生。避免腰背过度用力，减少不必要的劳动强度，避免无效的体力消耗。制定详细的功能锻炼计划，正确指导康复训练，督促病员按计划逐步完成。生活上，避免寒湿刺激。防止各种诱因和并发症的发生，加强体育锻炼，合理应用理疗、按摩、药物等综合治疗，以解除痛苦提高生活自理能力。

第九章
临证医案精选

医案一

患者：李某某，男，45岁，工人，于2015年3月15日来我院就诊。

主诉：腰痛伴左下肢麻木疼痛2年余，加重1个月。

现病史：患者2年前无明显诱因出现左臀中、股后外侧、小腿后外侧麻木、疼痛，时伴腰痛，走、站、坐、卧均困难。腰椎CT：$L_4 \sim L_5$、$L_5 \sim S_1$椎间盘突出，2年间经口服止痛药物、推拿、理疗、牵引等治疗症状反复发作，效果不理想，到某骨科医院就诊，医师要求开放式手术治疗，因病人不接受，未做治疗。严重影响病人生活质量，1个月前病情突然加重，慕名到我院就诊。

查体：腰部活动严重受限，后伸10°，脊柱右侧弯10°，$L_4 \sim L_5$、$L_5 \sim S_1$棘间压痛，旁开3cm处均有压痛且向左下肢放射。直腿抬高试验：左侧30°（+），加强试验阳性。左下肢肌力Ⅲ级，左下肢后外侧感觉迟钝。

影像学检查：腰椎X线片显示腰椎右侧弯，椎体前后缘骨质增生；腰椎CT：$L_4 \sim L_5$、$L_5 \sim S_1$椎间盘向后突出，硬膜囊受压。

诊断：腰椎间盘突出症。

治疗：第一次在局部麻醉下行腰椎间盘突出症"回"字形针刀整体松解术，针刀治疗后，立即做连续提腿复位手法，使其复位。

要求患者6小时内不能翻身，绝对卧床7日。抗生素常规抗感染3日，20%甘露醇125ml加地塞米松5mg静滴，每天2次，连用3日。

2015年3月22日二诊：患者述左下肢麻木、疼痛明显减轻，腰部有轻松感。查体：左腿直腿抬高试验60°。予以第二次针刀治疗：松解胸腰结合部和竖脊肌起点的粘连和瘢痕。即分别松解$T_{12} \sim L_1$、$T_1 \sim T_2$、$T_2 \sim T_3$的棘上韧带、棘间韧带，及两侧的关节突关节囊。术后行腰椎斜板法。48小时后行俯卧位腰椎牵引治疗，牵引重量30kg，每次15分钟，每日1次，连续3日。

2015年3月29日三诊：已下床活动，患者述2年多来从来没有的轻松。只有环跳、阳陵泉、悬钟穴还有些胀麻。予以第三次针刀治疗，松解坐骨神经行经路线上的粘连和瘢痕。即分别松解梨状肌下孔处、臀横纹处、大腿中段坐骨神经的粘连、瘢痕、挛缩及腓总神经行经路线上的粘连、瘢痕、挛缩。术后内服活血化瘀、通络止痛中药5剂，每日1剂，水煎分2次服，连服5日。嘱患者48小时后，依腰部康复操锻炼。

2015年6月20日随访，患者诉左下肢麻木、疼痛完全消失。查体：左腿直腿抬高试验90°。

2015 年 12 月 15 日随访，患者诉一切正常，腰椎 X 线片显示：腰椎右侧弯消失，腰椎曲度恢复正常，椎体前后缘骨质增生无改变；腰椎 CT：L_4～L_5、L_5～S_1 椎间盘向左后突出有所缩小。

按：根据腰部的弓弦力学系统和腰椎间盘突出形成的立体网络状的病理构架所设计的"回"字形针刀整体松解术，对腰部软组织的关键病变点进行整体治疗，辅以手法进一步松解病变关键点的软组织。既对椎管内神经根周围的粘连和瘢痕松解，也对引起腰部力平衡失调的软组织进行松解。故可取得一个"回"字形针刀整体松解就临床症状解除大半的效果。后又经第 2 次松解胸腰结合部和竖脊肌起点的粘连和瘢痕，进一步调整腰部的力平衡；第 3 次针刀治疗，松解坐骨神经行经路线上的粘连和瘢痕。故 3 次治疗就可收全功。

术后辅以牵引、中药、康复操锻炼帮助人体自我调节，加快排除炎性产物，促进伤口愈合。

腰椎间盘突出症是腰部的软组织损伤后所致的一种人体自身代偿性疾病，引起腰椎错位和椎间盘突出的根本原因都是软组织损伤，故只针对椎间盘本身的治疗，如手术摘除椎间盘、药物融盘、椎间盘切吸等治疗方法，都是治标之法。整体松解腰部的软组织的粘连、瘢痕、挛缩和堵塞，让椎间盘承受的压力在人体自身调节范围以内，才是治本之策。过去针刀治疗多以压痛点为治疗定位点，短时间有效，但复发率高。对该患者的治疗我们用"回"字形针刀整体松解，不但近期效果可以，中远期效果更好。同时，经过半年的随访，虽然腰椎 CT：L_4～L_5、L_5～S_1 椎间盘向左后突出有所缩小，但没有完全恢复正常位置，骨质增生也没有消失，而腰椎 X 线片显示：腰椎右侧弯消失，腰椎曲度恢复正常，由此可见，腰椎间盘突出并不是引起临床表现的主要原因，腰部的受力异常，引起腰部弓弦力学系统的粘连瘢痕，才是本病的根本原因所在。只在局部的压痛点进行针刀松解只能缓解症状，不能治愈疾病，"回"字形针刀松解术是对本病的病理构架进行整体松解，从而破坏了疾病的病理构架，达到治疗目的。

医案二

患者：王某某，女，52 岁，文员，于 2015 年 7 月 8 日来我院就诊。

主诉：腰痛伴右下肢麻木、疼痛半年，加重 1 个月。

现病史：患者半年前无明显原因出现腰痛，小腿外侧麻木、胀痛，走、站、坐时间稍长症状就加重，经推拿、理疗、牵引等治疗效果不理想，1 个月前弯腰拾物时，症状加重，做腰椎 CT 提示：L_4～L_5 椎间盘轻度膨出，推拿、理疗、牵引无效，来我院就诊。

查体：腰部活动受限，腰肌僵硬。L_4～L_5 棘间及棘突旁开 3cm 处均有压痛且向右下肢放射。直腿抬高试验：右 45°（+）。膝、踝反射均正常，右小腿外侧感觉稍迟钝。

影像学检查：腰椎 X 线片显示腰曲变直，余未见明显异常；腰椎 CT 显示，L_4～L_5 椎间盘突出。

诊断：腰椎间盘突出症。

治疗：第一次在局部麻醉下行腰椎间盘突出症"回"字形针刀整体松解术，针刀治疗后，立即做连续提腿复位手法，使其复位。要求患者 6 小时内不能翻身，绝对卧床 7 日。抗生素常规抗感染 3 日，20%甘露醇 125ml 加地塞米松 5mg 静滴，每天 2 次，连用

3 日。

2015 年 7 月 15 日二诊：患者述右下肢麻木、疼痛明显减轻。查体：右腿直腿抬高试验 90°。予以第二次针刀治疗：松解腰椎两侧关节突关节囊的粘连和瘢痕。即分别松解 $L_2 \sim L_3$、$L_3 \sim L_4$、$L_4 \sim L_5$、$L_5 \sim S_1$ 两侧的关节突关节囊。术后行腰椎斜板法。48 小时后腰部予以超短波治疗，每次 20 分钟，每日 1 次，连续 3 日。

2015 年 7 月 22 日三诊：已下床活动，活动自如。患者述只有右下肢肌肉有些紧。予以第三次针刀治疗，松解坐骨神经行经路线上的粘连和瘢痕。即分别松解梨状肌下孔处、臀横纹处、大腿中段坐骨神经的粘连、瘢痕、挛缩及腓总神经行经路线上的粘连、瘢痕、挛缩。嘱患者 48 小时后，依腰部康复操锻炼。

2015 年 9 月 20 日随访，患者诉右下肢麻木、疼痛完全消失。

2016 年 3 月 15 日电话随访，患者诉一切正常。

按：根据腰部的弓弦力学系统和腰椎间盘突出形成的立体网络状的病理构架所设计的"回"字形针刀整体松解术，对腰部软组织的关键病变点进行整体治疗，辅以手法进一步松解病变关键点的软组织。既对椎管内神经根的粘连和瘢痕松解，也对引起腰部力平衡失调的软组织进行松解。1 次"回"字形针刀整体松解就使临床症状解除大半。后又经第二次松解腰椎两侧的关节突关节囊，进一步调整腰部的力平衡；第三次针刀治疗，松解坐骨神经行经路线上的粘连和瘢痕。三次治疗而收全功。说明了"回"字形针刀整体松解的可重复性。更说明了弓弦力学系统和网眼理论经得起临床实践的考验。术后辅以超短波、康复操锻炼帮助人体自我调节，加快排除炎性产物，促进伤口愈合。

该患者的腰椎间盘并没有明显的突出，也没有骨关节的错位，只有腰曲变直，但确有明显的症状。说明腰椎间盘突出并不是腰椎间盘突出症的主要病因，临床上常可见有些患者腰椎间盘突出很大却没有症状，有些腰椎间盘突出很小却症状很重。这些都说明了腰椎间盘突出症是腰部的软组织损伤后所致的一种人体自身代偿性疾病，引起腰椎错位和椎间盘突出的根本原因都是软组织损伤，故只针对椎间盘本身的治疗，如手术摘除椎间盘、药物融盘、椎间盘切吸等治疗方法，都是治标之法。针刀整体松解腰部的软组织的粘连、瘢痕、挛缩和堵塞，让椎间盘承受的压力在人体自身调节范围以内，才是治本之策。

医案三

患者：张某某，男，58 岁，干部，于 2015 年 8 月 13 日来我院就诊。

主诉：腰椎间盘突出症手术后右下肢麻木、疼痛 1 年。

现病史：患者 1 年前因腰椎间盘突出症致腰痛，右侧坐骨神经痛而做了 L_4"椎间盘摘除术"，术后腰腿痛症状缓解 1 月后又出现右小腿外侧麻木、胀痛，走、站、坐时间稍长症状就加重，且腰痛比手术前更重。经康复科推拿、理疗、牵引及口服中药效果不明显。

查体：下腰部正中线上可见长 5cm 纵行手术瘢痕，瘢痕处有压痛且向右下肢放射，腰肌僵硬。直腿抬高试验：右 45°（+）。膝、踝反射均正常，右小腿外侧感觉稍迟钝。

影像学检查：腰椎 CT 示 $L_4 \sim L_5$ 椎间盘突出。

诊断：腰椎间盘突出症手术后遗症。

治疗：第一次在局麻下针刀松解手术瘢痕两端和周围的粘连、瘢痕、挛缩和堵塞。

术中出现右下肢强烈的酸胀感。术毕患者右下肢有明显的轻松感。要求患者 6 小时内不能翻身，绝对卧床 7 日。抗生素常规抗感染 3 日，20%甘露醇 125ml 加地塞米松 5mg 静滴，每天 2 次，连用 3 日。

2015 年 8 月 22 日二诊：患者述右下肢的牵扯感减轻，由持续变为间断的。查体：右腿直腿抬高试验 70°。予以第二次针刀治疗：继续松解第一次没有松解到的手术瘢痕两端和周围的粘连、瘢痕、挛缩和堵塞。术后 48 小时后，腰部予以超短波治疗，一次 20 分钟，每日一次，连续二日。嘱在床上行直腿抬高锻炼。

2015 年 9 月 1 日三诊：患者述右下肢的麻痛、牵扯感进一步减轻，间隔的时间越来越长。但腰部肌肉僵硬，予以第三次针刀治疗，松解两侧第三、四、五腰椎横突处的粘连、瘢痕、挛缩和堵塞。术后 48 小时后，腰部予以超短波治疗，一次 20 分钟，每日 1 次，连续 2 日。

2015 年 9 月 10 日四诊：患者述右下肢的麻痛、牵扯感已不明显。但腰部肌肉仍有僵硬，予以第四次针刀治疗，松解胸腰结合部和竖脊肌起点的粘连和瘢痕。即分别松解 $T_{12} \sim L_1$、$L_1 \sim L_2$、$L_2 \sim L_3$ 的棘上韧带、棘间韧带及两侧的关节突韧带，和竖脊肌起点。48 小时后行俯卧位腰椎牵引治疗，牵引重量 30kg，每次 15 分钟，每日 1 次，连续 3 日；内服柔筋散 5 剂，每日 1 剂，水煎分 2 次服，连服 5 日。嘱患者 48 小时后，在床上行腰背肌锻炼。

2015 年 9 月 20 日五诊：已下床活动，活动自如。查体：右腿直腿抬高试验 80°。嘱患者依腰部康复操锻炼。

2015 年 12 月 20 日随访，患者诉劳累后还是有右下肢的不适感。

2016 年 5 月 15 日电话随访，患者诉一切正常。

按：依据腰部弓弦力学系统的解剖结构，以及腰椎间盘突出症手术后的网络状立体病理构架，第 1～2 次针刀松解手术瘢痕两端和周围的粘连、瘢痕、挛缩和堵塞。因为开放性手术切口的粘连瘢痕压迫了硬膜囊、神经根及周围组织，引发神经根压迫的临床表现。经过第 1～2 次的针刀松解，手术瘢痕压迫神经根的症状大为减轻。第 3～4 次针刀松解对腰部整体病理构架进行松解。故取得了满意的疗效。

术后辅以超短波、中药、康复操锻炼帮助人体自我调节，加快排除炎性产物，促进伤口愈合。

腰椎间盘突出症是腰部的软组织损伤后所致的一种人体自身代偿性疾病，引起腰椎错位和椎间盘突出的根本原因都是软组织损伤，故只针对椎间盘本身的治疗，如手术摘除椎间盘、药物融盘、椎间盘切吸等治疗方法，都是治标之法。腰椎间盘突出症行开放性手术后，首先手术切口的粘连瘢痕压迫了硬膜囊、神经根及周围组织，引发神经根压迫的临床表现；其次是椎间盘摘除以后，脊柱的受力平衡被破坏，腰椎不稳，人体为了维持腰部的正常功能，代偿性地加强腰部软组织的力量，引起软组织的挛缩和瘢痕，引发临床表现。

医案四

患者：刘某某，男，54 岁，工人，于 2015 年 9 月 15 日来我院就诊。

主诉：左侧腰腿痛伴间歇性跛行 2 年。

现病史：患者 2 年前因搬抬重物后出现腰痛、伴左臀中、股后外侧、小腿后外侧放射痛、酸胀痛、麻木。走、站、坐卧均困难。做腰椎 CT 示 $L_4 \sim L_5$、$L_5 \sim S_1$ 椎间盘突出。经骶疗下肢放射痛缓解，但行走 100～200 米就出现左下肢的酸胀麻木，腰就直不起来。2 年间经口服止痛药物、推拿、理疗、牵引、中药等治疗效果不显，慕名到我院就诊。

查体：腰椎后伸受限，腰部肌肉僵硬，$L_4 \sim L_5$、$L_5 \sim S_1$ 棘间、棘旁有压痛且向左下肢放射。直腿抬高试验：左 40°（+），加强试验阳性。左下肢肌力正常，左下肢后外侧感觉迟钝。

影像学检查：腰椎 CT 示 $L_5 \sim S_1$ 椎间盘向后突出，$L_4 \sim L_5$ 椎间盘向左后巨大突出，硬膜囊受压，小关节骨质增生，$L_4 \sim L_5$ 左侧侧隐窝狭窄。

诊断：腰椎间盘突出症伴腰椎管狭窄。

治疗：第 1 次在局部麻醉下行腰椎间盘突出症"回"字形针刀整体松解术，针刀治疗后，立即做连续提腿复位手法，使其复位。要求患者 6 小时内不能翻身，绝对卧床 7日。抗生素常规抗感染 3 日，20%甘露醇 125ml 加地塞米松 5mg 静滴，每天 2 次，连用3 日。

2015 年 9 月 22 日二诊：患者述左下肢麻木、疼痛减轻，可以比较容易地入睡。查体：左腿直腿抬高试验 65°。予以第 2 次针刀治疗：松解胸腰结合部和竖脊肌起点的粘连和瘢痕。即分别松解 $T_{12} \sim L_1$、$L_1 \sim L_2$、$L_2 \sim L_3$ 的棘上韧带、棘间韧带及两侧的关节突关节囊。术后行腰椎斜板法。48 小时后行俯卧位腰椎牵引治疗，牵引重量 30kg，每次 15 分钟，每日 1 次，连续 3 日。

2015 年 9 月 30 日三诊：已下床活动，患者述左下肢麻木、疼痛较治疗前减轻，但活动多了下肢还有比较明显的麻木、疼痛。予以第 3 次针刀治疗，松解胸腰筋膜和竖脊肌起点的粘连、瘢痕、挛缩。嘱患者 48 小时后，依腰部康复操锻炼。

2015 年 10 月 7 日四诊：患者述左下肢麻木、疼痛又有减轻，可以轻松地行走 500米。予以第 4 次针刀治疗，松解腰臀部顽固性压痛点。嘱患者 48 小时后，依腰部康复操锻炼。

2015 年 12 月 20 日电话随访，患者诉左下肢麻木、疼痛完全消失，可以轻松地行走3～5 里路。

按：根据腰部的弓弦力学系统分析腰椎间盘突出症和腰椎间盘突出症伴腰椎管狭窄的病理构架基本一致，只是做椎管内针刀松解时，针刀先到达盘黄间隙，然后调整针刀体的角度，使针刀刃端到达侧隐窝，松解神经根与侧隐窝的粘连瘢痕。所以仍用腰部"回"字形针刀整体松解术，对腰部软组织的关键病变点进行整体治疗，辅以手法进一步松解病变关键点的软组织。既对椎管内神经根的粘连和瘢痕松解，也对引起腰部力平衡失调的软组织进行松解。为什么这个患者的恢复时间长一些，这是因为腰椎间盘突出症的病人是由于腰部软组织广泛劳损，引起腰部的力平衡障碍后，导致腰椎间盘突出不是一天两天就造成的，而是人体在长期的自我代偿过程中所出现的必然结果。同时针刀整体松解以后，人体建立新的力平衡系统需要时间，根据我们多年的临床经验，人体自我修复期大约在 3 个月到半年。这段时间，病人可能出现某些腰椎间盘突出症的临床表现，但时间是一过性的，而且程度轻，时间短。术后辅以牵引、康复操锻炼帮助人体自我调节，加快排除炎性产物，促进伤口愈合。

该患者由于长期腰肌劳损，腰部的弓弦力学系统早就出现问题，再加上搬抬重物打破腰部的力平衡，导致了腰椎间盘突出症，又因为没有得到有效的治疗，软组织代偿不了的，人体就会通过骨质增生的方式来代偿，导致小关节骨质增生，最终导致椎管狭窄。该病的根本病因是软组织的损伤。针刀整体松解腰部软组织的粘连、瘢痕、挛缩和堵塞，让椎间盘承受的压力在人体自身调节范围以内，该病得以治愈。

医案五

患者：陈某，男，62 岁，工匠，于 2015 年 4 月 15 日来我院就诊。

主诉：间断腰骶胀痛伴右下肢麻木、疼痛 1 年余。

现病史：患者 1 年前搬重物时用力不当突然出现腰骶部胀痛不适，伴有右臀部、左下肢外侧麻木、疼痛不适，遂卧床休息后，症状稍缓解。后上述症状于劳累后间断出现，行针灸推拿后可稍缓解，如此反复治疗大半年，效果不明显且有所加重。遂行腰椎间盘 CT 平扫提示：L_4～L_5、L_5～S_1 椎间盘向右后突出。遂于当地医院康复科住院治疗，予口服止痛药物、推拿、理疗、牵引等治疗后腰骶胀痛及右下肢麻木、疼痛不适仍反复发作，严重影响病人生活质量，前来我院就诊。

专科查体：腰椎曲度变直，L_3～S_1 棘间压痛（+），$L_{3～4}$、$L_{4～5}$、L_5～S_1 棘突旁压痛（+），叩击痛（+）；臀上皮神经出口处压痛左（±），右（+），双侧环跳穴压痛左（-），右（+），坐骨神经沿线压痛左（-），右（+）；直腿抬高试验左（-）85°，右（+）55°；加强试验左（-），右（+）；屈膝屈髋试验左（±），右（+）；"4"字试验左（-），右（+）。右足踇背伸肌力稍减弱。

影像学检查：腰椎 X 线片显示腰椎左侧弯，椎体前后缘骨质增生；腰椎 CT：L_4～L_5、L_5～S_1 椎间盘向右后突出，硬膜囊受压。

诊断：腰椎间盘突出症（$L_{4～5}$、L_5～S_1）。

治疗：第 1 次在局部麻醉下行腰椎间盘突出症"回"字形针刀整体松解术，针刀治疗后立即做连续提腿复位手法。要求患者 6 小时内不能翻身，绝对卧床 7 日。20%甘露醇 125ml 加地塞米松 5mg 静滴，每天 2 次，连用 3 日。

2015 年 4 月 21 日二诊：患者述右下肢麻木、疼痛明显减轻，腰部有轻松感。查体：右腿直腿抬高试验 65°。予以第 2 次针刀治疗：松解胸腰结合部和竖脊肌起点的粘连和瘢痕。即分别松解 T_{12}～L_1、T_1～T_2、T_2～T_3 的棘上韧带、棘间韧带，及两侧的关节突关节囊。术后行腰椎斜扳法。48 小时后行俯卧位腰椎牵引治疗，牵引重量 30kg，每次 15 分钟，每日 1 次，连续 3 日。

2015 年 4 月 28 日三诊：已下床活动，诉腰骶部胀痛不适明显减轻，尚有右侧臀部胀痛不适、右侧小腿外侧胀痛不适。予以第 3 次针刀治疗：松解坐骨神经行经路线上的粘连和瘢痕。即分别松解梨状肌下孔处、臀横纹处、大腿中段坐骨神经的粘连、瘢痕、挛缩及腓总神经行经路线上的粘连、瘢痕、挛缩。术后内服活血化瘀通络止痛中药 5 剂，每日 1 剂，水煎分 2 次服。嘱患者 48 小时后，依腰部康复操锻炼。

2015 年 7 月 10 日随访，患者诉：腰骶及右下肢麻木、疼痛不适完全消失。查体：L_3～S_1 棘间压痛（-），$L_{3～4}$、$L_{4～5}$、L_5～S_1 棘突旁压痛（±），叩击痛（-）；臀上皮神经出口处压痛左（-），右（±），双侧环跳穴压痛左（-），右（±），坐骨神经沿线压痛左（-），右（-）；直腿抬高试验左（-）85°，右（-）75°；加强试验左（-），右（-）；屈膝屈髋试验左（-），右（-）；"4"字试验左（-），右（-）。双足踇背伸肌力对称。

2015 年 11 月 15 日随访，患者诉一切正常，复查腰椎 CT 提示：$L_4 \sim L_5$、$L_5 \sim S_1$ 椎间盘向右后突出有所缩小。

按语：根据腰部的弓弦力学系统和腰椎间盘突出形成的立体网络状的病理构架所设计的"回"字形针刀整体松解术，对腰部软组织的关键病变点进行整体治疗，辅以手法进一步松解病变关键点的软组织。既对椎管内神经根周围的粘连和瘢痕松解，也对引起腰部力平衡失调的软组织进行松解。故采用"回"字形针刀整体松解术就能取得明显效果。后又经第 2 次松解胸腰结合部和竖脊肌起点的粘连和瘢痕，进一步调整腰部的力平衡；第 3 次针刀治疗，松解坐骨神经行经路线上的粘连和瘢痕。3 次治疗就可收功。

医案六

患者：陈某，男，56 岁，司机，于 2016 年 2 月 21 日来我院就诊。

主诉：腰痛伴右下肢麻木 2 年，加重 1 月余。

现病史：患者 2 年前久坐后开始出现腰骶部酸胀疼痛不适，伴有右侧小腿外侧麻木不适，行走翻身弯腰活动欠利，不能久坐久立，无明显大小便失禁，无明显双下肢感觉障碍，经推拿、理疗、牵引等治疗效果不理想，1 个月前长途驾驶后症状再发加重，行腰椎 MRI 检查提示：腰椎曲度变直，$L_4 \sim L_5$、$L_5 \sim S_1$ 后中央型膨突出，硬膜囊轻度受压，为求进一步康复治疗，慕名到我院就诊。

查体：腰椎曲度变直，活动受限，腰肌僵硬。$L_3 \sim L_4$、$L_4 \sim L_5$、$L_5 \sim S_1$ 棘突间及棘突旁压痛（＋），叩击痛（±）；臀上皮神经出口处压痛左（－），右（＋），双侧环跳穴压痛左（－），右（±），坐骨神经沿线压痛左（－），右（＋）；直腿抬高试验左（－）85°，右（＋）45°；加强试验左（－），右（＋）；屈膝屈髋试验左（±），右（＋）；"4"字试验左（＋），右（＋）。右足蹬背伸肌力稍减弱。膝、踝反射均正常，右小腿外侧感觉稍迟钝。

影像学检查：腰椎 X 线片显示腰曲变直，L_3、L_4、L_5 椎体前缘骨质增生，余未见明显异常；腰椎 CT 示：$L_4 \sim L_5$、$L_5 \sim S_1$ 中央型膨突出。

诊断：腰椎间盘突出症（$L_4 \sim L_5$、$L_5 \sim S_1$）。

治疗：第 1 次在局部麻醉下行腰椎间盘突出症"回"字形针刀整体松解术，针刀治疗后，立即做连续提腿复位手法，使其复位。要求患者 6 小时内不能翻身，绝对卧床 7 日。20%甘露醇 125ml 加地塞米松 5mg 静滴，每天 2 次，连用 3 日。

2016 年 2 月 28 日二诊：患者述右下肢麻木、疼痛明显减轻。查体：右腿直腿抬高试验 65°。予以第 2 次针刀治疗：松解胸腰结合部和竖脊肌起点的粘连和瘢痕。即分别松解 $T_{12} \sim L_1$、$L_1 \sim L_2$、$L_2 \sim L_3$ 的棘上韧带、棘间韧带及两侧的关节突韧带，和竖脊肌起点。术后行腰椎斜板法。48 小时后腰部予以超短波治疗，每次 20 分钟，每日 1 次，连续 3 日。

2016 年 3 月 7 日三诊：患者精神可，活动自如。诉腰骶部已无明显胀痛不适，诉右下肢后外侧有牵扯感。予以第 3 次针刀治疗，松解腰椎两旁关节突关节囊及胸腰筋膜的粘连、瘢痕与挛缩。嘱患者 48 小时后，依腰部康复操锻炼。

2016 年 3 月 15 日随访，患者诉腰骶部及右下肢胀痛不适消失，偶感右下肢外侧麻木不适。

2016 年 6 月 20 日电话随访，患者诉一切正常。

按语：根据腰部的弓弦力学系统和腰椎间盘突出形成的立体网络状病理构架所设计

的"回"字形针刀整体松解术，对腰部软组织的关键病变点进行整体治疗，辅以手法进一步松解病变关键点的软组织。既对椎管内神经根的粘连和瘢痕松解，也对引起腰部力平衡失调的软组织进行松解。一次"回"字形针刀整体松解就使临床症状明显减轻。后又经第 2 次松解胸腰结合部和竖脊肌起点的粘连和瘢痕，进一步调整腰部的力平衡；第 3 次针刀治疗，松解腰椎两旁关节突关节囊及胸腰筋膜的粘连、瘢痕与挛缩。3 次治疗而愈，表明"回"字形针刀整体松解的可重复性，更说明弓弦力学系统和网眼理论经得起临床实践的考验。

该患者腰曲变直，$L_4 \sim L_5$、$L_5 \sim S_1$ 中央型膨突出，硬膜囊轻度受压，却有明显的症状。临床上常可见有些患者腰椎间盘突出很大却没有症状，有些腰椎间盘突出很小却症状很重。这些都说明了腰椎间盘突出症是腰部的软组织损伤后所致的一种人体自身代偿性疾病，引起腰椎错位和椎间盘突出的根本原因都是软组织损伤，针刀整体松解腰部软组织的粘连、瘢痕与挛缩，使椎间盘承受的压力恢复到人体自身调节范围以内，从而达到治愈本病的目的。

第十章

腰椎间盘突出症针刀临床研究进展

一、腰椎间盘突出症的针刀临床研究进展

1. 针刀治疗　何西泉等[1]用针刀治疗腰椎间盘突出症。采用"回"字形针刀松解治疗。俯卧腹部垫枕位，每次选 6～8 个治疗点。松解包括棘上韧带点、棘间韧带点、左右 L_3～L_5 腰椎横突点、骶正中嵴上和两侧骶棘肌起点，两侧椎管内口的松解点。常规消毒、铺巾、戴手套，1%利多卡因局部麻醉，每个点剂量小于 1ml。按针刀的四步规程作纵疏横铲剥分离，出针后以无菌创可贴敷盖，操作时以骨性标志为依据，避免进刀过深伤及重要组织、神经、血管。针刀术后施行弹性牵引法、定位斜扳法、单腿过伸法、直腿弹压法等手法治疗。治疗完毕后严格卧床休息，用弹力腰围保护。5 天治疗 1 次，3 次为 1 疗程，1 个疗程后评定疗效。共治 100 例，治愈 80 例，好转 17 例，未愈 3 例，总有效率97%。

于秀鹏[2]采用小针刀治疗腰椎间盘突出症 156 例。病人俯卧位，检查腰椎压痛点及腰椎间盘突出病变处棘突与棘突之间疼痛点，指压或龙胆紫作标记，常规消毒，针刀在患者椎间隙一侧和上下棘间选三点进针刀，松解 3 刀，然后松解横突间韧带，针刀进针必须以横突为依据，达到横突骨面，进行剥离和切割，直到韧带完全松解为止。棘突与棘突之间达到黄韧带处为准，然后再选择其他疼痛点及邻近粘连点，直到完全松解为止。出针用创可贴贴针眼。再用手法复位，点秩边、承扶、委中、阳陵泉、昆仑，以达到疏通气血作用，每周 1 次，一般 5 次即愈。共治 156 例，痊愈 108 例，显效 28 例，有效 14 例，无效 6 例。

王全贵等[3]采用小针刀治疗腰椎间盘突出症 109 例。患者俯卧位，腹部垫薄枕。选择突出椎间盘局部相关软组织治疗点、臀部臀上皮神经走行区、坐骨神经出口、双下肢神经支配区的反应点。3%的碘酒消毒并标记进针点，术区按西医外科手术要求常规消毒、铺巾，医者戴一次性帽子、口罩和无菌手套。选用自制小针刀，根据病人情况，分别取以下进针点，刀口线与脊柱纵轴平行，垂直于皮肤快速进针，缓慢探寻深入至施术部位，分别松解棘间隙、棘旁、关节囊、横突、臀部、坐骨神经出口、小腿外侧或后侧。以上进针点出针后均需按压 2～3 分钟，防止出血，无菌纱布或创可贴外敷治疗点，嘱患者适当休养。每 3～5 天治疗 1 次，5 次为 1 疗程，1 个疗程后进行疗效评价。结果：109 例患者，治愈 90 例，好转 15 例，无效 4 例，有效率96.3%。

全科[4]采用小针刀治疗腰椎间盘突出症。患者俯卧于治疗床上，腹下垫枕头，充分暴露腰臀腿部，安尔碘皮肤消毒剂常规消毒腰臀腿部皮肤。针刀施术者戴无菌手套。根

据问诊时病人主诉的疼痛区域，在下列部位反复触摸、按压，寻找阳性反应点。根据阳性反应点的范围和患者的耐受程度按先上后下的顺序，每次选点 5～15 个，进针点选定后用龙胆紫做一标记。选用 3 号或 4 号针刀，针身与皮面垂直，刀口线和血管神经肌纤维方向一致，首先快速直线进针，然后稍提退针身，轻缓下探刀下阻力感。当遇阻力感后，而患者也无异常感，短促速刺，突破触发点紧绷的筋膜。操作完成后，拔出针刀，用棉签压迫针孔片刻，待不出血为止，臀部还需迅速用无菌纱布压迫片刻严防血肿和感染，并在所有针孔上贴云南白药创可贴。嘱患者卧床休息 30 分钟观察病情，无不适后方能离开。每周治疗 1 次，4 周为 1 疗程，疗程结束后进行疗效分析。结果：30 例患者中，治愈 19 例，好转 9 例，无效 2 例，总有效率93.33%。

路飞等[5]采用针刀治疗腰椎间盘突出症 96 例。采用针刀疗法，操作技术主要包含 L_3 横突尖点松解术和 L_4～L_5 椎间孔外口松解术。每次治疗时，视病况可加选 L_4～L_5 关节突关节点松解术、梨状肌松解术或臀中肌肌筋膜松解术。在针刀操作时，必须注意让针刀不离开骨面，以免损伤神经根或椎间动静脉。每次治疗必选两 L_3 横突和 L_4～L_5 椎间孔外口部位，其他 3 个部位视病情选择治疗。7 次为 1 疗程，每次间隔 3～5 日。嘱患者治疗期间注意休息，不长时间坐位或半卧位，低枕睡眠，不做需弯腰的活动或重活。结果：96 例患者中，显效 84 例，有效 10 例，无效 2 例，总有效率97.9%。

张立勇等[6]采用超微针刀网点状松解法治疗腰椎间盘突出症。患者取俯卧位，腹部垫枕。用针刀专用定点笔定位病变节段的棘上韧带、病变节段的椎管外口、L_3 及 L_5 两侧横突尖部、髂腰韧带两侧起止点和腰部以及坐骨神经行经路线顽固性深浅筋膜压痛点，每次取 2～3 个点。所选治疗点常规消毒后，医者戴无菌口罩、一次性无菌手套，采用 0.5mm×（50～70）mm 一次性超微汉章针刀，刀刃线与人体纵轴方向一致，分别松解棘上韧带、腰椎横突松解、椎管外口、髂腰韧带两侧起止点、筋膜压痛点。术后在每个针孔上贴上云南白药创可贴，以防伤口感染。最后嘱患者卧床休息半小时以观察病情，无任何异常反应后方能离开。每隔 4 日治疗 1 次，3 次为 1 个疗程，共治疗 1 个疗程。结果：36 例患者中，治愈 14 例，显效 12 例，有效 9 例，无效 1 例，总有效率97.2%。

蔡少康等[7]采用"回"字形针刀整体松解术治疗腰椎间盘突出症。针刀组治疗：患者俯卧位，腹部垫软枕。常规消毒后用 1%利多可因局部麻醉。定点：L_3、L_4、L_5 棘突、棘间，L_3、L_4、L_5 横突，骶正中嵴及骶骨后面，L_3～L_4、L_4～L_5 或者 L_5～S_1 黄韧带。用针刀分别松解棘上韧带、棘间韧带、L_3 横突、L_4～L_5 的椎管外口及椎管内口、髂腰韧带起点、髂腰肌起点。针刀术后抗生素常规预防感染 3 天。术后 72 小时进行腰部功能锻炼。结果：共治 24 例，优 11 例，良 8 例，可 5 例，差 1 例，优良率 76%，总有效率96%。

王小珲[8]采用小针刀疗法治疗腰椎间盘突出症。针刀操作：严格按针刀疗法的四步进针法，刀口线与神经、大血管、肌肉纤维走向相平行，采用汉章牌 3 号针刀，垂直皮肤穿刺，快速透皮，刀刃缓慢沿小关节内缘进针刀，在进针刀过程中，刺入骶棘肌，可以缓解骶棘肌紧张度，调节腰椎受力平衡。增强腰部血液供应；松解后纵韧带，可以减少脊柱后关节韧带的张力，纠正后关节紊乱；针刀刺入侧隐窝的"安全三角"，实施神经根触激术和根袖松解术，利用神经受激时的躲避作用和针刀的剥离松解作用减轻神经根粘连和卡压，起到镇痛的目的。结果：共治 80 例，临床治愈 33 例，显效 23 例，有效 14 例, 无效 10 例, 有效率为 87.50%。

刀云勇[9]采用小针刀治疗腰椎间盘突出症。治疗方法:先让患者放松肌肉,患者俯卧位于床上,疏筋活络,松解粘连和肌肉痉挛。再施行小针刀治疗,找出患椎棘突旁压痛最敏感的压痛点,刀刃直达脱出位置的横突和横突间韧带,施以灵活轻巧的剥离、疏通,2～3 刀即可出针,每个点用 1 支针刀,再拔火罐 10 分钟,用消毒棉球擦净,取创可贴覆盖刀口,再以"周林频谱保健治疗仪"照射 20 分钟。5～7 天 1 次。如需做两次针刀时应注意避开上一次针眼,轻者 1～2 次,重者 3～4 次即能消除,嘱患者尽量卧床休息,适度运动。讨论:采用推拿松解后运用小针刀定位准确,操作精细的特点,再配以火罐及频谱治疗仪照射治疗,则可疏通经络,松解痉挛,至"通则不痛"。

毛长兴等[10]采用小针刀治疗腰椎间盘突出症。针刀治疗:患者取俯卧位,腹部脐下垫一高约 18cm 薄枕。常规消毒麻醉后,按针刀四步操作规程进针。侧方型在患侧施术,中央型两侧施术。松解棘间韧带:针刀在病变节段棘突间正中穿过皮肤、棘上韧带直达棘间韧带,探及上一位棘突下缘骨面,紧贴骨面将棘间韧带松解 3～4 刀。松解侧隐窝:针刀在病变节段棘突间正中线旁开 0.5～1cm 处,穿过皮肤、皮下、竖脊肌直达椎板,紧贴椎板内侧骨面向深处铲剥 2～4 刀。松解横突间韧带:在病变节段上一位棘突尖正中线旁开 2.5～3.5cm 处,将针刀刺达横突骨面,在横突骨面下缘切开剥离横突间韧带。针刀术后,针孔指压 1～3 分钟,针口无出血时以创可贴覆盖针口。每周 1 次,2～3 次为 1 个疗程。结果治疗组 36 例,优良率 91.67%。

韩冰等[11]用小针刀治疗腰椎间盘突出症。针刀操作:①棘间点,刀口线与脊柱纵轴平行,针刀体与皮面垂直刺入下位棘突顶骨面,调整针刀到棘突上缘,转动刀口线 90°,行棘间韧带切开剥离 3～4 刀。②横突间点,在患侧横突上进针刀,针体与横突背面垂直,刀口线与人体纵轴平行,当刀峰到达骨面后,调整针刀到横突下缘并调转刀口线 90°,使刀口线平行于横突长轴,并紧贴横突下缘骨面,由外向内切开横突间韧带和横突间肌直到横突根部和椎弓根部,刀下有松动感为止。③腰臀部其他软组织损伤点,按各种腰臀部损伤针刀治疗。每次针刀术间隔 5 天,治疗 6 次后统计疗效。结果:共治 44 例,治愈 18 例,显效 14 例,无效 1 例,显愈率 72.7%,有效率 97.7%。

瞿芳[12] 采用小针刀治疗腰椎间盘突出症。操作:棘突间施术:刀口线与脊柱纵轴平行,垂直皮面刺入,超过棘突顶端,进入棘间(深度为 3～4cm,不能刺破黄韧带),将刀口线调转 90°,在棘间韧带切开剥离 3～4 刀。横突间施术:在病变间隙(棘突间)水平旁开 3～3.5cm 处定点,紧贴横突下缘骨面,由外向内切开横突间韧带和横突间肌直到横突根部和椎弓根部,刀下有松动感出针刀。腰部和下肢压痛点施术:在患侧臀部及下肢寻找敏感压痛点,纵行切割数刀再予横行剥离。术毕,无菌纱布敷盖针刀口,固定。一般 5～7 天 1 次。嘱术后要卧床休息,注意保护腰部勿负重及做大范围活动。术后 3 天内针刀口不能触水或污染。治疗结果:其中治愈 98 例,好转 32 例,未愈 6 例,总有效率为 95.6%,治愈率为 72.1%。术后无 1 例并发症,部分病例追访 3 年未见复发。

王金梅等[13] 采用小针刀治疗腰椎间盘突出症。针刀操作:取 A、B、C 点,分别于突出椎间盘同位棘突间旁开 0.5cm(黄韧带及侧隐窝治疗点)、1.5cm(关节突关节囊治疗点)、3～4cm(横突及椎间孔外口治疗点)。用汉章牌 3 号针刀,分别对准 A、B、C 点,刀口线与脊柱纵轴平行,垂直于皮肤快速进针,缓慢探索深入。以上 3 点出针后均需按压 3 分钟，防止出血，无菌纱布或创可贴敷治疗点，嘱患者平卧 4～6 小时。每 5 天治疗 1 次，3 次为一疗程，疗程间休息 5 天，2 个疗程后进行疗效总结及分析。结果：共治 40 例，临床治愈 22 例，好转 16 例，无效 2 例，有效率 95%。

赵光辉等[14]采用小针刀治疗腰椎间盘突出症。小针刀疗法：常规消毒铺巾后，小针刀刀口与人体纵轴平行刺入皮肤，刀尖抵达治疗部位时手下有厚韧感和阻力感，先纵形切开，再横向剥离，手下感觉松动或剥离至骨面光滑无阻力即出针。根据患者临床症状的变化而定，一般治疗 1～3 次，两次治疗的间隔至少 5 天。10～15 天为 1 个疗程，每次治疗后的第二天评价患者的临床症状、体征改善情况并记录。讨论：针刀疗法具有调整、恢复整个腰椎的生物力学平衡的局部效应及通过疏通经络，调节脏腑气血功能，激发体内调节达到"去痛致松"的针刺作用的全身效应。

辛本忠等[15] 采用针刀疗法治疗腰椎间盘突出症术后综合征。针刀治疗：用汉章牌 I、II 型针刀，患者俯卧位，用龙胆紫在腰、臀、腿部痛点或痛性筋束、筋结的位置标记，以每次不超过 3 个点为宜，针刀在此行剥离、切割、铲剥等法后，出针，局部注入与局部封闭组相同的药液，用无菌棉球压迫 2 分钟后，胶布固定，6 小时后可进行床上腰腿部功能练习，同一痛点本组病例操作均未超过 2 次，2 次间隔的时间应以 10 天为宜。结果：针刀治疗 120 例，优 89 例，良 21 例，可 6 例，差 4 例，优良率为 91.7%。

石捷等[16] 采用针刀松解术治疗腰椎间盘突出症。针刀操作：棘间点：沿脊柱纵轴线纵向进针刀，直刺入皮下，于上下棘突之上下缘骨面纵向疏剥后，掉转刀锋，刀口线横向脊柱纵轴将棘间韧带上下俯着点切割 2～3 刀。关节突关节囊治疗点：当针刀到达骨面后，沿脊柱纵横方向切关节囊 2～3 刀。横突间点：于棘突上缘旁开 3.5cm 之横突中段，刀口线与脊柱纵轴平齐，于上位椎体下缘，下位椎体上缘，针刀到达骨面后，缓慢移动针刀，寻找上下骨缘，然后对横突间肌及韧带横切 2～3 刀。其他点：最常见的如臀中肌阳性点。结果：针刀治疗 60 例，痊愈 48 例，好转 11 例，无效 1 例，总有效 98.33%。

靳书申[17] 采用针刀松解术治疗腰椎间盘突出症。针刀松解术治疗：患者卧床，采取俯卧位，根据患者临床症状体征，确定病变部位，在椎体棘突两侧 2cm 左右，在病椎旁取四点加棘间韧带两点行针刀松解术，松解神经根周围，以解除压迫症状。手法复位：患者卧床，采用俯卧位，在腰部选用擦法、摇腿扳腰法、旋转扳法、屈伸抬腿法、轻柔手法再在进行手法复位，用斜扳法，行手法复位后，患者卧床休息 1 周，每周 1 次，3 次为 1 个疗程。结果：本组 120 例病人中，一次治愈的 40 例，显效 75 例，无效 5 例。

赵光宇等[18] 采用针刀治疗腰椎间盘突出症。取 A、B、C 点，分别于突出椎间盘同位棘突间旁开 0.5cm 左右（黄韧带及侧隐窝治疗点）、1.5cm 左右（关节突关节囊治疗点）、3～4cm 左右（横突及椎间孔外口治疗点）、用 2%利多卡因局麻后选用汉章牌 3 号针刀、对准 A、B、C 点，刀口线垂直于皮肤快速进针。A 点：先到达下关节突骨面，将针刀逐渐移到下关节突内缘贴骨面向深处铲剥 2～3 下，有突破感即可。一般深度不超过 0.5cm。B 点：针刀到达关节突骨面前的最后一个突破感即为切割关节囊的刀感，提插针刀并行十字切割关节囊，最后将针刀斜向外侧，于关节突的外侧缘铲切 2～3 下，即可出针。C 点：针刀缓慢到达横突骨面后，在横突上缘贴骨面由外向内铲切至横突根部 4～5 下，然后退针刀。每 5 天治疗 1 次，2 次为 1 疗程，疗程间休息 5 天。结果：针刀治疗 48 例，临床治愈 35 例，好转 11 例，无效 2 例，总有效率 95.8%。

施专尧[19]采用针刀治疗腰椎间盘突出症。针刀治疗：取患侧 L_4～L_5，L_5～S_1 棘突旁 1.0～1.5cm 压痛点，臀中压痛点，小腿承山穴或压痛点，用紫药水标记。右手持无菌针刀（3 号），左手固定针刀体，刀口线与患者脊柱纵轴平行。针体与皮肤垂直刺入，快速进入皮下，腰部刀口要深达骨面。行纵行疏通，再横向剥离各 2～3 次，调转刀口呈 90° 再行纵疏横剥 2～3 次出针刀。如针眼出血压迫片刻，贴创可贴。结果：本组 286 例中，优 190 例，良 71 例，有效 19 例，无效 6 例。

王兴昌等[20]用针刀治疗腰椎间盘突出症。针刀治疗：取 A、B、C、D 四点。A 点：突出椎间盘上下棘突之间；B 点：突出椎间盘上下棘突间旁开 1.5cm；C 点：突出椎间盘上下棘突间旁开 3cm；D 点：臀部压痛敏感点持 4 号针刀（汉章 I 型针刀），刀刃均平行于肌纤维、神经、血管方向，对 A、B、C、D 及压痛点进行疏通剥离。每次治疗间隔 7～10 天，3 次为 1 疗程。术后预防性使用抗生素 1 天。结果：治疗组 198 例中，治愈 81 例，显效 69 例，有效 41 例，无效 7 例，总有效率为 96.4%。

田志清等[21]采用针刀结合牵引治疗腰椎间盘突出症。针刀治疗：取俯卧位，选患椎间隙及椎旁最明显压痛点，常规消毒，用 2%利多卡因作皮肤局部浸润麻醉，铺孔巾，持针刀于标记处垂直进针刀达皮下，缓慢进针，刀刃线与脊柱纵轴平行，当针尖抵触到腰椎椎板上缘即小幅度提插、切割黄韧带。针刀到达相应椎板后内侧，先行纵行疏通剥离，切开黄韧带时，若有阻力突然消失的感觉，出现下肢不自主弹动或麻木感时为触及硬膜囊，切勿再深刺，将小针刀退出 0.5～1cm 再进针。然后横行铲剥，保持针刀始终在相应椎板间进行操作，待针刀下有松动感，患者感觉腰骶或下肢沉胀、轻微疼痛后方出针刀。术毕压迫止血 5 分钟，创可贴覆盖针眼。配合骨盆牵引治疗。治疗期间卧床休息，指导患者进行直腿抬高及腰背肌功能锻炼。治疗结果：本组 60 例，治愈 18 例，显效 24 例，有效 12 例，无效 6 例，总有效率 90%。

潘春林[22]采用针刀经筋疗法快速治愈腰突症。针刀经筋疗法取经筋穴 4 组：①肝俞、胆俞、脾俞、胃俞、三焦俞、十七椎下、大肠俞；②上髎、次髎、中髎、下髎、腰俞；③肾俞、气海俞、大肠俞、腰阳关、命门、腰部华佗夹脊。④风市、环跳、阳陵泉、悬钟、委阳、志室、膀胱俞、白环俞、中膂俞、阿是穴。根据患者临床症状，选取上述相应组别的经筋穴。以上 4 组经筋穴位每次取一组做针刀经筋松解术，隔天 1 次，4 次后补充 1 次松解前 4 次松解术没有完全松解的部分残留病灶，1 疗程结束。结果：共治 896 例，临床治愈 804 例，显效 75 例，好转 17 例。

2. 针刀结合臭氧注射治疗　谢添等[23]采用针刀联合臭氧注射治疗腰椎间盘突出症 31 例。患者俯卧位，结合 CT 片及压痛点选择针刀治疗点。局部皮肤消毒，铺消毒巾，在局麻下从病变间隙棘突之间，作棘上、棘间韧带及黄韧带松解，切开黄韧带时，若有阻力突然消失的感觉，切勿再深刺。然后在病变间隙，棘突连线、棘突中点旁开 3～4cm 处进针刀，作横突间肌、横突间韧带的松解。后再作椎间孔的松解，即在横突间韧带横突间肌松解后，针刀退到横突的皮下浅层，针刀向前、向内45°，调整方向，刺至上位椎体横突根部，贴横突下缘、椎弓根下缘探至椎间孔骨边缘，不离开骨面，小幅度提插松解椎间孔神经根的上方，将神经根与椎间孔间的软组织粘连疏通剥离，针下有松动感时出针刀。其他有明显压痛和条索状的病变部位，如骶髂韧带、臀中肌、梨状肌、臀上皮神经等亦给予松解。术后针刀口用干纱垫加压，不出血后，创可贴外敷。术后常规用20%甘露醇250ml+地塞米松5mg静脉滴注3日，少数患者需要使用抗生素。术后24～48小时绝对卧床休息，3日后开始进行腰肌静力锻炼，2周内休息为主，2个月内腰围固定，6个月内禁止负重。治疗组在对照组针刀治疗基础上联合臭氧注射治疗1次，患者取俯卧位，局部皮肤消毒，铺消毒巾，L_4～L_5椎间隙正中旁开6～8cm进针，针与躯干矢状面成40°～45°，而L_5～S_1针尾向头侧倾斜20°～30°进针。针刺入椎间盘的理想位置是正位透视时针尖位于椎间盘正中，侧位透视时针尖位于椎间盘正中且稍偏后。将浓度为60%臭氧10～15ml缓慢分次注入，拔出穿刺针，外敷创可贴，仰卧休息4～6小时，即可下床活动。共治31例，治愈13例，好转17例，未愈1例，总有效率96.8%。

唐宗华[24]采用小针刀与经皮椎间盘臭氧注射术联合治疗腰椎间盘突出症。臭氧治疗：患者取俯卧位，腹部垫软枕，在C型臂X光机透视引导下于体表准确定位出病变的椎间隙，于其正中线旁开6～8cm处定位进针点，手术区域常规消毒铺巾，1%利多卡因注射液3ml局部麻醉，于进针点穿刺。透视确定穿刺针针尖位于病变椎间盘中心或中后1/3区域。回抽无血及脑脊液后，用10ml注射器取浓度为60μg/ml的O_3 10～20ml经穿刺针较短时间内均速注入椎间盘内。然后退针至椎间孔后缘，回抽无血及脑脊液后，注入浓度为30μg/ml的O_3 10ml，拔针，无菌敷贴外贴针眼。小针刀治疗：臭氧注射术后24小时即可行腰腿部小针刀松解治疗。患者俯卧位，腹部垫软枕，在各进针点用0.5%利多卡因局部麻醉后，严格按针刀四步进针法进针，分别充分松解棘上韧带和棘间韧带、椎间孔外缘、横突间韧带及附着在横突尖部的韧带；下肢坐骨神经循行路线的痛性结节点需松解至深浅筋膜。操作完成后拔出针刀，压迫针眼片刻。术后治疗：小针刀术后屈膝屈髋45°。卧硬板床休息1周，1周后佩戴腰围下地行走，逐渐加强腰部及双下肢直腿抬高的功能锻炼。术后1周：优149例，良8例，差1例。

丁月东等[25]采用针刀联合臭氧治疗腰椎间盘突出症。臭氧治疗：患者取俯卧位，腹下垫枕，定点。穿刺针经穿刺点向外倾斜5°，快速进针，于小关节注入0.5%利多卡因1ml，退针至皮下再垂直进针，于透视下进针到盘内，注入臭氧5～15ml。对于具有下肢症状、术后复发局部粘连以及腰痛重的患者，退针至盘外椎间孔内，回抽无脑脊液和血液便可注射2%利多卡因2ml，含地塞米松2mg，观察15分钟，确认药物集中在病变侧隐窝而无腰麻征象后注入臭氧10ml及5ml神经阻滞液。针刀治疗：针刀松解腰部肌肉、小关节、棘间韧带、横突间韧带、椎间孔内外口；对于有外周神经卡压的患者，对其臀上皮神经、坐骨神经、腓总神经、股神经、股外侧皮神经出口进行针刀治疗；对于伴有L_3横突综合征、梨状肌综合征、L_5横突肥大、腰骶关节劳损等病变的病人，均给予针刀治疗。术后处理：术后常规用20%甘露醇250ml+地塞米松5mg静脉滴注3天，少数病员需要使用抗生素。术后平车推入病房，24小时内绝对卧床休息，3天后开始进行腰肌静力锻炼，2周内休息为主，2个月内腰围固定，半年内禁止负重。共治30例，治愈24例，有效6例。

卢条香等[26]采用针刀联合臭氧治疗腰椎间盘突出症。针刀治疗：患者俯卧位，以病变椎间盘棘间隙及棘间隙左右各旁开1.5～2.5cm压痛明显处作为进针点，作好标记，严格消毒，铺上消毒洞巾，用2%利多卡因局部麻醉，每一治疗点1～2ml。根据选定治疗点确定刀口位置及方向，将针刀刀口线与脊柱纵轴平行、针刀体与皮肤垂直，加压后瞬时刺入，避开主要神经血管，对棘间韧带、横突棘肌、横突间肌等进行松解、剥离、提插等操作。术后针刀口用干纱垫加压，创可贴外敷。针刀治疗每 5 天进行 1 次，每次选取 2～3 个治疗点，治疗 3 周。臭氧治疗：患者取俯卧位，腹下垫枕，确定进针点。穿刺针经穿刺点向外倾斜 5°，快速进针，于小关节注入 0.5%利多卡因 1ml，退针至皮下再垂直进针，透视下进针到盘内，注入臭氧 5～15ml。对于具有下肢症状、术后复发局部粘连以及腰痛重的患者，退针至盘外椎间孔内，回抽无脑脊液和血液便可注射 2%利多卡因 2ml，含地塞米松 2mg，观察 15 分钟，确认药物集中在病变侧隐窝而无腰麻征象后注入臭氧 10ml 及 5ml 神经阻滞液。术后处理：术后常规用 20%甘露醇 250ml+地塞米松 5mg 静脉滴注 3 天，少数病员需要使用抗生素。术后平车推入病房，24 小时内绝对卧床休息，3 天后开始进行腰肌锻炼，2 周内休息为主，2 个月内腰围固定，半年内禁止负重。共治 40 例，治愈 21 例，好转 15 例，无效 4 例，总有效率 90.0%。

3. 针刀结合 CT 引导下臭氧消融治疗 李绍军等[27]在 CT 引导下臭氧消融联合小针刀治疗腰椎间盘突出症。患者俯卧，腹下垫枕，在 CT 引导下用 8 号多孔臭氧穿刺针经皮下刺入腰椎间盘，实行盘内及椎旁间隙臭氧注射术，盘内注射 60μg/ml 的臭氧 5～30ml，椎间隙注射 35μg/ml 的臭氧 10ml 及阻滞液，并以 9 号腰穿针经皮穿刺至相应侧隐窝注射 35μg/ml 的臭氧 10ml 及阻滞液 5～10ml。再行小针刀松解术，施术时针刀体与腰部皮面垂直，刀口线与脊柱纵轴平行刺入直达小关节骨面后行切开剥离小关节囊 2～3刀，然后调整针刀至小关节内侧缘，紧贴骨面切开剥离黄韧带 3 刀后出针刀。横突部施术时，针刀体与腰部皮面垂直，刀口线与脊柱纵轴平行刺入直达相应横突骨面后，调整针刀达横突下缘调转刀口线 90°，紧贴横突下缘骨面行切开剥离 3～4 刀后出针刀。创口粘贴，送患者返回病床，术后卧床 6 小时。术后给予抗生素静滴及功能锻炼。共治 406例，370 例有效，36 例无效，有效率 82%。

4. 针刀结合射频治疗 王信[28]采用小针刀联合双极射频微创治疗腰椎间盘突出症。射频靶点热凝治疗：患者俯卧位，骨盆前方垫薄枕。在 C 型臂 X 光机定位下，选取病变椎间隙，定点。常规消毒、铺巾，局部麻醉，采用 20G/150mm/0.97mm/5mm 两根射频穿刺针，分别从标记点进针，小关节内侧缘入路，到达病变椎间隙的后缘，C 型臂正侧位证实针尖已到达理想位置，打开射频机，射频显示电阻抗在 100～250Ω。依次用 60℃、70℃、80℃、85℃各治疗 1 个周期，90℃再治疗 4 个周期，术毕，创可贴贴敷创口。小针刀治疗：分别选取患者病变棘间韧带点、横突点、椎间管外口点、关节突关节点、梨状肌下孔点、股后和小腿后外侧点、脊神经后支卡压点、腰臀部肌损伤点等部位为治疗点，定点并标记，常规消毒皮肤、铺巾、局部麻醉，按四部进针刀规程行小针刀闭合性软组织松解术，顺肌纤维方向纵行疏通、横行剥离。术毕创可贴贴敷创口。共治 51 例，优 35 例，良 11 例，可 5 例，差 0 例，优良 46 例，总有效率 90.2%。

5. 针刀结合穴位埋线治疗 赵黎明[29]用小针刀加穴位埋线治疗腰椎间盘突出症。患者俯卧位，依据 CT、X 线和 MRI 影像检查结果并结合临床体征，在病变部位寻找压痛点或结节等阳性反应点，用龙胆紫做标记作为实施针刀治疗时的切入点；以病灶部位棘突间隙为中心，左右旁开 2.0～3.5cm，垂直上移 1.0～2.0cm，作为埋线切入点。操作：局部消毒，选用 4 号或 3 号小针刀，从标记处按小针刀疗法的四步进针法进针刀，使刀口避开重要的神经、血管，刀面与肌纤维方向平行，针刀垂直于皮肤进针。用针刀松解棘上、棘间韧带和相应的肌肉、韧带筋膜。先纵行切开或剥离，再横行剥离，出针后压迫针孔片刻，以避免针孔出血。休息 5 分钟，观察患者无反应后，在埋线标记处行局部浸润麻醉，将长约 3cm 无菌 2 号铬制肠线若干，分别装入特制的无菌 12 号腰穿针中。从选定的标记处依次垂直进针，进针深度为 5.5～6.0cm，边退针边将肠线植入，酒精棉球压迫片刻，外以创可贴固定。术毕患者卧床休息 10 分钟，观察变化，避免意外发生。环跳穴可埋入肠线 5～8cm。每 3～4 周治疗 1 次，连续治疗 3 次。共治 98 例，63 例治愈，36 例好转，3 例未愈，有效率 96.9%。

6. 针刀结合穴位注射治疗　唐植纲[30]采用针刀加夹脊穴注射治疗腰椎间盘突出症。针刀疗法：患者取俯卧位，常规皮肤消毒铺巾，先以病变椎间盘旁开 2cm 压痛明显处以及病变椎间盘下腰椎棘突水平线旁 4.5cm 处结合腰椎及臀部压痛明显处即阿是穴作为进针点，用龙胆紫做好标记，然后采用针刀松解术，一次选点 2～3 个，如关节突进针点、横突进针点，主要采用纵行疏通剥离法，对小关节体周围组织粘连、骶棘肌痉挛等进行松解，松解时刀口线应与治疗部位重要的神经血管平行，待手感无阻滞时即可出针。夹脊穴注射：以相应夹脊穴为进针点，达一定深度向椎间孔处进入，于一压力减低处注射配制药物（1%利多利因注射液 1.5ml，曲安缩松 40mg，维生素 B_{12} 1ml），观察 10 分钟无不良反应后针孔无菌包扎，腰围固定，回家卧硬床休息。每 3 天治疗 1 次，10 天为 1 疗程。结果：共治 85 例，治愈 60 例，好转 21 例，未愈 4 例，总有效率 95.3%。

7. 针刀结合药物治疗　陈浩明[31]用小针刀配合手法联合药物治疗腰椎间盘突出症。患者仰卧，若需要可将腹部垫起，根据影像检查显示的病变部位以及疼痛的部位选择施术点。施术前严格消毒，用 1%利多卡因局麻，按小针刀疗法四个步骤进行闭合松解术。①棘突间施术：选择棘突间正中作为入刀点，针刀瞬间刺入棘间达骨面，紧贴骨面松解韧带，出针刀，按压刀口止血处理；②横突间施术：选择后正中线旁开 2.5～3.5cm 处上下横突间作为入刀点，针刀瞬间刺入皮肤达横突骨面，然后紧贴骨面下缘松解韧带，出针刀，按压刀口止血处理；③压痛点施术：选择压痛点作为入刀点，进针刀方向应该与肌肉走向一致，注意避开重要神经和血管。患者每周进行 1 次小针刀治疗。配合手法和营养神经、脱水的药物静脉滴注，同时服用活血通络和补肾的中药。治疗本病 54 例，治愈 45 例，显效 4 例，有效 4 例，无效 1 例，总有效率 98.1%。

吴秀花等[32]用针刀结合独活寄生汤治疗腰椎间盘突出症。针刀治疗：患者取俯卧位，腹部垫 20cm 左右高枕，使椎间孔处于扩大状态，医者在棘突、棘突旁寻找敏感压痛点，用龙胆紫作标记，常规消毒、铺洞巾、戴无菌手套，用 2%利多卡因局麻后从标记处垂直进针刺入皮下组织，避开深部血管及神经缓慢进针直达椎间韧带、小关节、横突间肌肉及韧带组织等病变层次，做纵行或横行疏剥 2～4 刀即可出针。出针后即用消毒棉球压迫，创可贴覆盖刀口。同时给予独活寄生汤加味，每日一剂，每天分三次服用并配合小针刀局部松解。治疗效果：治疗组 45 例，痊愈 10 例，显效 24 例，有效 11 例，无效 3 例，总有效率为 93.3%。

高鹤梁等[33]用小针刀结合桃红四物汤治疗急性期腰椎间盘突出症。针刀治疗：患者取俯卧位，针刀第一次行同侧腰 4、5 横突及关节囊松解，针刀操作时，针体与横突背面垂直，刀口线与人体纵轴平行，当针刀到达骨面后，向下转移刀锋，当到达横突下侧边缘时，针刀沿下侧边缘伸入 1～2mm，然后将针刀沿横突边缘向内侧移动，当移动到遇骨性阻碍时说明到达横突根部神经孔。将针体向肢体下侧倾斜，将刀口转动 90°，使刀口线与神经孔内侧的骨性边缘平行，针刀沿神经孔的内侧边缘转动式前进，随旋转将针体向人体的上段倾斜，当针体与人体的上段约成 30° 时，如患者下肢坐骨神经有酸胀感，说明此时已经到达逸出的瘢痕组织与神经根之间，则沿神经根方向切开 2～3 刀出针。每周 1 次，治疗 4 次为 1 疗程。并口服桃红四物汤，每天 1 剂，水煎分 2 次口服，连续 4 周。治疗结果：优 16 例，良 3 例，可 3 例，差 0 例，优良率 86.4%。

王绍东等[34]用小针刀配合中药治疗腰椎间盘突出症。针刀治疗：①腰椎横突治疗点：选择腰椎横突尖部，对小针刀进行常规消毒，以人体纵轴线和刀口线平行刺入，当针刀刀口与骨面相接触时，运用横行剥离法，感觉骨端和肌肉之间有明显的松动感时，拔出小针刀，并使用棉球按压止血。②臀中肌治疗点：对治疗皮肤区进行常规消毒后，针刀的进针方向与髂脊方向保持垂直，针刺时，患者的腿部容易产生麻胀的酸重感，提针至皮下，对局部疼痛部位进行按压，待疼痛感消失后，即可拔出小针刀，并使用纱布或者无菌棉球按压止血。中药治疗：口服消痹颗粒，每日一剂，水煎服，早晚各 1 次，30 天为 1 个疗程，连续治疗 2 个疗程。治疗结果：本组 55 例，痊愈 25 例，显效 15 例，有效 10 例，无效 5 例，总有效率 90.91%。

胡宗华等[35]用针刀结合中药封包治疗腰椎间盘突出症。针刀治疗：①棘间点：取相应病变脊椎节段棘突间定点，松解棘间韧带。②横突点：取病变椎体横突尖处定点进针刀，达横突骨面后，沿横突下缘骨面，松解横突间韧带。③椎间管外口点：继于横突下缘点，达横突根部，沿椎间管外上缘的弧度调整针刀刀口线，使刀刃始终与骨缘平行，以充分松解固定神经根于椎间管外口处的各组织。④关节突关节点：距棘突中线旁开 1.5～2.5cm 处定点，达关节突骨面后，调转刀口线与关节突关节面平行，切开关节囊 2～3 刀。中药封包治疗：针刀术后 3d 开始应用中药封包热敷患椎段，将封包固定于主要患椎部位，辅以 TDP 灯照射以维持温度，2 次/日，治疗 4 天为一个疗程，共 3 个疗程。治疗结果：本组 47 例，治愈 24 例，显效 17 例，好转 3 例，无效 3 例，总愈显率 87.23%。

刘金钟等[36]用针刀配合腰痛灵汤治疗腰椎间盘突出症。针刀治疗：结合症状、体征、腰椎 X 线和 CT 检查结果，在患者椎棘间、横突、关节突及臀部寻找明显压痛点，一次选点 5～7 个，严格无菌操作。用针刀行椎间管内、外口松解术，腰神经后支松解术，棘间治疗和外周痛点治疗。中药疗法：对于接受外科治疗后，仍遗留经久不愈性麻木、疼痛的患者，予腰痛灵汤，每日 1 剂，分三次温服。术后第二天开始行腰背肌功能锻炼。治疗结果：本组 90 例，痊愈 81 例，显效 8 例，有效 1 例，无效 0 例，总有效率 100%。

彭树刚等[37]用针刀配合马钱子治疗腰椎间盘突出症。针刀治疗：取俯卧位，腹部垫薄垫。定点针刀治疗部位：L_3、L_4、L_5 棘上韧带、棘间韧带、横突；$L_4～L_5$、$L_5～S_1$ 间的黄韧带；髂腰韧带起止点；竖脊肌起点；胸腰筋膜；L_3、L_4、L_5、S_1 关节突关节；胸腰结合部等。按四部进针法进针刀。当感觉针刀下有松动感时即证明针刀治疗有效，待各点针刀治疗完成后，逐个部位抽出针刀。局部压迫止血 3 分钟后，创可贴覆盖。每次手术一般松解 10 个点。治疗一般 5～7 天/次。针刀整体松解术后，依次做以下 3 种手法：腰部拔伸牵引法，腰部斜扳法，直腿抬高加压法。马钱子治疗：针刀术后第二晚，每位病人均在睡前温开水送服中药制马钱子粉。治疗结果：治愈 21 例，显效 4 例，有效 4

例，无效 1 例，总有效率 96.67%。

李中华[38]用针刀结合坐骨神经止痛汤治疗腰椎间盘突出症。针刀治疗：取俯卧位，以椎间关节、腰部、下肢压痛最严重处为进针点，龙胆紫溶液标记。常规消毒铺巾，0.75% 利多卡因局麻，采取四步操作法于标记处通过事前准备好的针刀进针至皮下，对横突间肌、棘突间肌剥离，接着横向切 2 刀，待针刀下有松动感后将针刀拔出，且对各进针点对症处理，治疗后利用止血贴覆盖，每周 1 次，1 次选择 3～6 个进针点，治疗 2 次。中药治疗：自拟坐骨神经止痛汤加减，每天 1 剂，每天 2 次，1 疗程 1 周，服用 2 疗程。治疗结果：临床治愈 24 例，显效 11 例，好转 3 例，无效 2 例，总有效率 95%。

8. 针刀结合针刺治疗　杨仕彬等[39]采用针刀结合电针治疗腰椎间盘突出症 58 例。①针刀治疗。患者俯卧位，裸露腰部，在病变节段棘突间和棘突旁找敏感压痛点 4～6 个，甲紫溶液标记。所选部位常规消毒后铺无菌巾，用 5ml 一次性无菌注射器抽取 2% 盐酸利多卡因注射液 2ml、曲安奈德注射液 2ml，混匀，于所选痛点垂直注射 0.5ml。术者戴无菌手套，用一次性针刀顺注药方向刺入，达到棘间韧带或横突骨面后，先纵向点刺数刀，再横向点刺数刀，呈"十"字刀口将阻力韧带、筋膜及肌纤维顺势切断，以手感无韧性阻力为宜。1 周 1 次，3 次为 1 个疗程，共治疗 1 个疗程。②电针治疗。穴位常规消毒，采用夹持进针法垂直进针，华佗夹脊、气海俞、大肠俞、小肠俞、关元俞、环跳选用 0.3mm×75mm 一次性无菌毫针，迅速刺入皮肤，然后缓慢进针，小幅提插捻转，以患者感觉酸麻胀，并向同侧下肢传导为度；殷门、阴陵泉、风市、足三里、太冲选用 0.3mm×50mm 一次性无菌毫针，迅速刺入皮肤，然后缓慢进针，小幅提插捻转，以患者感觉酸胀麻为度。针刺得气后，接 G6805 电针治疗仪，连续波，频率 10Hz，调节电流至下肢肌肉出现节律性颤动、患者耐受为度，持续 30 分钟。每日 1 次，15 次为 1 个疗程，共治疗 2 个疗程。共治 58 例，，优 39 例，良 17 例，差 2 例，优良率 96.55%。

孙彦奇等[40]采用针刀配合圆针治疗腰椎间盘突出症 60 例。嘱患者俯卧位，充分暴露腰臀部皮肤，施术者戴好口罩、帽子。用 5% 碘伏棉签局部常规消毒，局部用 1% 利多卡因 5ml 浸润麻醉，术者戴无菌手套，左手拇、示指分开固定于相应的夹脊穴，然后针刀垂直于局部皮肤，刀口线与脊柱平行，当抵达腰背部筋膜时纵行切割 3～5 次后摇大针孔出针刀。圆针顺针孔钝性推过已切开的筋膜，继续推进至上下关节突周围，做钝性推进剥离和按压弹拨治疗，当患者有酸麻重胀感时出针。环跳穴处仍按上述方法操作，关键是当圆针顺针孔钝性推进至坐骨神经时，患者出现触电样剧烈麻胀感并向足趾方向发射时，对坐骨神经进行 1～3 次按压、弹拨治疗，使坐骨神经瞬时发生弹性形变，患者会出现剧烈触电样麻胀感向足趾方向放射。同时产生一种牵拉坐骨神经的力，使坐骨神经牵动经根，使其钝性松解。出针后用无菌敷料包扎针孔。术后嘱咐患者卧硬板床休息 1～3 周，治疗 1 次后统计疗效。结果：60 例患者中，痊愈 40 例，有效 12 例，好转 6 例，无效 2 例，总有效率为 96.7%。

阮班魁[41]采用针刀配合针灸治疗腰椎间盘突出症。患者俯卧位，进针部位常规消毒，用 1% 利多卡因行局部麻醉，在治疗皮肤部位垂直快速进刀入皮下。于棘突下点位置，沿垂直、斜向下及上 45°刺入，刺入距离为 10～20mm，纵向切割疏通 3～4 次。于棘突下旁开点位置，在皮下浅筋膜位置，沿纵向切割疏通 4～6 次，后垂直向下刺入 2～4cm，于深部组织纵向切割疏通 2～3 次。于坐骨神经压痛位置，垂直刺入 2.0～5.5cm，纵向切割疏通 3～4 次。疏通操作后拔出针刀，于针刀出口处贴创可贴，每周治疗 1 次。针灸 4 个疗程及针刀治疗 4 次，观察治疗效果。结果：57 例患者中，治愈 19 例，显效 24 例，有效 10 例，无效 4 例，总有效率 93%。

张汉卿[42]采用针刀配合平衡针灸治疗腰椎间盘突出症。针刀疗法：结合临床症状、体征、CT 检查结果，用紫药水在 L_3～L_4、L_4～L_5、L_5～S_1 的棘突间或棘突间旁开 2.5cm，各棘突旁开 1.5cm，腰 3 横突的两侧及患侧臀上神经出口、梨状肌上口处等病变反应点处定点标记，严格无菌操作。按四步进刀法，逐步松解棘上、棘间韧带、左右关节突关节、左右横突敏感点、神经外口、臀上神经卡压处、梨状肌上口坐骨神经卡压处，出针后，采用曲安奈得注射液 40mg，维生素 B_{12} 0.5mg，2%利多卡因 5ml，生理盐水 5ml 混合，于主要病变治疗点穴位注射。最后在手术台上给患者做强制弯腰手法，侧卧位斜扳手法，强制直腿抬高手法。针刀微创手术疗法每周一次。平衡针灸疗法：针刀术后，针刺取腰痛穴、臀痛穴、膝痛穴、踝痛穴，以臀痛穴为主穴。行快速提插手法，针感以局部酸麻胀并向肘关节放射为佳。结果：共治 60 例，治愈 40 例，显效 12 例，好转 3 例，无效 5 例，总有效率 91.67%。

李广琦等[43]针刀配合针灸治疗腰椎间盘突出症。针刀治疗：患者取俯卧位，腹部脐下垫一高约 20cm 薄枕。皮肤常规消毒，进针点皮肤以 1%利多卡因作局部麻醉后，按针刀四步操作规程进针刀。侧方型在患侧施术，中央型两侧施术。①松解棘间韧带：针刀在病变节段棘突间正中穿过皮肤、棘上韧带直达棘间韧带，探及上一位棘突下缘骨面，紧贴骨面将棘间韧带松解 3～4 刀。②松解侧隐窝：针刀在病变节段棘突间正中线旁开 0.5～1cm 处，穿过皮肤、皮下、竖脊肌直达椎板，紧贴椎板内侧骨面向深处铲切 3～4 刀。③松解横突间韧带：在病变节段上一位棘突尖正中线旁开 2.5～3.5cm 处，将针刀刺达横突骨面，在横突骨面下缘切开剥离横突间韧带。④针刀术后，针孔指压 1～3 分钟至针口无出血时以创可贴覆盖。每周 1 次，3～4 次为 1 个疗程。针灸治疗：患者平卧或侧卧体位，针刺主穴：腰阳关、委中、秩边、环跳、风市、承扶、殷门、承山、阿是穴等。并根据证型采用不同补泻手法，1 天 1 次，7 次为 1 个疗程，3～4 个疗程后观察疗效。结果：共治 36 例，优 12 例，良 15 例，中 6 例，差 3 例。

9. 小针刀结合火针治疗 孙绍卫等[44]采用小针刀联合火针治疗腰椎间盘突出症。针刀治疗：患者俯卧于治疗床上，腹下垫软枕，显露腰臀腿部，术者坐于患者患侧。常规消毒铺巾，术者戴无菌手套。根据患者痛点的范围及耐受程度，按先上后下的顺序，每次选择进针点 5～10 个，并做好标记。选择 3 号或 4 号一次性针刀，具体步骤如下：①针身与皮面垂直，刀口线与肌纤维走向一致，针刀快速直进；②突破浅筋膜，提退针身，试探刀下阻力感，顿刺，突破紧张的筋膜；③术毕，用棉签压迫出针处片刻，并用无菌纱布覆盖，谨防血肿与感染；④嘱患者卧床休息 30 分钟，观察有无不适。休息 30 分钟后再联合火针疗法。选穴为椎间盘突出部位及其相邻 1 个节段的夹脊穴和阿是穴。每次选取 3～6 个穴位。选择中粗火针（0.8mm×31mm），将其加热至通红发白后，快速施针于穴位上（深度为 3～5mm），直进直出，速出针后，用棉签按压针孔片刻。各穴位交替治疗，1 周 2 次（两次间断 3 天），第 2 次不行小针刀治疗。2 周为 1 个疗程，治疗 2 个疗程。结果：共治 40 例，治愈 14 例，显效 18 例，有效 7 例，无效 1 例，总有效 39 例。

10. 针刀结合灸法治疗 郭松[45]采用小针刀配合灸法治疗腰椎间盘突出症。针刀治疗：严格按照朱汉章针刀疗法中四步规程进针法进针刀，刺入皮下组织后，直达椎间韧带、椎板骨面、小关节及横突肌肉韧带组织，纵行或横行剥离 2～3 刀，针下有松动感即可出针，刀口覆盖创可贴即可。L_3～L_4、L_4～L_5椎间孔外口松解点，刀口线与脊柱纵轴平行刺入，直达横突根部上缘，然后掉转刀口，刀刃向前向下方深入 0.2～0.5mm，轻轻切割松解椎间孔的纤维隔 2～3 刀，针下有松动感出针，创可贴覆盖。注意急性期患者手法一定要轻，以免加重局部水肿，引起症状加重。急性期患者术后卧床休息 1 周，一般患者术后第二天即可下床行走。1 周后视病情行 2 次治疗，一般 3 次为 1 个疗程。灸法：利用灸架施行艾条温和灸关元穴，大约距皮肤 2cm，可根据患者耐受程度适当调整距离，每次 1 小时。每天 1 次，治疗 3 周为 1 个疗程。结果：共治 36 例，治愈 16 例，显效 11 例，有效 6 例，无效 3 例，总有效 33 例。

11. 针刀结合手法治疗 裴久国[46]采用针刀整体松解术配合手法治疗腰椎间盘突出症。针刀整体松解术：施术部位：L_3～L_5棘上韧带，棘间韧带，L_3～S_1关节突关节囊，L_3～L_5横突尖部，竖脊肌起点，髂嵴中后部，髂腰韧带，腰段胸腰筋膜，L_4～L_5、L_5～S_1椎管内口。均取双侧部位，每次选 12 个治疗点进行治疗。在上述部位行针刀操作术治疗。术后，嘱患者绝对卧床休息 1 周。手法：针刀术后，按先后顺序施以腰部对抗牵引法、腰部斜扳法、直腿抬高加压法及屈髋屈膝弹压法，以进一步松解其粘连、瘢痕和挛缩的组织。上述方法，每周 1 次，治疗 3 次后评定疗效。结论：针刀整体松解术配合手法治疗腰椎间盘突出症疗效显著，且明显优于对照组。

涂智勇[47]采用小针刀联合推拿治疗腰椎间盘突出症。针刀治疗：取俯卧位，若患者腰部疼痛取其华佗夹脊穴、腰眼和棘间阿是穴；若臀部疼痛，取其臀部阿是穴和环跳；若下肢疼痛，取其承扶、殷门、承山穴下 2cm 处及阿是穴。依据患者具体状况，选取 1～6 个穴位对其进行治疗，每 7～10 天对患者进行 1 次治疗。推拿治疗：患者取俯卧位，操作者用肘点推环跳穴，用双掌推拿腰背部肌肉，用双拳按压脊柱两侧肌肉，用拇指推拨侧臀部肌肉，并指引患者双手紧握床头，操作者站在患者足端，并通过双手对双踝实施用力牵引，并轻轻对其腰部实施上下抖；操作者站在患侧，用一只手的拇指对其椎间盘突出部位实施紧紧按压，用另一只手握住患者健侧踝部并向上抬举，使其腰部得到充分伸展，依据上述方法反复推拿。每 2 天对患者进行一次推拿，4 周为 1 个疗程。结果：共治 31 例，治愈 13 例，显效 9 例，有效 7 例，无效 2 例，总有效 29 例，复发 2 例。

12. 针刀神经触激术治疗 任旭飞等[48]采用针刀神经触激术治疗腰椎间盘突出症。于腰大肌肌间沟、腰椎椎间孔、腰椎旁、坐骨神经、股神经、腓总神经、胫神经处行神经触激术。患者每周治疗 1 次，3 次为 1 个疗程，1 个疗程后结束治疗。共治 40 例，治愈 18 例，显效 8 例，有效 8 例，无效 6 例。

韦晔等[49]采用针刀触激术结合针灸治疗腰椎间盘突出症。治疗方法：患者取俯卧位，给予普通针刺肾俞、命门、阳陵泉、环跳、委中、腰阳关，每次取 4～5 个穴位，配合电针，然后于腓骨小头下 1cm 及其与外踝连线的中点各标记一点，严格消毒后，取 4 号 0.6 型针刀，刀口与人体纵轴平行，快速垂直刺入皮下，边剥离组织，边缓慢进针，当患者针感明显时，轻轻摆动针尾，用针体刺激腓深神经、腓浅神经 2～3 次，以患者下肢有轻微触电感为度，出针，无菌纱布按压，消毒后用创可贴外敷。每周 1 次，2 周为 1 疗程。共治 31 例，优 25 例，良 3 例，中 3 例，差 0 例，总有效率 90.32%。

13. 针刀结合神经阻滞治疗　肖新华等[50]采用 CT 引导下针刀神经根松解联合神经根阻滞治疗腰椎间盘突出症。患者取俯卧位，腹部垫枕，利于穿刺。在体表大体定位后，以预估的穿刺点为中心，放置金属定位标志于腰背部体表。对穿刺部位进行螺旋 CT 扫描，观察扫描图像，椎间孔内口针刀穿刺取患侧小关节突内缘至椎间孔的最佳入路途径，椎间孔外口针刀穿刺取患侧小关节突外缘至椎间孔的最佳入路途径，记录穿刺点与扫描床的位置，测量穿刺深度和角度。将 CT 扫描床送至所记录的位置并打开激光灯，使激光束投射于患者的腰部，利用激光束与体表放置的金属定位标志，通过直尺可以测量穿刺最佳路径的皮肤进针点，用标记笔标示，通过量角器确定穿刺针刀的进针角度，随后取走金属定位标志、直尺与量角器。以穿刺点为中心常规消毒铺无菌巾，然后取针刀于局麻下按预定角度及深度缓慢进针，达预测深度后，再次行 CT 扫描确定针刀到达椎间孔的内外口，如针刀位置不正确，则调整针刀至正确位置再行针刀治疗。使针刀紧贴关节突骨面分别提插切割数刀，将神经根与椎间孔的软组织粘连剥离，有松动感时，调整针刀至靶神经根鞘膜上，点触刺激约 10 秒取出针刀，随后置入 20G 腰穿针，再行 CT 扫描，确定针尖位置邻近神经根后停止进针，回抽无脑脊液及血液后，缓慢向神经根周围注入含 2%利多卡因 2ml、曲安奈德 40mg、维生素 B_{12} 0.5mg、生理盐水 4ml 混合液，共约 6ml。拔针后用无菌纱布按压针刀口数分钟，止血，贴创口贴。术后患者静卧 4～6 小时，口服抗生素 3 天以预防感染，可同时配合牵引治疗，嘱患者尽早行腰背肌锻炼。共治 86 例，治愈率 100%。

程建明等[51]采用小针刀椎间孔松解术结合侧隐窝阻滞术治疗腰椎间盘突出症。侧隐窝阻滞术：患者在 C 型臂 X 光机下进行腰椎侧隐窝阻滞术，采用合适体位，常规消毒后铺设无菌巾，采用小关节内侧缘入路法，用 2%利多卡因 5ml 局部浸润麻醉，用 7 号 8cm 穿刺针向下经皮肤后稍向外倾斜约 8°，进针 3～5cm，经小关节内侧缘缓慢进针，当针头穿过黄韧带阻力突然消失后停止进针，回抽无血及脑脊液后使用 10ml 注射器将曲安奈德 1ml、2%利多卡因 3ml、生理盐水 5ml 缓慢注入，注射过程中患者有腰及下肢酸胀感。以上治疗每周 1 次，连续 3～4 次。针刀疗法：患者俯卧位，选取患者患侧椎间隙及椎旁最明显的压痛点，常规消毒铺巾，2%利多卡因局部浸润麻醉，针刀刀口线与腰背肌纤维走向平行，针刀体垂直于皮肤，根据体型进针深度约 3～5cm，达椎间孔后行纵行疏通剥离，施术后待针刀下有松动感，取出针刀。术毕以创可贴覆盖针眼，压迫止血 5 分钟，每周 1 次，1 周为 1 个疗程，共治疗 3 个疗程。共治 50 例，痊愈 26 例，有效 21 例，无效 3 例，总有效率 94.0%。

14. 针刀结合 CT 介入靶位胶原酶治疗　何云清等[52]CT 介入靶位胶原酶注射配合小针刀治疗腰椎间盘突出症。CT 介入胶原酶溶盘注射治疗：术前行血常规、凝血三项及心电图常规检查，在腰椎 CT 片确认椎间盘突出位置后用靶针穿刺并注射 0.5～1ml 空气，再每点注入利多卡因 60mg，观察 1～20 分钟。缓慢注入胶原酶 600～1200U，注射时间 20～30 秒，拔出靶针，针孔敷创口贴，嘱病入俯卧 6～8 小时后改平卧，术后严格观察生命体征并应用抗生素 3 日。针刀治疗：胶原酶溶盘术后 1 周行小针刀治疗，让患者俯卧治疗床上，选患椎棘突间、横突、关节突处及沿坐骨神经通路寻找疼痛点作为治疗点，一般选 3～6 个点，做好标记。常规消毒，戴无菌手套，利多卡因局麻。松解棘突间时，刀口线与脊柱纵轴平行刺入，深达棘间韧带；关节突施术时，进针点在棘突最高点旁开 1.5cm 处，以松解关节囊为主，然后上提松解骶棘肌；横突施术时，进针点在脊柱中线旁开 4.5～5.5cm 处，在横突尖部作弧形铲剥；另外在梨状肌，臀中肌，臀上皮神经点，坐骨结节等处寻找阳性点，行常规针刀松解，术后敷创口贴，每周 1 次。一般 3～5 次为 1 个疗程，一般治疗 1～2 个疗程。共治 264 例，183 例治愈，72 例好转，5 例有效，4 例无效，有效率 98.48%。

15. 针刀结合封闭治疗　沈健等[53]用针刀疗法结合神经根封闭治疗腰椎间盘突出症。针刀治疗：患者取俯卧位，腹部垫簿枕。平行于患椎棘突中点，旁开后正中线二横指做进针点，局部标记。常规消毒后用 3 号针刀与人体矢状面呈 45° 刺入，刀口线与脊柱纵轴一致，直达横突跟部上缘。刀刃稍向前下方深入，在椎间孔外口 6 点至 9 点钟位置沿骨缘轻割 2～4 刀。如果椎间盘突出较多，针刀可继续深入切剥 3～4 刀。神经根封闭治疗：针刀结束后，在棘突下缘旁开 1～1.5cm。用 12 号长针垂直刺入皮肤，直到接触小关节囊，用针尖刺入触及小关节后，拔出少许，逐渐向小关节内侧，紧贴小关节内壁穿过黄韧带，可感到有一突破感。通过硬脊膜外脊椎管的侧面，到达神经根的周围，回抽无血液及脑脊液时即可进行封闭。封闭用药常为确炎舒松 10mg，2%利多卡因 2ml，地塞米松 5mg，维生素 B_{12} 0.5ml。患者每周行 1 次针刀治疗+神经根封闭治疗，1 个月为 1 疗程，治疗期间卧床休息为主。200 例病例中疗效优 128 例，良 56 例，可 10 例，差 6 例，总有效率 92%。随访 3 年，结果显示：184 例治疗效果优良的患者中 10 例出现症状反复，复发率 5.43%。

陈建颖[54]采用小针刀结合骶管封闭治疗腰椎间盘突出症。小针刀治疗：患者取俯卧位，在腰椎间盘突出节段的棘突间、椎旁及骶、髂、双下肢找出压痛点为进针刀点，一般选择 4～6 个进针刀点，常规消毒后铺设无菌巾，利多卡因局部麻醉，行小针刀治疗。术后无菌敷贴敷于刀口。骶管封闭治疗：患者俯卧位，下腹部稍垫高，在骶裂孔处做好标记为穿刺点，常规消毒。抽取 2%利多卡因 10ml，曲安奈德 40mg，甲钴胺注射液 500μg，丹参注射液 10ml，5%碳酸氢钠溶液 10ml。骶管穿刺，回抽无血液或脑脊液，注药无明显阻力时即可进入骶孔，将药物缓慢推入，观察 3～5 分钟，患者无不良反应可将其余药液全部注入。然后让患者平卧休息，观察 2～3 小时。治疗期间绝对卧床 3～4 周，骶管封闭结合小针刀，1 次/周，3 次为 1 个疗程。共治 94 例，痊愈 51 例，显效 26 例，有效 13 例，无效 2 例。

16. 特种针刀治疗　申成功等[55]用超微针刀治疗腰椎间盘突出症。超微针刀治疗：患者取俯卧位，腹部垫枕。取突出椎间盘及上下位棘间隙患侧旁开 0.5cm、1.5cm、3～4cm 痛性结节点。取 0.4mm×40mm 微针刀刺入 4～5cm 作深筋膜松解。取患侧髂骨翼上下痛性结节点，取 0.4mm×25mm 针刀刺入 1～2mm，取浅筋膜松解。坐骨神经行经路线，深浅筋膜痛性结节点，取 0.4mm×25mm 微针刀行浅筋膜松解。上述操作时，分别对准各点，垂直于皮肤快速进针，切断结节筋膜，切割深度约 0.5cm；当感觉结节消散后出针。每点约切割 3 刀。每周治疗 3 次，连续治疗 3 周。治疗效果：本组 30 例，临床治愈 12 例，显效 10 例，有效 7 例，无效 1 例，总有效率 96.67%。

吴飞[56]超微针刀治疗腰椎间盘突出症。超微针刀治疗：先运用壮医经筋摸结法定点，患者取俯卧位或仰卧位，在上述摸结法确定的"筋结"点中根据病情选取压痛、放射痛最明显的 6～30 个点。用手术记号笔标记。常规消毒,戴无菌手套,左手拇指按压固定所选筋结,右手持超微针刀调整好刀口线,刀口线与指下的筋结垂直,沿左手拇指指甲边缘进刀,向下切割。左手拇指如感到指下筋结已松解则出刀,如筋结过大,可呈扇形向筋结切割 2～3 刀,如果仍没有平复,可出刀在其旁边换一个方向再次如上法进行松解,直至左手拇指感到指下筋结平缓或消失才出刀。进刀深度不超过 1cm,一般为 0.3～0.5cm。术后常规做腰椎侧扳法,屈膝屈髋运腰法,以便更好地松开筋结。4 天治疗 1 次,5 次为 1 疗程。治疗结果:本组 30 例,临床痊愈 14 例,显效 9 例,有效 5 例,无效 2 例,总有效率 93.3%。

马红炜等[57]用激光针刀治疗腰椎间盘突出症。激光针刀治疗:患者俯卧位,裸露腰部,在病变节段棘突间和棘突旁找敏感压痛点 3～6 个,紫药水作标记,常规消毒后铺无菌巾,1%利多卡因每点垂直注射 2ml,术者戴无菌手套,运用一次性小针刀顺注药方向刺入,达到棘间韧带或横突骨面后,先纵向点刺数刀,再横向点刺数刀,呈"十"字刀口将阻力韧带、筋膜、肌纤维顺势切断,以手感无韧性阻力为宜。松解局部黏连后,通过光针载体将 He-Ne 激光顺针刀刺入方向直接导入病变部位。每个痛点照射 3～5 分钟,总时间不超过 30 分钟,激光输出功率调至 15mW 疗效最佳。1 个疗程 3 次,10 天 1 次,1 次 30 分钟,一般 3～6 次。治疗效果:151 例经 1～2 个疗程治疗,并经 2 个月以上跟踪随访,治愈 62 例,显效 78 例,有效 8 例,痊愈率 81.2%,总有效率达 98.9%,无效 3 例,复发 0 例。

17. 针刀综合疗法 邱昌民[58]用针灸推拿结合小针刀治疗腰椎间盘突出症。针灸:根据腰椎间盘突出的相应节段选取双侧华佗夹脊、大肠俞、关元俞、上髎、次髎、患肢环跳、秩边、殷门、承山、昆仑及阿是穴针刺。得气后,选取 1～2 组腰臀部穴位,接电针仪,连续波,频率为 10Hz,调节病人可以耐受为度,时间 30 分钟。推拿:针灸治疗结束后,腰腿部㨰、点、揉、捏、拿、弹拨等手法疏理放松 10 分钟后,行腰椎斜扳法。小针刀:针灸推拿 5 天后行针刀,于相应 L_4～L_5、L_5～S_1 棘间点、横突间点、双横突根部上下缘、腰臀部软组织压痛点,能触及的条索状痛点,选取 2～3 点。局麻后按四步进针法进针刀,针刀刺到棘突上缘,纵切横剥 2～3 刀。在横突间肌、横突间韧带进针,术前无菌操作后垂直进针约 15mm 纵切横剥数刀。神经根出口处进针时在病变椎间隙水平旁开 20～30mm 处,刺至上位椎体横突根部,针刀达骨面后,贴横突下缘,由外向内切开横突间韧带和横突间肌,针下有松动感出针。L_5～S_1 作针刀松解时,于第五腰椎棘突中上 1/3 处旁开 5～10mm 定点进针,沿椎间孔外侧骨面行切开剥离,将椎间孔周围的粘连剥开,针下有松动感时出针。术毕,紧压 3 分钟,创口贴覆盖。一般间隔 7 天治疗 1 次。共治疗 42 例,复发 5 例,复发率 11.90%与针灸推拿复发率 34.37%比,复发率低。

张玉梅等[59]用针刀为主的综合疗法治疗腰椎间盘突出症。针刀治疗:患者取俯卧位,腹部垫薄枕。于突出的椎间盘上下各一椎体的棘突,棘突间韧带,上下关节突,横突各定一点,病程较长者于患侧髂后上棘沿髂棘向上 3cm,再垂直向外下方 2cm 处选一点,骶髂关节附近找 2～3 处压痛点作为进针点,治疗要点是腰 3、腰 4 的横突尖,用提插切割法 2～3 刀,髂后上棘处,针刀要到髂骨骨面并贴髂骨骨板进针 2cm,提插 2～3 刀。棘突间韧带以针刀到达病位为止。针刀治疗每隔 7～15 天一次,同一部位治疗只能 1～2

次，术后可行滑推脊椎法、斜板法、屈膝屈髋等手法治疗。中药治疗：内服药用自拟通痹活血汤一日一剂分上下午各服一次，连续服用 1～2 周。疗效结果：本组 102 例疗程最短者 7 天，最长者 1 个月。临床痊愈 66 例，基本痊愈 22 例，有效 12 例，无效 2 例，有效率 98.04%。

黄永国[60]用以针刀为主的综合疗法治疗腰椎间盘突出症。针刀治疗：患者取俯卧位，腹部垫薄枕。依据 CT 或 MRI 片提示结合临床体征，在病变部位定点。视情况可在棘突间定 1～3 个点。横突间定 2～6 点，选 4 号针刀，按针刀疗法的四步进刀法进刀，切开韧带和横突间肌。对腰、臀部软组织损伤同时进行针刀治疗。严重病例治疗后卧床休息 1 周。一次未愈者，隔 7～9 天再予治疗，一般 1～5 次。曼迪森半导体激光照射治疗：以针刀治疗点为照射部位，激光探头垂直于病灶组织平面，每点照射 5～8 分钟，功率达到 350～450mW，以病人刚开始有微弱刺痛或热感的剂量为最佳。每日 1 次，连续七次为 1 疗程，一般 1～3 个疗程。手法治疗：行骨盆牵引、连续提腿的手法治疗。治疗结果：788 例，经 1～5 次治疗后，痊愈 706 例，显效 51 例，有效 22 例，无效 9 例，总有效率达 98.9%。

尹军勤[61]用针刀结合牵引、针刺治疗腰椎间盘突出症。针刀治疗：患者取俯卧位，以病变椎间盘上下腰椎棘间隙及棘间隙左右旁开 2cm 压痛明显处以及病变椎间盘下腰椎棘突水平线旁 4.5cm 处结合腰椎及臀部压痛明显处作为进针点。在棘间隙松解棘间韧带，在棘间隙左右旁开 2cm 处，松解横突棘肌及骨纤维管，在病变椎间盘下腰椎棘突下水平线旁 4.5cm 处进入椎间孔外口点，松解神经根卡压状态。松解时待手感无阻滞时出针，出针后加拔火罐 5 分钟放出瘀血，局部消毒，用创可贴固定即可。术后卧床休息 24 小时后行骨盆牵引 2 次/天。针刺治疗：在针刀治疗前，腰部取患椎相应双侧夹脊、肾俞、命门、阿是穴、关元俞；臀部取次髎、环跳、秩边，下肢依据患者腰椎间盘突出不同部位腰神经受累情况取穴，根据不同部位穴位毫针针刺，得气后以平补平泻手法，留针 30 分钟，10 次为 1 疗程，每日 1 次，休息 4 天，再行小针刀手术治疗。治疗结果：本组 36 例，治愈 21 例，好转 13 例，无效 2 例，总有效率 94.4%。

蒋志刚[62]用针刀综合疗法治疗腰椎间盘突出症。治疗方法：选用腰椎间盘突出相应节段的华佗夹脊穴，明显压痛点，其中以椎旁 1.3cm 处的明显压痛点为主，以及梨状肌体表投影压痛点，一般 3～5 处为最佳。具体操作如下：在压痛点明显处作一标记，局部碘伏常规消毒后，铺上洞巾，先注射丹参酮与 2%利多卡因混合液，每穴 2～3ml，注射完毕后，立行针刀术，行纵行切割，横行剥离等手法，以患者出现肢体的窜、麻、抽感觉为最好。4～5 日重复一次，一般 5 次为 1 个疗程。牵引治疗：以机械为主的骨盆牵引。治疗结果：本组治疗 60 例，治愈 28 例，好转 30 例，无效 2 例，总有效率 97%。

向映霞[63]用针刀为主的综合疗法治疗腰椎间盘突出症。治疗方法：根据腰椎间盘突出节段选择施术部位，取俯卧位，腹下垫枕。应用体表金属标记物行 C 型臂 X 光机下定位，病变棘突间隙中线向突出患侧旁开 0.8～1cm 作为进针点。用 2 号水针刀，缓慢进针达椎板骨面，调转刀口线沿椎板上缘及小关节内侧缘切割黄韧带 5 刀，深度不超过 5mm，随后针刀达小关节内侧缘，切开关节囊 5 刀，调整针刀，紧贴小关节内侧缘进入椎管内近侧隐窝处，缓慢探及被突出椎间盘压迫神经根的病变部位，出现复制症状时停止运针，1～3min 后，复制症状缓解或消失，接上注射器，回抽无回血及脑脊液后，术者双手掌根重叠贴压 L_3、L_4 棘突，嘱助手双手置患者骨盆、大腿前方，行腰部缓慢背伸及左右侧屈 30° 运动 6～8 次后，再次回抽无回血及脑脊液，注入 38μg/ml O_3 20ml，拔出针刀，局部按压 5 分钟，无菌纱布覆盖。患者换仰卧位，行患侧直腿快速抬高运动 5 次。治疗结果：本组治疗 80 例，治愈 65 例，显效 6 例，有效 6 例，无效 3 例，治愈率为 81.25%。

任世强[64]用针刀为主的综合疗法治疗腰椎间盘突出症。针刀治疗：常规消毒、铺无菌巾。1%利多卡因局麻下行侧隐窝入路点；小关节囊外侧点；椎间外孔神经根触激点；阳性结节点；L_3～L_5 棘上和棘间韧带，黄韧带，腰韧带骶棘肌起点松解。所有的治疗点须按病人的病情灵活选点。经皮穿刺切吸治疗方法：在屏幕透视的引导下，将切吸设备经皮穿刺到突出间盘的椎间隙内，将椎间盘部分髓核吸出，减轻椎间压力。术后用 3～6 天抗生素、甘露醇+地塞米松、七叶皂苷钠，术后绝对卧床休息 7 天，术后 3 天即行腰背肌和腹直肌功能锻炼 2～3 个月。带腰围 3～6 周，2 个月内避免腰部剧烈活动，不能弯腰拾物。治疗结果：60 例患者均得到随访，优良率 88.6%，有效率 98.8%。

陈明涛等[65]用针刀为主的综合疗法治疗腰椎间盘突出症。针刀治疗：采用朱氏 I 型 2～3 号针刀对引起腰、臀、股疼痛和功能障碍的肌肉、肌腱进行分离铲剥。采用庞氏的取点方法，如棘间点，横突点，椎间孔外口点，关节突关节点，梨状肌下孔点，腰 3、4 横突点，脊神经后支卡压点。以上所取各点，除椎间孔外口点外，均应以压痛明显部位的阳性反应点为目标，进行纵疏横剥的针刀松解治疗。配合应用腰椎定点旋扳手法，若病情较重者在治疗后静脉滴注 20%甘露醇和复方丹参注射液，血象偏高者加滴抗生素治疗。术毕一周后即在床上进行腰背肌锻炼，起床后需腰围固定保护。治疗结果：治疗 504 例，治愈 344 例，好转 28 例，无效 12 例，总有效率 96.9%。

李学敏[66]用水针刀行三氧消融及松解注药治疗腰椎间盘突出症。治疗方法：患者取俯卧位，腹下垫枕，按 X 线片金属定位法或"十"字连线指节定位法，并结合 CT 或 MRI 影像资料行水针刀安全入路法。①侧隐窝入路：核实并定准突出间隙，水针刀在小关节内缘进针，刺入侧隐窝回抽检测证实后，刀静患动 6～9 次，注入消炎镇痛液 5～8ml，注入中浓度 O_3 10ml。②关节囊入路：水针刀快速纵行进针，由浅入深，逐层切开，松解后注消炎镇痛液 2～3ml，注入中浓度 O_3 5ml。③椎间孔外口入路：按水针刀"八"字安全定位入路法，从下位横突上缘由浅入深，逐层切开达椎间孔外口，回抽检测，旋转分离数刀，松解后回抽注入消炎镇痛液 5～10ml，注入中浓度 O_3 10～20ml。治疗结果：60 例患者在术后 1～2 天即有明显疗效，4 例 5 天后出现疗效。半年到 1 年随访，结果是 60 例患者，治愈 26 例，好转 32 例，无效 2 例，有效率 96.7%。

参考文献

[1] 何西泉，彭勋超. 针刀治疗腰椎间盘突出症观察及护理[J]. 实用中医药杂志，2012，28（5）：392-393.

[2] 于秀鹏. 小针刀治疗腰椎间盘突出症 156 例 [J]. 中国民间疗法，2011，19（11）：23-24.

[3] 王全贵，林惜玉，燕新秀，等.针刀与手术治疗腰椎间盘突出症疗效对照观察[J]. 中国针灸，2011，31（8）：743-744.

［4］全科.小针刀治疗腰椎间盘突出症临床观察［J］.长春中医药大学学报，2012，28（3）：499-500.

［5］路飞，叶新苗.针刀治疗腰椎间盘突出症96例［J］.长春中医药大学学报，2015，31（2）：383-384.

［6］张立勇，邵湘宁，叶勇，等.超微针刀网点状松解法治疗腰椎间盘突出症疗效观察［J］.上海针灸杂志，2015，34（1）：51-52.

［7］蔡少康，吴绪平，张天民.“回”字型针刀整体松解术治疗腰椎间盘突出症的临床观察［C］.北京：2011中国针灸学会年会论文集，2011：21-24.

［8］王小珲.小针刀疗法治疗腰椎间盘突出症的临床观察［D］.济南：山东中医药大学，2012：4-7.

［9］刀云勇.小针刀治疗腰椎间盘突出症24例临床观察［J］.中国社区医师，2012，14（327）：197.

［10］毛长兴，李厂琦.小针刀治疗腰椎间盘突出症36例临床观察［C］.兰州：甘肃省中医药学会2013年学术年会论文集，2013：244-246.

［11］韩冰，冉春风，何扬子，等.小针刀治疗腰椎间盘突出症124例临床观察研究［C］.贵阳：全国第16届针灸临床学术研讨会、全国第11届耳穴诊治学术研讨会、当代临床治验论坛暨中西部十省区学术研讨会论文集，2008：273-276.

［12］瞿芳.小针刀治疗腰椎间盘突出症136例临床观察［J］.郧阳中医论坛，2012，（4）：14-16.

［13］王金梅，刘宝国.小针刀治疗腰椎间盘突出症临床观察［J］.中国针灸针刀专刊，2010：28-29.

［14］赵光辉，王力平.小针刀治疗腰椎间突出症临床观察［J］.浙江中西医结合杂志，2010，20（5）：304-305.

［15］辛本忠，周洁.针刀疗法治疗腰椎间盘突出症术后综合征的临床观察［C］.济南：中华中医药学会针刀医学分会2009年度学术会议论文集，2009：109-112.

［16］石捷，秦世昌，陈春宇，等.针刀松解术治疗腰椎间盘突出症60例临床观察［C］.天津：中华中医药学会针刀医学分会2008年学术会议论文集，2008：223-226.

［17］靳书申.针刀松解术治疗腰椎间盘突出症120例临床观察［C］.济南：中华中医药学会针刀医学分会2009年度学术会议论文集，2009：231.

［18］赵光宇，张波.针刀治疗腰椎间盘突出症48例临床观察［J］.新疆中医药，2011，29（3）：23-24.

［19］施专尧.针刀治疗腰椎间盘突出症临床观察［C］.天津：中华中医药学会针刀医学分会2008年学术会议论文集，2008：108-109.

［20］王兴昌，王贵.针刀治疗腰椎间盘突出症临床观察［J］.中医临床研究，2011，3（7）：57-60.

［21］田志清，刘鹏，张朝驹.椎板间入路小针刀治疗腰椎间盘突出症的临床观察［J］.湖北中医杂志，2011，33（1）：21-22.

［22］潘春林.针刀经筋疗法快速治愈腰突症896例临床观察［J］.世界最新医学信息文摘，2016，16，（30）：200-202.

[23] 谢添，谢红，张玉辉. 针刀联合臭氧注射治疗腰椎间盘突出症31例疗效观察[J]. 中国医导报，2012，18（3）：83.

[24] 唐宗华. 经皮椎间盘臭氧注射术与小针刀联合治疗腰椎间盘突出症[J]. 中医临床研究，2015，7（15）：87-89.

[25] 丁月东，张宏金，胡水清，等. 针刀联合臭氧治疗腰椎间盘突出症的临床观察[J]. 中国现代医生，2009，47（23）：34-35.

[26] 卢条香，王俊华，李海峰，等. 针刀联合臭氧治疗腰椎间盘突出症的临床观察[J]. 实用中西医结合临床，2012，12（5）：33-35.

[27] 李绍军，谯智泉，黄家福. CT引导下臭氧消融联合小针刀治疗腰椎间盘突出症应用研究[J]. 中国社区医师医学专业，2012，14（11）：211-212.

[28] 王信. 双极射频微创联合小针刀治疗腰椎间盘突出症[J]. 中国现代药物应用，2016，10（13）：16-18.

[29] 赵黎明，崔建英. 小针刀加穴位埋线治疗腰椎间盘突出症98例临床观察[J]. 河北中医，2012，34（6）：878-879.

[30] 唐植纲. 针刀加夹脊穴注射治疗腰椎间盘突出症85例临床观察[J]. 中医药导报，2011，17，（7）：57-58.

[31] 陈浩明. 小针刀配合手法联合药物治疗腰椎间盘突出症的疗效研究[J]. 中国现代医生，2012，50（21）：155-156.

[32] 吴秀花，张新生，张梁坤. 独活寄生汤加小针刀治疗腰椎间盘突出症86例临床观察[J]. 社区医学杂志，2016，14（18）：45-46.

[33] 高鹤梁，李桂锦，何帮剑，等. 小针刀结合桃红四物汤治疗急性期腰椎间盘突出症临床观察[J]. 浙江中医杂志，2015，50（3）：205-206.

[34] 王绍东，宋鑫. 小针刀配合中药治疗腰椎间盘突出症55例临床观察[J]. 中国民族民间医药，2015，24（17）：106.

[35] 胡宗华，卢世红，赵海云. 针刀结合中药封包治疗腰椎间盘突出症47例临床观察[J]. 山东医学高等专科学校学报，2014，36（5）：335-336.

[36] 刘金钟，许明健，苏占国，等. 针刀疗法配合腰痛灵汤治疗腰椎间盘突出症90例临床观察[J]. 河北中医，2011，33（5）：735-737.

[37] 彭树刚，镇水清. 针刀整体松解术配合马钱子治疗腰椎间盘突出症30例临床观察[C]. 十堰：全国第三届针刀治疗膝关节病学术研讨会论文汇编，2013：100-102.

[38] 李中华. 坐骨神经止痛汤结合小针刀治疗腰椎间盘突出症临床观察[J]. 四川中医，2015，33（11）：153-155.

[39] 杨仕彬，陈睦虎. 针刀结合电针治疗腰椎间盘突出症58例临床观察[J]. 河北中医，2012，4，34（4）：552-553.

[40] 孙彦奇，徐珂民，孙晓昀. 针刀配合圆针治疗腰椎间盘突出症60例[J]. 河南中医，2012，3，32（3）：355-356.

[41] 阮班魁. 针刀配合针灸治疗腰椎间盘突出症临床研究[J]. 亚太传统医药，2015，11（2）：82-83.

[42] 张汉卿. 针刀配合平衡针灸治疗腰椎间盘突出120例临床观察[C]. 西宁：第八

届全国中青年针灸推拿学术研讨会论文汇编，2008：94-96.

[43] 李广琦，毛长兴．针刀配合针灸治疗腰椎间盘突出症 66 例临床观察 [J]．内蒙古中医药，2013，（19）：89-90.

[44] 孙绍卫，曾祥晶，王志强．小针刀联合火针治疗腰椎间盘突出症的临床观察 [J]．中医药导报，2016，22，（15）：73-74.

[45] 郭松．小针刀配合灸法治疗腰椎间盘突出症临床观察 [J]．辽宁中医药大学学报，2013，15，（2）：181-182.

[46] 裴久国．针刀整体松解术配合手法治疗腰椎间盘突出症临床观察 [C]．十堰：全国第三届针刀治疗膝关节病学术研讨会论文汇编，2013：90-94.

[47] 涂智勇．腰椎间盘突出症采用小针刀联合推拿治疗的临床观察 [J]．基层医学论坛，2015，19，（4）：531-532.

[48] 任旭飞，任月林．针刀神经触激术治疗腰椎间盘突出症 80 例临床观察 [J]．世界中西医结合杂志，2013，8（7）：720-733.

[49] 韦哗，李开平．针灸结合针刀触激术治疗腰椎间盘突出症下肢症状的临床观察 [J]．中国中医急症，2015，24（7）：1229-1230.

[50] 肖新华，阮宜骏，叶仁群．CT 引导下针刀神经根松解联合神经根阻滞治疗腰椎间盘突出症 [J]．临床放射学杂志，2012，31（6）：876-878.

[51] 程建明，彭力，穆敬平，等．侧隐窝阻滞术结合小针刀椎间孔松解术治疗腰椎间盘突出症临床观察 [J]．湖北中医药大学学报，2013，15（5）：64-65.

[52] 何云清，徐静，朱宏．CT 介入靶位胶原酶注射配合小针刀治疗腰椎间盘突出症临床观察 [J]．中医药临床杂志，2010，22（2）：160-162.

[53] 沈健，史秋华．针刀疗法结合神经根封闭治疗腰椎间盘突出症 200 例 [J]．实用临床医药杂志，2010，45（11）：832-833.

[54] 陈建颖．骶管封闭结合小针刀治疗腰椎间盘突出症临床观察 [J]．中国医药指南，2011，9（33）：155.

[55] 申成功，丁建美．超微针刀治疗腰椎间盘突出症 30 例临床观察 [J]．浙江中医杂志，2016，51（5）：368.

[56] 吴飞．超微针刀治疗腰椎间盘突出症 30 例临床观察 [J]．中国民族民间医药，2016，25（8）：45-48.

[57] 马红炜，李文银，姚克银．激光针刀治疗腰椎间盘突出症 151 例临床观察 [J]．宁夏医学院学报，2008，30（4）：479-480.

[58] 邱昌民．针灸推拿结合小针刀治疗腰椎间盘突出症 45 例 [J]．浙江中医杂志，2010，45（11）：832-833.

[59] 张玉梅，龚小平．102 例针刀为主综合治疗腰椎间盘突出症临床观察 [J]．中国实用医药，2009，4（32）：96-97.

[60] 黄永国．微创针刀配合曼迪森（MDC）半导激光治疗腰椎间盘突出症 788 例临床观察 [J]．航空航天医学杂志，2014，12（9）：1255-1256.

[61] 尹军勤．小针刀结合牵引、针刺治疗腰椎间盘突出症 156 例临床观察 [J]．中医药导报，2008，14（6）：90-95.

[62] 蒋志刚. 小针刀综合疗法治疗腰椎间盘突出症 60 例临床观察 [J]. 中医杂志，2010，51（增刊）：237-238.

[63] 向映霞. 针刀、手法、三氧松解术治疗腰椎间盘突出症 80 例临床观察 [J]. 中医临床研究，2015，7（31）：36-37.

[64] 任世强. 针刀配合经皮穿刺腰椎间盘切吸术的临床观察 [C]. 成都：全国第三届微创针刀学术年会论文集，2011：115-117.

[65] 陈明涛，崔秋凤，宸常现，等. 针刀为主治疗腰椎间盘突出症临床观察 [C]. 北京：全国第六届骨科微创手术与多种针刀手术学术会议论文集，2008：77-80.

[66] 李学敏. 三氧消融和松解注药治疗腰椎间盘突出症 60 例临床观察 [J]. 中国民族民间医药，2010，（17）：35.

二、手术后复发性腰椎间盘突出症针刀临床研究进展

1. 针刀治疗　董俊峰[1]采用针刀治疗手术后复发性腰椎间盘突出症。取 A、B、C 点，分别于突出椎间盘同位棘突间旁开 0.5cm、1.5cm、3cm～4cm。用龙胆紫标记，术区常规消毒、医者戴一次性帽子、口罩和无菌手套。选用汉章牌 3 号针刀，分别对准，刀口线与脊椎纵轴平行，垂直于皮肤快速进针。A 点：先到达下关节突骨面，将针刀逐渐移到下关节突内缘贴骨面向深处铲切 2～3 下，有突破感即可，一般深度不超过 0.5cm 左右。患者有向下肢放散的酸胀感，若无，可将针刀贴下关节突内缘骨面继续缓慢深入 1.5cm，若有触电感则出针停止治疗，若无触电感或放散感，可将针刀向内下方稍作摆动 1～2 下，幅度不超过 0.5cm，出针按压。B 点：针刀到达关节突骨面前的最后一个突破感即为切割关节囊的刀感，提插针刀并行"+"切割关节囊，最后将针刀斜向外侧，于关节突的外侧缘铲切 2～3 下，即可出针。C 点：针刀缓慢到达横突骨面后，在横突上缘贴骨面由外向内铲切至横突根部，然后退针刀，再从横突浅层由外向内推铲，最后出针。以上 3 点出针后均需按压 3 分钟，防止出血，无菌纱布或创可贴敷治疗点，嘱患者平卧 4～6 小时。10 天治疗 1 次，3 次为 1 疗程。共治 57 例，治愈 52 例，好转 5 例。

余自力[2]采用针刀治疗腰椎间盘突出症手术后复发 45 例。采用Ⅱ型 3～4 号一次性针刀治疗。治疗前询问病史及作凝血、血常规三项等检查。患者俯卧位或侧卧位，于腰骶臀部查找压痛点，以龙胆紫标记，常规消毒后在压痛点处确定针刀方向，刀口线与痛点处神经血管、肌肉韧带纵轴一致，针刀体与压痛点处皮肤垂直，按四步进针法进针刀，深达骨面，作纵疏横剥 2～3 刀，遇有硬结者，则作铲剥。在所有压痛点施术完毕后，逐一取出针刀。在针孔处按压 3min，最后在每个施术后的压痛点粘贴创可贴。每 5～7 日治疗 1 次。下一次针刀手术则根据上一次治疗后的情况而确定。一般治疗 3～4 次。共治 45 例，临床治愈 41 例，显效 3 例，有效 1 例。随访 6 个月至 1 年半，未见复发病例。

2. 针刀结合中药　吴建红等[3]采用针刀配合中药治疗腰椎间盘突出症术后症状复发 80 例。患者俯卧位，腹下垫软垫，结合 X 线及 CT 和椎旁压痛点，自上而下按压查找压痛点，做标记，同时在残缺棘突的上位棘突和下位棘突各做标记，在棘突旁 1.5cm 处小关节及 3～3.5cm 处定位作标记。梨状肌出孔骶骨缘之痛点，下肢大腿后外侧痛点，腓骨小头痛点，小腿后缘痛点处作标记。局部常规消毒，取 2%利多卡因以生理盐水稀

释后局部痛点注射 1～1.5ml，持小针刀，刀口与后正中线平行，刀体垂直于皮肤，瞬间刺入切割松解棘间韧带纵向疏剥后，掉转刀锋将上位棘突下缘和下位棘突上缘附着点，纵切横剥 2～3 次，创口贴外敷压迫止血。腰椎小关节囊：距棘突正中线 1.5cm 刀口线同上法。腰椎间孔外口处小针刀松解：根据腰椎 X 线及 CT 标定病变间隙相应的下位腰椎横突上沿定点的体表投影处，距棘突 3～3.5cm 处 7 号穿刺针垂直刺入，触及横突，向内触及上关节突改用针刀平行于上缘向内进针，刀刃平行于上关节突前缘紧贴骨面切割松解 1～2 次，针刀原位旋转 90°平行椎上切迹紧贴骨面切割松解，针刀抵住椎体或触及突出物有涩韧感时，调整针刀至椎间孔的中 1/3 部，行小幅度松解 2～3 次，手下有松动感后退出。臀部痛点：针刀刀口线与臀大肌肌纤维纵轴及血管神经平行，到达骨面纵向疏拨。下肢痛点：操作方法同上。中药治疗：采用独活寄生汤加减，水煎服，每天 2 次，10 天为 1 疗程，连服 1～2 疗程。共治 80 例，优 60 例，良 17 例，差 3 例，优良率 96.25%。

3. 针刀结合手法　谢清芳等[4]采用针刀配合手法治疗腰椎间盘突出症术后复发 50 例。患者俯卧位，腹部置棉枕，适用于一般病人。俯卧位，在治疗床上手力牵引 3min 后进行针刀治疗。体表定位：L_3、L_4、L_5 棘突及棘间，L_3、L_4、L_5 横突，骶正中棘及骶骨后面，L_3～L_4、L_4～L_5、L_5～S_1 黄韧带。1%利多卡因局部麻醉。在定点部位用碘伏消毒 3 次。在针刀治疗部位铺无菌巾。准备完毕后按照吴氏所述方法操作：①L_3、L_4、L_5 棘上及棘间韧带松解；②松解横突及椎间孔外口；③L_4～L_5 椎管外孔松解；④针刀通过黄韧带松解神经根管内口；⑤髂腰韧带松解；⑥髂棘肌起点松解。针刀治疗完毕后即刻行手法治疗：①弹性牵引法；②定位斜扳法；③单腿过伸法；④直腿弹压法。治疗完毕后严格卧床休息，弹力腰围保护，腰背肌功能锻炼。

参考文献

[1] 董俊峰. 针刀治疗手术后复发性腰椎间盘突出症的体会 [J]. 科学之友，2007，（4），183.

[2] 余自力. 针刀治疗腰椎间盘突出症手术后复发 45 例 [J]. 中国中医急症，2005，14（11）：1121.

[3] 吴建红，林鹏. 针刀配合中药治疗腰椎间盘突出术后症状复发 80 例疗效分析 [J]. 浙江中医杂志，2012，47（5）：357-358.

[4] 谢清芳，杨林，刘文. 针刀配合手法治疗腰椎间盘突出症术后复发 50 例疗效分析 [C]. 成都：全国第三届微创针刀学术年会论文集，2011：100-102.

第十一章
腰椎间盘突出症针刀术后康复保健操

"康复"这个词语来源于中世纪的拉丁语，其意是指"重新获得能力"。

20 世纪 90 年代，国际卫生组织对康复的定义为：康复是指综合协调地应用各种措施，最大限度地恢复和发展病者、伤残者的身体、心理、社会、职业、娱乐、教育和周围环境相适应的方面的潜能。

所以，"康复"一词的含义是强调患者本身的活动能力和发展患者的潜能，说明康复的意义是强调患者的主动能力。针刀疗法发明以来。在其四大基本理论的指导下，治愈了成千上万的慢性软组织损伤和骨质增生患者，对一些局部的软组织损伤及骨质增生性疾病，比如桡骨茎突肌腱炎、跟骨骨刺等，只需使用 1～2 支针刀进行一次闭合性松解就能治愈，于是，有的医生就片面的认为，针刀治疗疾病就是靠针刀扎几下就行了，不需要其他辅助措施，其结果是普遍存在针刀见效快，复发率高的现象，以至于医生和患者都承认针刀治疗有效，但在短时间内就会复发。造成这种现象的原因一方面是对慢性软组织损伤的病理机制认识不足，只把疼痛点当成针刀的治疗点，不清楚慢性软组织损伤的病理结构是以点成线、以线成面的立体网络状病理构架，另一方面是不重视针刀术后的康复，忽略了人体自身的主观能动性。针刀治疗只是帮助人体进行自我调节的一种手段，是一种扶正的手段，人体弓弦力学系统的修复必须由人体自身发挥调节作用才能恢复正常的动态平衡。随着针刀医学的发展，针刀治疗的适应证不断扩大，已经从骨伤科疾病扩展到内、外、妇、儿、五官等多科疾病的治疗，在长期的腰间盘突出症的治疗实践中，发现针刀的治疗次数不再是 1～2 次，可能达到 6～8 次，针刀的治疗部位也不再是 1～2 刀，而是 14 刀，或者更多。这样，针刀术后人体的自我修复就需要更长的时间，因此，我们根据人体弓弦力学系统和慢性软组织损伤的病理构架理论设计了腰间盘突出症针刀术后康复操，帮助人体进行针刀术后的自我调节，这种方法是让患者主动参与，充分发挥人体的自主意识，将动态弓弦力学单元的锻炼和静态弓弦力学单元的锻炼两者有机地结合起来，加快针刀术后组织的修复，尽快恢复人体弓弦力学系统的力平衡。

本套康复操具有如下特点：

（1）每一式都在神情安逸、放松中练习，使患者取得事半功倍的疗效，总在喜、怒、哀、怨、恨中，何来平衡之趣。

（2）在突腰式和回望式中都安排了肌肉作静力收缩练习的时间，持续用力 8 秒后，然后加大用力作短促的动力收缩一次。这是根据针刀医学整体理论、网眼理论和中医推拿"寸劲"演变而来，这种方法可以将运动练习从动态弓弦力学单元的练习逐渐转变到静态弓弦力学单元的练习，从局部弓弦力学系统的练习逐渐转变到整体弓弦力学系统的练习，体现了以点成线，以线成面的整体康复理念。

（3）虽然每一式都明确了练习部位和主要运动肌群，且每式都具有调节机体的整体性和协调性的作用，但其练习量的多少需要患者根据自身的条件，量力而行，不可拘泥。

（4）很多练习者欲速愈，试图整天地练习，却忘记了欲速不达的古训，在完成了适合自身练习量的前提下，应参加非练习的各项动作内容，甚至参加社会活动，在乐趣中培养康复的信心，我们谓之"功课以外，快乐之中"。

（一）预备式

身心放松，神态安逸，两脚并拢，周身中正，两手自然下垂，目平视前方，深呼吸3次（图11-1）。

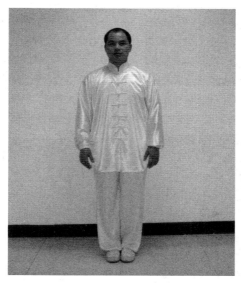

图11-1　预备式示意图

（二）回望式

1. 练习原理　本式练习操锻炼多裂肌、回旋肌、腹内斜肌、腹外斜肌、腰大肌等肌群的协调运动能力。

2. 练习方法　左脚向左前方跨出，顺式双臂向右后方摆出，同时躯干向右后转，头转向后方，双眼作回望寻物状，持续8秒，第9秒时稍加大用力回望拧转躯干1次，还原放松，自动呼吸。反方向同理，重复3次（图11-2，图11-3）。

（三）突腰式

1. 练习原理　本式练习操锻炼竖脊肌、髂腰肌、腹内斜肌、腹外斜肌、腰大肌等肌群的协调运动能力。

2. 练习方法　双脚并拢，两手叉腰，向前微俯身，臀部用力后翘，腰向前塌顶，持续8秒，第9秒时腰稍加大用力塌顶1次；然后腰用力向后拱顶，臀部用力前扣，持续8秒。第9秒时腰稍加大用力拱顶1次；还原放松，自动呼吸。反方向同理，重复3次（图11-4，图11-5）。

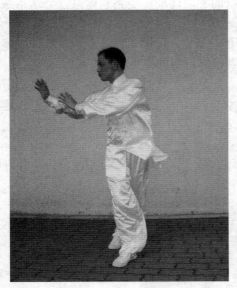

图 11-2　回望式示意图（1）

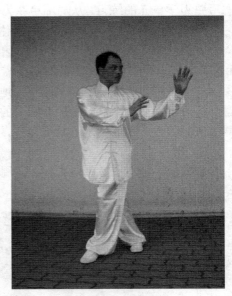

图 11-3　回望式示意图（2）

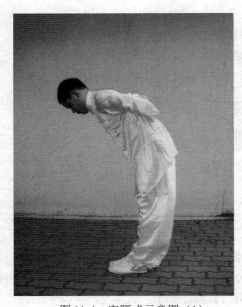

图 11-4　突腰式示意图（1）

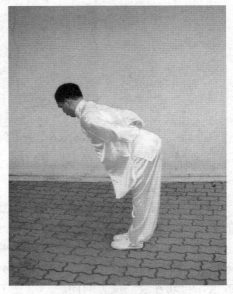

图 11-5　突腰式示意图（2）

（四）象行式

1. 练习原理　本式练习操锻炼腰背肌以及全身所有肌群的协调运动能力。

2. 练习方法　四肢触地，全身放松，颈项自然向前伸直，仿大象向前爬行，练习时全脚掌和全手掌放松触地行走，前进后退共 20 步，还原放松，自然呼吸（图 11-6）。

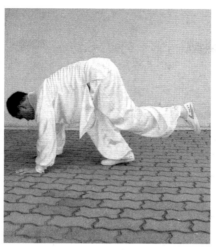

图 11-6　象行式示意图

（五）拱腰式

1. 练习原理　本式练习操锻炼腰背肌的协调运动能力。

2. 练习方法　两脚并拢，周身中正，双手十指交叉上举努力伸展脊柱，持续用力坚持 8 秒，第 9 秒时稍加大用力向上伸展 1 次。然后全身放松，顺势向前俯身低头弯腰，以手触地，然后腰向上持续用力拱顶 8 秒，第 9 秒时稍加大用力向上拱顶 1 次，放松，腰身慢慢还原直立，自然呼吸，重复 3 次（图 11-7，图 11-8）。

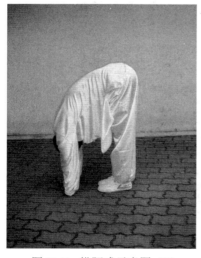

图 11-7　拱腰式示意图（1）

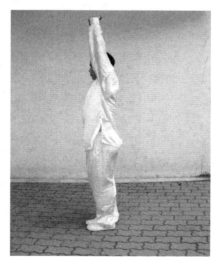

图 11-8　拱腰式示意图（2）

（六）摆尾式

1. 练习原理　本式练习操锻炼竖脊肌、多裂，回旋肌等肌群的协调运动能力。

2. 练习方法　平躺于练习毯上，双手置于小腹，自然呼吸 3 次，双下肢屈髋屈膝，两脚离地，自然悬空，以骶尾骨为动点，向左摆动，持续向左用力坚持 8 秒，第 9 秒时稍加大用力向左肩方向抬 1 次，还原放松，自然呼吸 3 次，再依次左、右、上、下各练

3次（图11-9，图11-10，图11-11）。

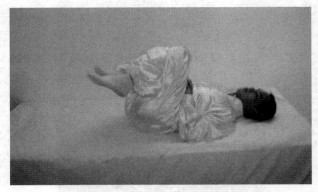

图11-9 摆尾式示意图（1）

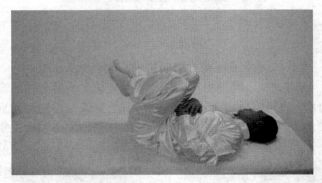

图11-10 摆尾式示意图（2）

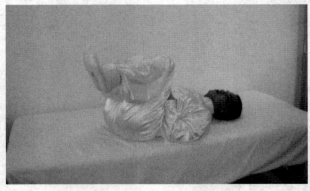

图11-11 摆尾式示意图（3）

（七）拧腰式

1. 练习原理 本式练习操锻炼多裂肌、回旋肌等肌群的协调运动能力。

2. 练习方法 平躺于练习毯上，双手置于体侧，自然呼吸3次，头转向右侧，右下肢向左越过左下肢，用力向左伸展，左上肢向右越过右上肢，用力向右伸展，并顺势作相反方向的躯干拧转，坚持8秒，第9秒时加大用力拧转1次。还原放松，自然呼吸3次，再作相反方向反复3次（图11-12）。

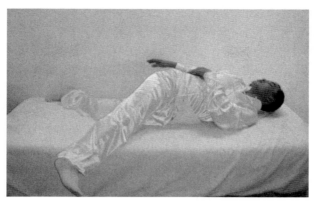

图 11-12　拧腰式示意图

（八）搓腰式

1. 练习原理　本式练习操锻炼腰背肌群、上肢肌和下肢肌各肌群的协调能力。通过腰部运动，培补身体元气，提高生命原动力。

2. 练习方法　两手从体侧向后上升，中指相接，抚于腰部向下搓动，至尾骨尖轻揉3 次，双手上升，搓回腰部，连续 9 次还原放松，自然呼吸（图 11-13，图 11-14）。

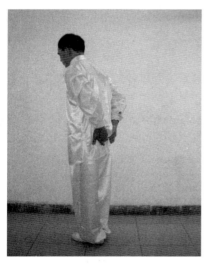

图 11-13　搓腰式示意图（1）

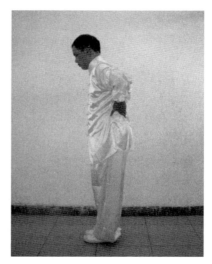

图 11-14　搓腰式示意图（2）

（九）搓脚心

1. 练习原理　本式练习操通过对肾经经气激发，培补身体元气，提高原动力以及锻炼全身各肌群的协调能力。

2. 练习方法　左腿屈髋屈膝，左手轻扶左脚掌，右手掌心左足跟轻轻搓至左足尖，往返 9 次。还原放松，自然呼吸 3 次，右侧练习 3 次，左右各重复练习 9 次（图 11-15，图 11-16）。

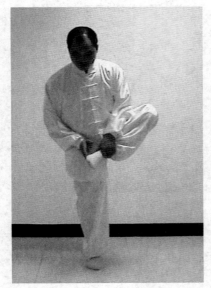

图 11-15　搓脚心示意图（1）

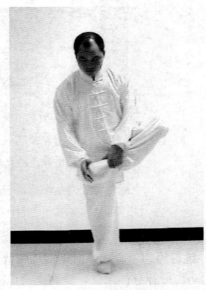

图 11-16　搓脚心示意图（2）